全国高职高专护理类专业规划教材（第二轮）

中医护理学

（第2版）

（供护理及助产类专业使用）

主　编　张亚军　朱美香

副主编　董　红　毕桂芝

编　委　（以姓氏笔画为序）

邓福忠（重庆医药高等专科学校）

朱美香（衢州职业技术学院）

毕桂芝（首都医科大学燕京医学院）

李晓军（内蒙古医科大学）

张亚军（内蒙古医科大学）

林　锋（漳州卫生职业学院）

郭　琳（内蒙古医科大学）

董　红（兴安职业技术学院）

潘晓英（贵阳护理职业学院）

中国健康传媒集团

中国医药科技出版社

内容提要

本教材为“全国高职高专护理类专业规划教材（第二轮）”之一。全书共分十二章，主要内容包括绪论，阴阳五行学说，藏象，气血津液，病因，诊法，辨证施护，护理原则，中医一般护理，方药知识及用药护理，常用中医护理技术以及常见病证辨证护理。本教材为书网融合教材，即纸质教材有机融合电子教材，教学配套资源（PPT、微课、视频等），题库系统，数字化教学服务（在线教学、在线作业、在线考试）。

本教材主要供高职高专护理类专业及助产专业教学使用。

图书在版编目（CIP）数据

中医护理学/张亚军，朱美香主编．—2版．—北京：中国医药科技出版社，2019.7

全国高职高专护理类专业规划教材（第二轮）

ISBN 978-7-5214-0898-0

Ⅰ.①中…　Ⅱ.①张…　②朱…　Ⅲ.①中医学-护理学-高等职业教育-教材　Ⅳ.①R248

中国版本图书馆CIP数据核字（2019）第116188号

美术编辑　陈君杞

版式设计　友全图文

出版　**中国健康传媒集团**｜中国医药科技出版社

地址　北京市海淀区文慧园北路甲22号

邮编　100082

电话　发行：010-62227427　邮购：010-62236938

网址　www.cmstp.com

规格　889×1194mm 1/16

印张　17 1/4

字数　372千字

初版　2015年7月第1版

版次　2019年7月第2版

印次　2019年7月第1次印刷

印刷　三河市万龙印装有限公司

经销　全国各地新华书店

书号　ISBN 978-7-5214-0898-0

定价　46.00元

获取新书信息、投稿、为图书纠错，请扫码联系我们。

数字化教材编委会

主　编　朱美香　张亚军

副主编　陈　蕾　董　红　毕桂芝

编　委　（以姓氏笔画为序）

邓福忠（重庆医药高等专科学校 ）

朱美香（衢州职业技术学院）

毕桂芝（首都医科大学燕京医学院）

李晓军（内蒙古医科大学）

李　琛（内蒙古医科大学）

张亚军（内蒙古医科大学）

陈　蕾（衢州职业技术学院）

林　锋（漳州卫生职业学院）

郭　琳（内蒙古医科大学）

董　红（兴安职业技术学院）

潘晓英（贵阳护理职业学院）

出版说明

"全国高职高专护理类专业规划教材"于2015年由中国医药科技出版社出版，全套教材共27门，是针对全国高职高专医药院校护理类专业教育教学需求和复合型临床人才培养目标要求而编写，自出版以来得到了各院校的广泛欢迎。为了进一步提升教材质量，使教材更好地服务于院校教学，同时为了进一步贯彻落实国务院办公厅《关于深化医教协同进一步推进医学教育改革与发展的意见》（〔2017〕63号）等有关文件精神，不断推动职业教育教学改革，推进信息技术与医学教育融合，加强医学人才培养，使职业教育切实对接岗位需求，教材内容与形式及呈现方式更加契合现代职业教育需求，培养具有整体护理观的护理人才，在教育部、国家卫生健康委员会、国家药品监督管理局的支持下，中国医药科技出版社组织了本套教材的修订工作，并由全国近百所高职高专院校及附属医疗机构260余名专家、教师精心编撰，即将付梓出版。

本轮教材共包含27门，其中24门教材为新修订教材（第二版），主要特点如下。

一、内容精练，专业特色鲜明

本轮教材建设对课程体系进行科学设计，整体优化；对上版教材中不合理的内容框架进行适当调整；内容上吐故纳新，力求达到基础学科与专业学科紧密衔接、主干课程与相关课程合理配置的目标。教材内容精练、针对性强，具有鲜明的专业特色和高职教育特色。

二、对接岗位，强化能力培养

本轮教材强化以岗位需求为导向的理实教学，注重理论知识与护理岗位需求相结合，对接职业标准和岗位要求。每门教材在由教学一线经验丰富的教师组成编写团队的基础上，吸纳了多位具有丰富临床经验的医护人员参与编写，满足培养应用型人才的需求。在教材正文适当插入临床案例，起到边读边想、边读边悟、边读边练，做到理论与临床护理岗位相结合，强化培养学生临床思维能力和护理操作能力；同时注重护士人文关怀素养的养成，注重吸收临床护理新技术、新方法、新材料，体现教材的先进性。

三、对接护考，满足考试需求

本轮教材内容和结构设计，与国家护士执业资格考试紧密对接，在国家护士执业资格考试相关课程教材中以"考点提示"和"目标检测"的形式插入护士执业资格考试考点与真题，为学生学习和参加护士执业资格考试奠定基础，提升学习效率。

四、书网融合，学习便捷轻松

全套教材为书网融合教材，即纸质教材与数字教材、配套教学资源、题库系统、数字化教学服务有机融合。通过“一书一码”的强关联，为读者提供全免费增值服务。按教材封底的提示激活教材后，读者可通过 PC、手机阅读电子教材和配套课程资源，并可在线进行同步练习，实时反馈答案和解析。同时，读者也可以直接扫描书中二维码，阅读与教材内容关联的课程资源（“扫码学一学”，轻松学习 PPT 课件；“扫码练一练”，随时做题检测学习效果），从而丰富学习体验，使学习更便捷。教师可通过 PC 在线创建课程，与学生互动，开展在线课程内容定制、布置和批改作业、在线组织考试、讨论与答疑等教学活动，学生通过 PC、手机均可实现在线作业、在线考试，提升学习效率，使教与学更轻松。此外，平台尚有数据分析、教学诊断等功能，可为教学研究与管理提供技术和数据支撑。

本轮教材修订在组织、编写和审定过程中，得到众多专家的悉心指导和相关院校的大力支持，在此一并致谢！

改革创新的过程也是探索提升的过程，目标的提出至目标的实现是一个漫长、曲折的过程。在此殷切希望各医药卫生类院校师生和广大读者在使用中对教材进行检验，并提出宝贵意见，使本套教材日臻完善，为促进我国高职高专护理类专业教育教学改革和人才培养做出积极贡献。

中国医药科技出版社
2019 年 5 月

全国高职高专护理类专业规划教材（第二轮）

建设指导委员会

张　庆（济南护理职业学院）
张　荣（毕节医学高等专科学校）
张　健（长春医学高等专科学校）
张　敏（安徽医学高等专科学校）
张　德（四川护理职业学院）
张亚军（内蒙古医科大学继续教育学院）
陈　燕（惠州卫生职业技术学院）
陈秋云（漳州卫生职业学院）
陈顺萍（福建卫生职业技术学院）
陈晓玲（安徽卫生健康职业学院）
陈瑄瑄（漳州卫生职业学院）
林建兴（漳州卫生职业学院）
林斌松（漳州卫生职业学院）
周卫凤（安徽医学高等专科学校）
周谊霞（贵州医科大学）
庞　燕（四川护理职业学院）
洪　霞（福建卫生职业技术学院）
郭永洪（云南工商学院）
黄小凤（漳州卫生职业学院）
谌　秘（南昌大学第四附属医院）
谢万兰（襄阳职业技术学院）
薛　梅（天津医学高等专科学校）

前 言 / PREFACE

为了全面推进素质教育，提高学生学习的主动性和创造性，培养学生分析问题、解决问题的实际能力，遵循知识更新的要求，由全国多所高职高专医学院校教学及编写教材经验丰富的教师及临床护理专家在2015版《中医护理学》教材基础上修订了本教材。

本次修订结构未变，保留原教材的十二章内容，即第一章绪论，介绍中医护理学发展简史和中医护理学的特点；第二章阴阳五行学说；第三章藏象；第四章气、血、津液；第五章病因；第六章诊法；第七章辨证施护；第八章护理原则；第九章中医一般护理；第十章方药知识及用药护理；第十一章常用中医护理技术；第十二章常见病证辨证护理。

本教材遵从中医护理学修订的原则；一方面要保持教材的稳定性，另一方面要增强教材的针对性、实用性。基于此，本教材进行了如下几方面的修订：①对第一版教材中的错误进行修订，如错别字、使用不当的标点符号、标记错误的序号及标记错误的图片编号等；②对表述欠准、表达不清、表达欠精的文字进行修改、精炼、删除；③根据学科需要对表达过简的知识点进行补充说明，丰富内容；④根据教学发展，在原内容的基础上，对部分章节的知识点进行适当的删减、增调；⑤因为面授对象基本是护理、助产专业学生，在内容上突显实用性护理的功能；⑥紧密结合国家护士执业资格考试要求，对原版教材目标检测题目进行更新；⑦建设书网融合教材。

本次教材修订参考了国内相关教材的部分内容和部分学者的研究成果，参加本次修订的全体编委认真负责地完成了修订任务，在此，深表衷心感谢！

限于编者水平有限，虽竭尽努力，但本次修订仍可能存在一些不妥之处，恳请广大读者批评指正，以期使教材尽善尽美。

编 者

2019年5月

目　录 / CONTENTS

第一章

绪　论

学习目标

知识要点

1. 描述中医护理学的基本特点。
2. 说出症、证、病的基本概念。
3. 归纳古代医家对中医护理学的贡献。

技能要点

了解中医护理学的发展简史。

中医护理学是在中医学理论指导下，运用整体观念理论和辨证施护方法，对中医病证进行护理，并指导预防、养生、保健和康复的一门应用学科。中医护理学与中医学的发展休戚相关，是中医学的重要组成部分，几千年来为我国人民群众防护疾病、维护健康作出了巨大的贡献。

第一节　中医护理学发展简史

中医学治病集医、药、护为一身，中医护理始终未能形成独立专业，但是自从有了人类，就有了建立在自我防护本能之上的护理实践的萌芽，随着社会的进步和中医事业的发展，中医护理学的内容不断完善，逐渐发展成为有独特的中医护理理论体系和技术操作系统的一门学科。

扫码“学一学”

一、远古—春秋时期

早在远古时代，人类在生活与生产过程中为了保护自己，适应环境变化，摸索出了用树叶和兽皮遮体以避寒邪；用泥土、树叶涂敷伤口；取火或热熨的方法治疗风寒导致的局部疼痛；抚摸揉按跌仆损伤等最原始的医疗和护理活动等。最早的生活护理记载见于夏商时期《礼记》“头有疮则沐，身有疡则浴”等；周代就有“食医”“疾医”“疡医”“兽医”等医学分科；《诗经》提

考点提示

中医药学理论体系形成的标志是《黄帝内经》《难经》《伤寒杂病论》《神农本草经》等医药典籍的相继问世。

扫码“看一看”

出在饮食护理中“凡食齐视春时，羹齐视夏时……春多酸，夏多苦，秋多辛，冬多咸”；扁鹊采用了针刺和热敷等中医护理技术救治虢太子尸厥病；按摩疗法已成为殷商时期民间最常用的医护手段，如《枕中记·导引》有“顺发摩项良久，摩手以浴面目，久久令人明目，邪气不干”，“常以两手拭面，令人面有光泽，斑皱不生”等记载。人类在这些本能的自身保护方法中，初步形成了医药卫生及中医护理知识。

二、战国—两汉时期

战国至东汉时期，《黄帝内经》《难经》《伤寒杂病论》《神农本草经》等医药典籍的相继问世，标志着中医药学理论体系的初步形成，为中医护理学确立了原则规范。

战国至两汉时期我国现存最早的一部医学典籍《黄帝内经》。(包括《素问》和《灵枢》两部分）问世，该书系统论述人体结构、生理、病理、疾病诊治、养生及生活起居护理、饮食护理、情志护理等内容，奠定了中医护理学理论的基础，对后世中医护理学的发展影响深远。在生活起居方面，《黄帝内经》认为“人与天地相应也”，强调人与自然界的统一性。《素问·四气调神大论》指出“夫四时阴阳者，万物之根本也，所以圣人春夏养阳，秋冬养阴，以从其根，故与万物沉浮于生长之门。”《素问·移情变气论》有“动作以避寒，阴居以避暑”。人们应顺应四时气候变化，注意生活起居护理，避免疾病的发生。《素问·上古天真论》指出“法于阴阳，和于术数，食饮有节，起居有常，不忘劳作，故能形与神俱，而尽终其天年。”提醒人们加强生活起居护理，劳逸结合，是养生防病的根本。在饮食护理方面，《素问·生气通天论》有“高粱之变，足生大疗。”《素问·脏气法时论》言“五谷为养，五果为助，五畜为益，五菜为充，气味和而服之，以补益精气。”《素问·五常政大论》曰“骨肉果菜，食养尽之，无使过之，伤其正也。”提出日常饮食应注意全面均衡，忌肥甘厚味。《素问·五常政大论》有“大毒治病，十去其六……无毒治病，十去其九。骨肉果菜，食养尽之，无使过之，伤其正也。”强调了食物与药物相辅佐，合理选择食物可以补充药力，减少药物的不良反应。在情志护理方面，《黄帝内经》强调情志活动与脏腑功能密切相关，如“怒伤肝”“喜伤心”“思伤脾”“忧伤肺”“恐伤肾”。《素问·生气通天论》有“大怒则形气绝，而血菀于上，使人薄厥。”指出了情志失调会导致气机紊乱，脏腑功能失调，诱发或加重病情。《素问·汤液醪醴论》言“精神不进，志意不治，故病不可愈。”强调顺从患者之意愿并取得患者的合作，是施行治疗护理的前提。《内经》还记载了“恐胜喜”“怒胜思”“喜胜忧”“思胜恐”的情志相胜法及“告之以其败，语之以其善，导之以其所便，开之以其所苦。”的说理开导法等情志调护的方法。在护理技术方面，《内经》记载了九针、气功、敷贴、导引、熏洗、按摩等中医护理基本技术。《素问·玉机真脏论》言“今风寒客于人……或痹不仁肿痛，当是之时，可汤熨及火灸刺而去之。”指出风寒邪入经络，麻痹肿痛，可用汤熨、火罐、艾灸、针刺等方法以散寒邪。

我国现存最早的药物学专著《神农本草经》，载药365种，根据药物毒性的大小将其分为上、中、下三品，明确“疗寒以热药，疗热以寒药”的用药原则，为中药理论体系奠定了基础。书中指出用药要配合得宜、密切观察用药情况、记录其增效与减效、有毒与无毒的各种临床变化。认为服药时间和方法将直接影响药物效果的发挥，“病在胸膈以上者，先食后服药；病在心腹以下者，先服药而后食；病在四肢血脉者，宜空腹而在旦；病在骨髓者，宜饱满而在夜。”这些基本理论和用药护理原则，一直被后世所沿用。

东汉末年张仲景所著的《伤寒杂病论》，奠定了中医辨证论治的理论体系，开创了中医辨证施护的先河，极大丰富了中医护理学的内容。该书后经王叔和搜集整理分为《伤寒论》和《金匮要略》。《伤寒杂病论》在用药护理方面详细记载了药物的煎煮法、服药法、服药时间、服药后注意事项及饮食宜忌等。如对感冒属风寒表虚之人服桂枝汤，注明“以水七升，微火煮取三升，去渣，适寒温，服一升”，服药后应“啜热稀粥一升余，以助药力”，并加衣被，观察微有汗出为佳，不可大汗淋漓，同时“禁生冷、粘滑、肉面、五辛、酒酪、臭恶等物”。饮食护理方面提出“脏病食忌、四时食忌、冷热食忌、妊娠食忌及合食禁忌”等内容，如《金匮要略·禽兽鱼虫禁忌并治》有“肝病禁辛，心病禁咸，脾病禁酸，肺病禁苦，肾病禁甘”等内容。明确提出了应辨证施食，如“所食之味，有与病相宜，有与身为害，若得宜则益体、害则成疾”。指出“秽饭、馁肉、臭鱼，食之皆伤人”“肉中有米点者，不可食”“梅多食，坏齿”等。护理技术方面首创药物灌肠法，即对津枯肠燥便秘结者，用蜜煎导通之，或用猪胆汁灌肠，以排出宿粪。此外，还提出了“护治一体”疗法，如治百合病的洗身法，治狐惑病的熏洗法、烟熏法、坐药法，治咽痛的含咽法及点烙法等。对自缢、溺死等患者采用“一人以手按据胸上，数动之”的体外心脏按摩等护理抢救技术，是世界上最早开展急诊复苏护理的典范。

> **考点提示**
>
> 张仲景所著的《伤寒杂病论》(《伤寒论》和《金匮要略》)开创了中医辨证施护的先河。

后汉名医华佗以发明“麻沸散”用于外科手术闻名于世。华佗不仅首创了剖腹术，在手术过程中有完整的手术及护理方法，还在古代气功导引的基础上，创编模仿虎、鹿、猿、熊、鸟五种动物的姿态动作的“五禽戏”，把医疗、护理、体育三者融为一体，通过运动活动关节，防病治病，强身健体，开创了我国体育医疗保健的先河。

三、魏晋—隋唐时期

魏晋南北朝，历经隋唐至五代时期，随着政治、经济和文化的发展，众多名医辈出、名著问世，促进了中医护理学的发展。

东晋著名道教医家葛洪所著的《肘后备急方》，记载了大量护理学方面的内容，如“治卒大腹水病方”条下有“勿食盐，常食小豆饭，饮小豆汁，鲤鱼佳也”的记载，为后世腹水的饮食护理提供了借鉴。葛洪首创了“口对口吹气法”抢救猝死患者的复苏术。首次使用竹板固定骨折法，开创了骨折小夹板外固定疗法的先河。《肘后备急方》用海藻治瘿疾，为世界上最早用含碘食物治疗甲状腺疾病的记载。

南北朝医家龚庆宣所著的《刘涓子鬼遗方》，是我国现存最早的外科专著，书详细记载了外科疾病的诊治和护理。如在腹部开放性创伤、肠管脱出者纳入腹腔后的护理中应注意外敷药的干湿，干后即当更换。还提出“十日之内不可饱食，频食而宜少，勿使患者惊，惊则煞人”。书中特别强调饮食护理、精神护理和生活起居护理的重要性。

隋代巢元方所著的《诸病源候论》是我国第一部病因病机证候学专著，对临证各科病候的病因、病机、症状、诊断进行了精辟的论述，书中有温热病观察记录、大量的养生导引方法，还记载了外科肠吻合术的步骤、方法、缝合以及术后护理等。

唐代孙思邈所著的《千金要方》和《千金翼方》，是我国首部医学百科全书，书中有

“大医习业”与“大医精诚”两篇专论医德，对医护人员提出医德规范要求，并对临床各科的护理、食疗与养生有详细的论述。护理技术方面孙思邈首创了葱管导尿术，充实了蜡疗和热熨法。提出了最早的“食毕当漱口数过，令人牙齿不败”等护齿洁齿及口腔护理的方法。妇儿护理方面详细叙述从妇人怀孕养胎、分娩及产褥期的护理。如妊娠妇人应“居处简静”，禁酒水及冰浆。分娩妇人的护理强调“特忌多人瞻视”。产后护理指出“妇人产后百日已来，极须殷勤”等。详细记载了“拭儿口”“治生不作声”“断脐”“哺乳”“浴儿法”等新生儿护理的操作方法与步骤，强调小儿应勤晒太阳，饮食不得过饱等。养生保健方面强调“预防为主”，对按摩、饮食、起居护理等方面有精辟阐述。强调有病痛应早诊治，早用按摩等疗法进行护理。如“食毕当步行踌躇，则食易消……饮食即卧，乃生百病”“饥忌浴，饱忌沐”“湿衣及汗衣皆不可久着”“浴沐后不得触风冷”等。提出“养老之要，耳无妄言，身无妄动，心无妄念，此皆有益老人也”的老年人的养生保健要领。

唐代王焘所著的《外台秘要》注重传染病的病情观察与护理，如对黄疸病的病情观察中指出“每夜小便里浸少许帛，各书记日，色渐退白则瘥”可谓是世界上最早的“实验观察法”。传染病的护理中“禁止带菌人进入产房”和“不得令家有死丧或污秽之人来探”等护理探视制度。注意到消渴患者的尿是甜的，对消渴病的治疗采取饮食疗法和生活起居调护等方法。

四、宋金元时期

宋金元时期随着科技的发展带动了医学的进步，尤其是印刷术的发明，为医学著作的传播、整理和研究创造了便利条件，推动了中医护理学的发展和提高。

《太平圣惠方》是宋代官修方书，书中的“中药成药的保管”对现代药物保管和使用仍有指导作用。该书提出服药的原则是“食气消即进药，药气散即进食”；指出“服饵之法，轻重不同，少长殊途，强羸各异，或宜补宜泻，或可汤可丸，加减不失其宜，药病相投必愈”；汤药的冷热指出“凡服汤，欲得稍热服之则泻消，下若则呕吐不下；若太热则伤人咽喉，务在用意”。

宋代陈自明所著的《妇人良方大全》记载了“胎杀避忌产前将护法”“妊娠随月数服药及将息法”“产后将护法”“产后调理法”等，对孕妇护理、孕妇用药禁忌、产褥期护理及产后病证护理等方面均进行了详实的阐述。

> **考点提示**
>
> 金元四大家是刘完素、张子和、李东垣、朱震亨。

金元时期医学流派中最具代表性的有“寒凉派”的刘完素、“攻下派”的张子和、“补土派”的李东垣和“养阴派”的朱震亨，被后世称为金元四大家。刘完素提出“五志过极皆为热甚”，注重心理护理。张子和在《儒门事亲》里详细记载了运用坐浴疗法治疗脱肛的护理技术，即“脱肛，大肠热甚也，用酸浆水煎三五沸，稍热涤洗三五度，次以苦剂坚之，则愈”。李东垣强调为使正气存内，邪不可干应“宜温暖、避风寒、省言语、适劳逸”，提出“安养心神，调治脾胃”，主张“不宜常服淡渗利尿之方药，不宜吃酸、咸、苦、辛等食物，以防损伤脾胃的元气”。朱丹溪把“摄护阴精”作为治疗和养生保健的主要原则，倡导“养生”“茹淡”等生活起居护理。

五、明清时期

明清时期是中医护理学理论的新知创见和综合深化发展阶段，中医护理学的理论与实践逐渐成熟，并向独立、完整的体系发展。

明朝冷谦所著的《修龄要旨》阐述了“四时调摄”“起居调摄”“延年六字总决”“四季却病歌”“长生一十六字诀”“十六段锦”“八段锦法”“导引歌诀”“却病八则”等内容，对古人养生修炼的经验进行了整理和总结。

清代时期温疫流行，促进了温病学的发展，在疫病的理法方药、病情观察和护理方面，积累了丰富的经验。明末著名医家吴又可所著的《温疫论》是我国第一部急性传染病专著，书中详细论述了温疫病的护理措施，如“饮服西瓜汁、梨汁、蔗浆，用井水、冷水或雪水擦浴”等；清代叶天士所著的《温热论》系统阐明温病发生、发展的规律，提出温病卫、气、营、血四个阶段辨证论治和辨证施护的纲领，并总结温病察舌、验齿、辨斑疹的病情观察法；清代著名医家吴鞠通所著的《温病条辨》详细记载了瘟病患者的口腔护理、饮食护理等方面内容，如“以新布蘸新汲凉水，再蘸薄荷细末，频擦舌上”“胃液干燥，外感已净者，牛乳饮主之”等。

清代钱襄所著的《侍疾要语》是我国现存最早的中医护理学专著。该书叙述了饮食护理，生活起居护理和老年病患者的护理要点，强调情志护理对于患者康复的重要性，认为长寿与起居、饮食、锻炼和情志修养有关。

六、近、现代时期

自鸦片战争以后，中国逐步沦为半封建半殖民地社会，随着西方医学在我国的广泛流传和渗透，以及政府采取了一系列限制中医乃至消灭中医的措施，致使中医及中医护理学的发展处于停滞不前的状态。

新中国成立以后，党和政府十分重视中医药事业的发展，相继在全国各地成立了中医医药院校、中医药科研机构、中医护士学校及中医学院护理学系，中医护理学教育事业迅速发展。随着国际间的学术交流，中医护理学在国际上的影响逐步扩大，逐渐受到国际卫生组织和护理界的重视，并在保障人民健康和防治疾病方面发挥着越来越重要的作用。

扫码“学一学”

第二节　中医护理学的基本特点

中医护理学的基本特点包括两个方面，即整体观念和辨证施护。

考点提示

中医护理学的基本特点是整体观念和辨证施护。

一、整体观念

整体观念是中医学对人体自身完整性和人与自然、人与社会环境统一性的认识。认为人体是一个有机的整体，人与自然环境密切相关，人体受社会环境的影响。

（一）人体是一个有机的整体

中医学认为人体是一个以五脏为中心，通过经络“内联脏腑，外络肢节”的作用，把六腑、五体、五官、九窍、四肢百骸等有机的联系起来，构成一个表里相连、上下沟通、密切联系、协调共济、井然有序的统一整体，在精、气、血、津液的参与下完成机体统一的功能活动。他们在结构上不可分割，功能上相互协调、相互为用，病理上相互影响。临床护理中可以通过各脏腑与五官、肌肉、皮毛、筋脉、四肢百骸之间的关系，观察病情变化，有的放矢地进行护理。如心在体合脉，其华在面，开窍于舌，心与小肠通过经络相连互为表里关系。心火亢盛患者除见心火上炎之口舌生疮、心烦、面赤、脉数外，还可见心火下移小肠之小便短赤、涩痛，临床护理中应从整体观念出发，除了进行口舌生疮的局部病变护理外，配合莲子心泡茶清心泻火，才能收到更好的疗效。

知识拓展

整体观念：整体观念是古人用来探索未知世界的一种方法，古人认为客观世界任何事物都是由各种要素以一定方式构成的统一的整体，事物内部的各个组成部分是互相联系、不可分割的。整体观念应用于医学，认为人体是一个有机的整体，人与自然环境及社会环境密切相关。

（二）人与自然环境的协调性

人类与自然界息息相关，自然界的变化可直接或间接地影响人体，随之产生相应的生理或病理上的反应。如《灵枢·岁露》所言："人与天地相参，与日月相应也。"

四季气候循环往复着春温、夏热、长夏湿、秋燥、冬寒的更替变化，人体也必然产生相应的生理或病理变化。如春夏温热，人体以出汗散热来调节适应；秋冬寒冷，人体肌腠密闭少汗以减少散热，在辨证施护时须注意自然气候对机体的影响；昼夜晨昏也会对人体生理病理有不同程度的影响，如《灵枢·顺气一日分四时》所言"夫百病者，多以旦慧昼安，夕加夜甚。"护理时应加强夜间病情观察，发现问题及时处理；地理方域对人体生理病理有不同程度的影响，地域气候、地理环境和生活习惯的不同，直接影响人体生理功能。如北方多燥寒，人体腠理多致密；南方多湿热，人体腠理多疏松。在护理上西北应少用寒凉之品，多补充水；东南应慎用辛热之药，保持居室干燥通风。

（三）人与社会环境的和谐性

人是社会的组成部分，其生命活动必然受到社会环境的影响。社会经济、文化素养、人际交往等，都可对人的心理、生理和病理产生影响。此外，家庭不和、婚姻不遂、亲人亡故、邻里纠纷、同事关系紧张等，可破坏人体生理和心理的协调与稳定，导致疾病的发生。所以在护理工作中，不但要做好患者本身的护理，还要注意家庭、社区、社会等方面给患者造成的影响并给予相应的护理指导。

二、辨证施护

辨证施护，是将望、闻、问、切四诊收集有关疾病的所有资料，进行分析、综合，辨别疾病的证型，从而进行护理的过程。辨证施护涉及病、证、症的内容，只有正确认识病、证、症的含义，才能理解辨证施护的实质及临床意义。

"症"，即症状和体征的总称。症状是患者主观感觉到的不适或病态改变，如发热、口渴、头痛、尿频、便秘等；体征是医生通过检查患者获得的异常征象，如咳声重浊、舌红苔黄腻、脉象弦数等。症是疾病过程中个别表面现象，不能完全反映疾病的本质。

证，即证候，是疾病发展过程中某一阶段的病理概括，包括病因、部位、性质、病势、邪正关系等。如肝阳上亢证、脾气虚寒证等。证比症更全面、更深刻、更正确地揭示了疾病的本质。中医治疗护理疾病，是从判断疾病的证候入手，只有辨明疾病的证候，才能有针对性地实施治疗和护理，从而治愈疾病。

“病”，即疾病，是指有特定病因、病机、发病形式、发展规律和转归的一个完整过程，如感冒、眩晕、中风等。

辨证施护是整体观念在护理工作中的体现，是中医护理的精华，是指导中医护理的基本原则。临床施护时既要看到一种病可能包括几种不同的证，又要考虑不同的病在发展过程中可以出现同一种证，故在临床护理中常采取同病异护、异病同护的护理方法。

同病异护，是指对同一种病，由于发病的时间不一、地域不同、体质差异或疾病的发展阶段不同，所表现出的证候不同，采取不同的护理方法。如感冒有风寒证、风热证之别，风寒证用辛温解表的护理原则，注意防寒保暖，饮食药物宜偏热服，给予羊肉等助阳散寒之品，忌食生冷瓜果；风热证用辛凉解表的护理原则，注意起居通风凉爽，饮食宜清淡易于消化，给予绿豆汤等清热生津之品，忌食辛辣油腻食物。

案 例

患者王某，男性，48 岁与患者李某，女性，32 岁，均诊断为感冒，男性患者为风热证，女性患者为风寒证，医生给出的方药及护理方法不同，试分析其原因。

异病同护，是指对不同疾病在发展过程中表现出相同证候，则采取同一种护理方法，如久泻、久痢、子宫下垂、胃下垂、脱肛等不同的疾病，若辨证为中气下陷证，都可以采用补中升提的护理原则，给予黄芪、升麻等补中益气、升阳举陷中药及苡仁粥、茯苓粥等健脾益气饮食。

目标检测

选择题

A1/A2 型题

1. 中医护理的基本特点是
   A. 五脏为中心的整体观　B. 阴阳五行和脏腑学说
   C. 整体观念和辨证施护　D. 望闻问切和辨证施护
   E. 同病异护和异病同护
2. 中医认识和护理疾病的主要依据是
   A. 症状　B. 病名
   C. 病因　D. 体征
   E. 证候
3. 人是一个有机的整体，其中心是
   A. 五脏　B. 六腑
   C. 经络　D. 骨髓

E. 脑

4. 我国现存最早的中医护理学专著是

A.《侍疾要语》
B.《伤寒杂病论》
C.《千金要方》
D.《黄帝内经》
E.《神农本草经》

5. 开创了中医辨证施护的先河是

A.《黄帝内经》
B.《难经》
C.《伤寒杂病论》
D.《神农本草经》
E.《温疫论》

6. 首创了葱管导尿术的医家是

A. 张仲景
B. 陈自明
C. 刘完素
D. 王焘
E. 孙思邈

7. 首创药物灌肠法的医家是

A. 张仲景
B. 张子和
C. 朱震亨
D. 李东垣
E. 孙思邈

8. 金元四大家中被称为“养阴派”的是

A. 刘完素
B. 张子和
C. 李东垣
D. 朱震亨
E. 张仲景

9. 男性患者，65 岁，久痢，女性患者，54 岁，子宫下垂，均诊断为中气下陷证，都可采用补中升提的护理原则，此属于

A. 因人制宜
B. 同病异护
C. 异病同护
D. 审因论治
E. 虚则补之

10. 发热患者有用甘温除热与清热解毒等不同的护理方法，此属于

A. 因人制宜
B. 实者泻之
C. 异病同护
D. 同病异护
E. 虚则补之

扫码“练一练”

（张亚军）

第二章

阴阳五行学说

学习目标

知识要点

1. 描述阴阳、五行的概念。
2. 说明阴阳、五行学说的基本内容。
3. 归纳阴阳的特性、五行的特性及事物属性的五行归类。

技能要点

能够运用阴阳学说、五行学说对疾病进行诊断和护理。

阴阳五行学说是古人用以认识自然和解释自然的一种世界观和方法论，是我国古代的一种唯物论和辩证法，属于中国古代哲学范畴。中国古代的阴阳、五行学说贯穿于中医理论体系的的各个方面，借以说明人体的正常功能状态、疾病状态，并用来分析、归纳疾病的本质与类型，作为指导疾病预防、治疗、康复、养生保健的依据，是中医理论体系密不可分的重要组成部分。

扫码“学一学”

第一节　阴阳学说

阴阳，是中国古代哲学的一对范畴。是我国古代劳动人民在长期生活实践中，对自然界运动变化状态进行观察，发现世界是物质的，进一步认识到自然界的一切事物和现象都具有相互对立的阴阳两个方面，并且用阴阳的属性及其运动变化规律来认识自然、解释自然、探求自然规律，形成了阴阳学说。如《素问·阴阳应象大论》说："阴阳者，天地之道也，万物之纲纪，变化之父母，生杀之本始，神明之府也，治病必求于本。"《黄帝内经》始将阴阳与医学理论结合，用来阐释天人之间的关系，人体脏腑的生理功能、病理变化，指导临床诊断、治疗等医学问题，形成了具有中医特色的阴阳学说。

一、阴阳的基本概念

阴阳，是对自然界相互关联的事物和现象对立双方属性的概括。阴阳最初的含义是指日光的向背而言，即向日光者为阳，背日光者为阴。后来人们将阴阳的含义引申到自然界中用以阐释所有对立统一的事物和现象。它既可以代表两个相互对立的事物和现象，也可以代表同一事物内部所存在的相互对立的两个方面。如以天地而言，则“天为阳，地为阴”，由于天气清轻向上故属阳，地气重浊向下故属阴。以水火而言，则“水为阴，火为阳”，由于水性寒而润下故属阴，火性热而炎上故属阳。一般地说，凡是运动的、外在的、上升的、温热的、无形的、明亮的、兴奋的、功能的都属于阳的范畴；凡是静止的、内在的、下降的、寒凉的、有形的、晦暗的、抑制的、物质的都属于阴的范畴（表2－1）。

表2－1　事物和现象的阴阳属性归类

属性	方位	时间	季节	温度	湿度	亮度	重量	运动状态
阳	上、外	昼	春夏	温热	干燥	明亮	轻	升、动、出、亢进
阴	下、内	夜	秋冬	寒凉	湿润	晦暗	重	降、静、入、衰退

知识链接

阴阳是我国古代的一种世界观和方法论

有些人认为，阴阳就是故弄玄虚的玄学，带有封建迷信的色彩。其实，这是一种误解。“阴阳”是古人观察到的自然界中各种对立又相关联的自然现象，以哲学的思维方式所归纳出的概念。阴阳理论已经渗透到中国传统文化的方方面面，甚至在现代生活中仍有体现。以日历为例，农历称为阴历，公历称为阳历；在物理学中的电极，负极称为阴极，正极称为阳极；在化学中的离子有阴离子和阳离子；在临床体格检查中有阴性体征和阳性体征……

由此可见，阴阳本身只是作为相对的概念，用来区分事物的属性。由于有些人将阴阳用于封建迷信活动，才导致人们的误解。只要我们正确理解阴阳的概念，就不会将阴阳与迷信混为一谈了。

事物和现象的阴阳属性具有普遍性、相对性和可分性三个特性。所谓普遍性是指自然界一切事物或现象都可以用阴阳的各自属性加以概括说明，如动与静、水与火、上与下等；相对性是指各种事物和现象的阴阳属性不是一成不变的，而是在一定条件下可以转化，如寒证转化为热证，热证转化为寒证等；可分性是指阴阳中又可分阴阳，阴阳具有无限可分性，如上午为阳中之阳，下午为阳中之阴；前半夜为阴中之阴，后半夜为阴中之阳。故《素问·金匮真言论》说：“阴中有阳，阳中有阴。”《素问·阴阳离合论》说：“阴阳者，数之可十，推之可百，数之可千，推之可万，万之大，不可胜数，然其要一也。”

二、阴阳学说的基本内容

阴阳学说的基本内容，包括对立制约、互根互用、阴阳消长及阴阳转化四个方面。

（一）对立制约

对立制约，是指一切相关联的事物和现象，都处于相互对立的状态中，并在此状态中相互制约着对方的发展，如上与下、天与地、动与静、出与入、升与降、昼与夜、寒与热、水与火。再如人体的兴奋与抑制、饮食物的吸收与糟粕的排泄、肺脏所进行的呼和吸、脾胃消化功能中的升清与降浊等，阴阳对立制约贯穿于一切事物发展过程的始终，只有这样，机体才能维持正常的生理状态。

（二）互根互用

互根，是指阴阳双方，是互为根本，相互为用的。即阴或阳的任何一方都不能脱离对立的另一方而单独存在，阴阳双方都以对方的存在为自己存在的前提。如上为阳，下为阴，没有上也就无所谓下；热为阳，寒为阴，没有热也就无所谓寒等等。互用，指阴阳双方有相互资助，促进对方势力发展壮大的关系。如人体内气无形属阳，血有形属阴，气能生血、行血、摄血，血能载气、养气，故又称“气为血之帅，血为气之母”。

（三）阴阳消长

消，即削弱、减少；长，壮大、增加。阴阳消长，是指阴阳双方不是一成不变的，而是始终处于“阴消阳长”或“阳消阴长”的运动变化之中。事物就是通过阴阳双方的消长关系，保持阴阳双方的相对平衡，以维持事物的正常发展和变化。例如一年四季的气候变化，由冬至春及夏，气候由寒逐渐变热，是一个“阴消阳长”的过程；由夏至秋及冬，气候由热逐渐变寒，又是一个“阳消阴长”的过程。就人体而言，各种机能活动（阳）的产生，必须要消耗一定的营养物质（阴），这就是“阳长阴消”的过程；而营养物质（阴）的产生，又必然消耗一定的能量（阳），这就是“阴长阳消”的过程。

阴阳的消长，维持着人体正常的生命活动。如果这种“消长”运动超过一定的限度，就会破坏人体阴阳相对平衡而导致疾病的发生。

（四）阴阳转化

阴阳转化，是指阴阳对立的双方，在一定条件下，可以各自向其相反的方向相互转化，即阴可以转化为阳，阳可以转化为阴。阴阳转化主要是指事物或现象的阴阳属性的改变，如一年四季气候的变化，当“冬至”时则寒甚至极而阳气生，气候逐渐转暖，当“夏至”时热甚至极而阴气生，气候逐渐转凉。又如某些急性热病，因热毒极重，耗伤正气，在持续高热时，可突然出现虚脱，四肢厥逆，体温下降，面色苍白等阳气暴脱的危象，即属于由阳证转化为阴证；此时，若抢救及时，处理得当，机体正气恢复，四肢转温，阳气渐生，色脉转和，病情又可转危为安。此外，临床上常见的各种由表入里、由里出表，由实转虚、由虚转实等病证变化，也是阴阳转化的例证。

阴阳转化必须具备一定的条件，即《素问·阴阳应象大论》中所谓“重阴必阳，重阳必阴”。阴阳转化实际上是阴阳的消长运动发展到一定阶段，使事物的阴阳属性发生了由量变到质变的结果。

三、阴阳学说在中医护理学中的应用

阴阳学说渗透于中医理论体系的各个方面，用来说明人体的组织结构、生理功能、病理变化、指导临床诊断治疗、预防和养生。

（一）说明人体的组织结构

人体是一个有机的整体，整个人体及其各部分组织结构，都具有阴阳对立统一的关系，既是有机联系的，又可以用阴阳两方面来加以概括说明。如《素问·宝命全形论》说：“人生有形，不离阴阳。”《素问·金匮真言论》更具体地提出：“夫人之阴阳，则外为阳，内为阴。言人身之阴阳，则背为阳，腹为阴。言人身之脏腑中阴阳，则脏者为阴，腑者为阳。肝、心、脾、肺、肾五脏皆为阴，胆、胃、大肠、小肠、膀胱、三焦六腑皆为阳。”（表2－2）。

表 2-2　人体组织结构的阴阳属性划分表

属性	人体部位	人体内外	脏腑	气血	经络分布
阳	上部、背部	体表	六腑	气	四肢外侧
阴	下部、腹部	体内	五脏	血	四肢内侧

（二）说明人体的生理功能

阴阳学说认为人体正常的生理活动，是阴阳两个方面保持对立统一的协调关系的结果。阴阳二者之间的平衡协调，是人体生命活动的基础，即《素问·生气通天论》说："阴平阳秘，精神乃治；阴阳离决，精气乃绝。"以功能与物质为例，功能属阳，物质属阴，物质与功能的关系就是对立统一关系的体现。人体的生理功能是以物质为基础的，没有物质就无以产生生理功能，而生理活动的结果，又不断促进物质的新陈代谢，人体功能与物质的关系也就是阴阳相互依存、相互制约、相互消长的关系。

（三）说明人体的病理变化

阴阳学说用来说明人体的病理变化，是因为致病因素作用于机体，破坏了阴阳的动态平衡，出现阴阳偏胜或偏衰的结果。

1. 阴阳偏胜　包括阴偏胜和阳偏胜，是阴或阳的一方高于正常水平的病理状态。阴阳偏胜的特点是，阴或阳中一方偏胜，另一方正常的病理特征。《素问·阴阳应象大论》说："阴胜则阳病，阳胜则阴病。阳胜则热，阴胜则寒。"

（1）阴偏胜　即阴胜，是阴寒之邪侵袭人体使机体阴寒亢盛所致的病理状态。临床表现为恶寒、怕冷、无汗、全身冷痛、脉紧等症状。

（2）阳偏胜　即阳胜，是阳热之邪侵袭人体使机体阳气亢盛所致的病理状态。临床表现为发热、汗出、面赤、口渴、脉洪数等症状。

2. 阴阳偏衰　包括阴偏衰和阳偏衰，是阴或阳低于正常水平的病理状态。阴阳偏衰的特点是，阴或阳中一方偏衰，另一方正常的病理特征。《素问·调经论》说："阳虚则外寒，阴虚则内热。"

（1）阴偏衰　即阴虚，是机体阴液亏虚，无力制约阳所致的病理状态。机体阴液不足，导致阳相对偏胜。临床表现为五心烦热、盗汗、舌红少津、脉细数等虚热症状。

（2）阳偏衰　即阳虚，是机体阳气虚弱，不能制约阴所致的病理状态。机体阳气虚弱，导致阴相对偏胜。临床表现为形寒肢冷、面色㿠白、舌淡、脉沉迟无力等虚寒症状。

（四）用于疾病的诊断

疾病发生发展的机制在于阴阳失调，因此，任何疾病尽管其临床表现错综复杂，千变万化，但都可以用阴阳来加以概括说明。《素问·阴阳应象大论》说："善诊者，察色按脉，先别阴阳。"例如望诊中面色鲜明者为阳，面色晦黯者为阴；闻诊中语音高亢宏亮者属阳，低微无力者属阴；脉象中浮、大、滑、数、实者属阳，沉、小、涩、迟、虚者属阴等。在辨证中，虽有阴、阳、表、里、寒、热、虚、实八纲，但在八纲之中又以阴阳为总纲。表、热、实属阳，里、寒、虚属阴，只有首先分清阴阳，才能抓住疾病的本质。

（五）用于疾病的治疗

1. 确定治疗原则　由于疾病发生发展的根本原因是阴阳失调，因此，治疗疾病的原则就在于调整阴阳，补其不足，损其有余，恢复阴阳的相对平衡。补其不足，即阴虚当滋阴以抑阳，用"壮水之主，以制阳光"的治法；阳虚治疗当扶阳制阴，用"益火之源，以消阴翳”的治法；阴阳两虚，则阴阳并补法治疗。损其有余，即阳邪盛而导致的实热证，用“热者寒之”的治疗方法；阴邪盛而导致的实寒证，则用“寒者热之”的治疗方法，促使体内阴阳恢复新的相对平衡。

2. 归纳药物的性能　阴阳也可以用来概括药物的性能，作为指导临床用药的根据。药物的性能，一般地说，包括四气（性）、五味和升降浮沉，均可以用阴阳来归纳说明。如“四气”中寒、凉药属阴；温、热药属阳。“五味”中酸、苦、咸者属阴；辛、甘、淡味属阳。“升降浮沉”中，具有沉降作用的药物属阴；具有升浮特点的药物属阳。

总之，治疗疾病，就是根据病证的阴阳失调情况，确定治疗原则，再根据药物性能的阴阳属性，选择适宜的药物，以调整机体阴阳失调状态，从而达到治愈疾病的目的。

（六）指导防病养生

人与自然界是息息相通，密切相关的，自然界中的阴阳消长势必会影响到人体内在的阴阳变化。如果机体内部的阴阳变化能保持与天地间阴阳变化协调一致，就能保持健康，益寿延年。在一年四季中，要顺应四时，调其阴阳，增强预防疾病的能力，春夏季节阳气偏旺，要注意“春夏养阳”；秋冬季节阴气偏胜，要注意“秋冬养阴”。维持人体内外环境的统一，不使阴阳失调，是防病摄生的根本。如果不能顺应四时，把握阴阳，就会导致疾病的发生。

案例

患者，男性，26岁，以咳嗽、咳痰3天为主诉就诊。自诉三天前淋雨受凉后咳嗽气急，咽喉痛，并伴有发热、头痛、鼻流黄涕，逐渐出现咳痰黄稠，咳嗽频剧。诊其脉浮数，舌红苔薄黄。

请分析本病证属阴证还是阳证？

第二节　五行学说

扫码“学一学”

五行一词，最早见于《尚书·洪范》。五行学说形成于战国时期，属于古代哲学范畴，是以木、火、土、金、水五种物质的特性及其运动变化规律来认识世界、解释世界和探求宇宙规律的一种世界观和方法论。《黄帝内经》将五行学说和中医学理论相结合，用来阐述人体脏腑生理、病理及其与外在环境的相互关系，指导临床诊断、治疗，成为中医理论体系的重要组成部分。

一、五行的基本概念

五，是指木、火、土、金、水五种物质，行，指运动变化。五行，即指木、火、土、金、水五种物质的运动变化。

扫码“看一看”

二、五行学说的基本内容

（一）五行的特性

五行的特性是古人在长期的生活实践中，通过对木、火、土、金、水五种物质的朴素认识基础上，并进行抽象概括而逐渐形成的理性概念。“五行”的概念虽然来自于五种常见物质，但实际上已超越了五种具体事物的本身而具有抽象的特征和更广泛的含义。《尚书·

洪范》对五行的认识有了很大的发展，其说：“水曰润下，火曰炎上，木曰曲直，金曰从革，土爰稼穑。”对五行的特性作了经典性阐释，把这五种物质各自的特性作为对一切事物进行归类的基本依据。

木的特性：“木曰曲直”。曲直指树木具有能屈能伸的特性，引申为凡具有生长、升发、条达、舒畅等特性的事物，均归属于木。

火的特性：“火曰炎上”。炎上指火具有温热、向上的特性，引申为凡具有温热、光明、升腾、向上等特性的事物，均归属于火。

土的特性：“土爰稼穑”。稼穑指土具有种植和收获谷物的特性，引申为凡具有生化、承载、受纳等特性的事物，均归属于土。

金的特性：“金曰从革”。从革指金属的产生是通过变革而实现的。金属质地沉重，且常制成武器用于杀戮，引申为凡具有收敛、肃杀、沉降、清洁等特性的事物，均归属于金。

水的特性：“水曰润下”。润下指水具有滋润向下的特性，引申为凡具有寒凉、滋润、下行等特性的事物，均归属于水。

（二）对事物属性的五行归类

古人以五行的特性为依据，运用“取象比类法”和“推演络绎法”，将人体脏腑组织、生理病理现象，以及自然界所有事物和现象，分别归纳于五行之中，形成了五大系统。用以阐述人体脏腑组织之间的复杂联系及其与外界环境之间的相互关系（表2－3）。

表2－3　自然界及人体五行属性归类表

自然界						五行	人体						
五味	五色	五化	五气	五方	五季		五脏	五腑	五官	五体	五志	五液	五声
酸	青	生	风	东	春	木	肝	胆	目	筋	怒	泪	呼
苦	赤	长	暑	南	夏	火	心	小肠	舌	脉	喜	汗	笑
甘	黄	化	湿	中	长夏	土	脾	胃	口	肉	思	涎	歌
辛	白	收	燥	西	秋	金	肺	大肠	鼻	皮	悲	涕	哭
咸	黑	藏	寒	北	冬	水	肾	膀胱	耳	骨	恐	唾	呻

（三）五行的相生克乘侮

1．五行的相生相克

五行相互之间不是孤立的、静止不变的，而是存在着有序的“相生”“相克”关系。

（1）五行相生　生，即资生、促进、助长的意思。五行相生，是指木、火、土、金、水之间存在着某一行对另外一行具有资生和促进的作用。五行相生的次序是：木生火、火生土、土生金、金生水、水生木。五行相生关系中，任何一行都具有“生我”“我生”两方面的关系，又称“母子关系”，生我者为母，我生者为子。如木生火，木为火之母，火为木之子，同时火生土，火为土之母，土为火之子。

（2）五行相克　克，即制约、克服、抑制的意思。五行相克，是指木、火、土、金、水之间存在着某一行对另一行的制约克服作用。五行相克的次序是：木克土，土克水，水克火，火克金，金克木。五行相克关系中，任何一行都具有“克我”“我克”两方面的关系。我克者为我“所胜”，克我者为我“所不胜”。五行的相克关系，又叫“所胜”和“所不胜”的关系。如以火为例，克我者为“水”，则水为火之“所不胜”；我克者为“金”，则金为火之“所胜”。

五行相生相克维持着五行之间的动态平衡，是自然界的正常现象。人体内五行的相生相克，也属于正常的生理活动。

2. 五行的相乘相侮

五行之间的相乘和相侮，均为五行之间相克关系遭到破坏后出现的异常相克现象。

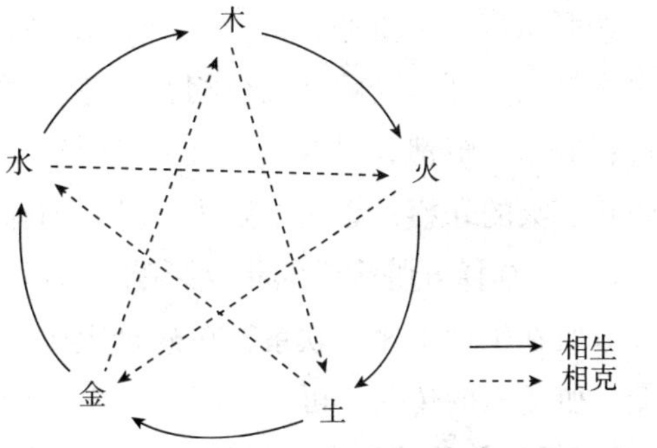

图2－1　五行相生相克规律示意图

（1）五行相乘　乘即乘虚侵袭之意。五行相乘指五行之中某一行对所胜一行的过度克制，即“相克太过”。相乘的次序与相克同，即木乘土，土乘水，水乘火，火乘金，金乘木。五行之间相乘的原因，有“太过”和“不及”两个方面：太过所致的相乘，是指五行中某一行过于亢盛，对其所胜一行进行超过正常限度的克制，引起其所胜一行的虚弱，从而导致五行之间相克的异常。以木克土为例，木过于亢盛，对土克制太过，土本无不足，但亦难以承受木的过度克制，进而导致土的不足。这种“相乘”现象，称为“木亢乘土”。不及所致的相乘，是指五行中某一行过于虚弱，难以抵御其所不胜一行的正常限度的克制，使其本身更显虚弱。如木虽然处于正常水平，但由于土的不足，因而导致木克土的力量相对增强，使土更显不足。这种“相乘”现象，称为“土虚木乘”。

（2）五行相侮　侮即欺侮，有恃强凌弱的意思。五行相侮指五行中的某一行对其“所不胜”一行的反向克制，又称反克。相侮的次序与相克相反，即木侮金，金侮火，火侮水，水侮土，土侮木。五行之间相侮的原因，也有“太过”和“不及”两个方面：太过所致的相侮，是指五行中的某一行过于亢盛，使原来克制它的一行不仅不能克制它，反而受到它的反向克制。不及所致的相侮，是指五行中某一行过于虚弱，不仅不能制约其所胜的一行，反而受到其所胜的一行的反向克制。

五行相乘相侮破坏了整体的平衡和稳定，是自然界的异常现象。人体内五行的相乘相侮破坏机体的平衡状态，导致疾病的发生。

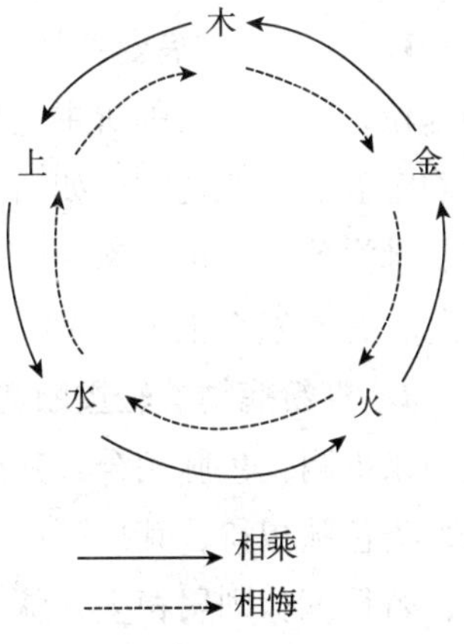

图2－2　五行相乘相侮规律示意图

三、五行学说在中医护理学中的应用

五行学说在中医学中的应用，主要是以五行的特性来分析研究人体脏腑、经络等组织器官的五行属性；以五行的生克关系来分析研究脏腑、经络之间和各种生理功能之间的相互关系；以五行的乘侮和母子相及来阐释脏腑病变的相互影响。因此，五行学说在中医学中不仅被用作理论上的阐释，而且亦具有指导临床的实际意义。

（一）说明五脏的生理功能及其相互关系

1. 说明五脏的生理功能　五行学说将人体的五脏分别归属于五行，以五行的属性来解释说明五脏的生理功能。木有生长、升发、条达、舒畅的特性；肝喜条达而恶抑郁，并有疏泄的功能，故肝属“木”。火有温热、升腾、向上的特性；心有推动气血温养全身的功能，故心属“火”。土有生化、承载、受纳万物的特性；脾有运化的功能，为气血生化之源，故脾属“土”；金有收敛、沉降、清洁的特性；肺以肃降为顺，故肺属“金”。水有滋润向下的特性，而肾阴有滋养全身的作用，故肾属“水”。

2. 说明五脏之间的相互关系 五行学说用以说明各脏腑之间的相互资生和制约的关系。如肝木藏血以济心；心火之热以温脾；脾土运化水谷以充肺；肺金清肃下行以助肾；肾水之精以养肝。这就是五行相互资生的关系。肺金清肃下行，可抑制肝木，防止其升发太过；肝木之疏泄，可克制脾土的壅滞；脾土之运化，可制止肾水的泛滥；肾水之滋润，可防止心火的亢盛；心火之温热，可制约肺金清肃太过。这就是五行相互制约的关系。

（二）阐释五脏病变的相互影响

五脏在生理上相互联系，在病理上也必然相互影响，这种病理上的相互影响，称之为传变。脏腑间的传变，可分为相生关系的传变和相克关系的传变。

1. 相生关系的传变 包括“母病及子”和“子病及母”两个方面。母病及子，是指疾病的传变，从母脏传及子脏。如肝病及心、心病及脾等。子病及母，是指疾病的传变，从子脏传及母脏。如心病及肝，肝病及肾等。一般来说，母病及子病情较轻，因为“邪扶生气而来，虽进而易退”（《难经经释·五十难》）；子病及母病情较重，因为“受我之气者，其力方旺，还而相克，其势必甚”（《难经经释·五十难》）。

2. 相克关系的传变 包括“相乘”和“相侮”两个方面。相乘是相克太过而为病。以肝木和脾土为例，相乘传变有“木旺乘土”和“土虚木乘”两种情况。相侮即反向克制而为病。如“木火刑金”“土虚水侮”。一般认为，相乘传变病情较重，因为“脏气本已相制，而邪气扶其力而来，残削必甚，故为贼邪”；相侮传变病情较轻，因为“脏气受制于我，则邪气不能深入，故为微邪”（《难经经释·五十难》）。

（三）指导疾病的诊断

人体是一个有机整体，内脏有病可以反映到体表，故《灵枢·本脏》曰：“有诸内者，必形诸外”“视其外应，以知其内脏，则知所病矣”。五行学说用于疾病的诊断，主要是根据五行的配属关系及其生克乘侮规律，来确定五脏病变的部位，判断病情进展和疾病的预后。

1. 确定五脏病变部位 五行学说以事物属性的五行归类和生克乘侮规律确定五脏病变的部位，包括以本脏所主之色、味、脉等来诊断本脏之病，或以他脏所主之色、味、脉等来确定五脏相兼之病。如面见青色、喜食酸味、脉弦，可以诊断为肝病；面见赤色、口味苦、脉洪数者，可诊断为心火亢盛。心脏病人，面见黑色，为水来克火；脾虚病人，面见青色，为木来乘土等。

2. 推断病情的轻重顺逆 五行学说用于判断病情的顺逆，主要是根据色脉之间的生克关系来推测，色脉相合，其病顺；若色脉不符，得克则死，得生则生。如肝病色青而见弦脉，为色脉相符，其病顺；若不得弦脉反见浮脉，则属克色之脉（金克木），为逆，预后不好；若得沉脉则属相生之脉，即生色之脉（水生木），为顺，预后也较好。

（四）用于疾病的治疗

五行学说用于疾病的治疗主要表现在：根据药物的色、味，按五行归属确定其作用于何脏腑；按五行的生克乘侮规律，控制疾病的传变，确定其治则、治法。

1. 指导脏腑用药 不同的药物，有不同的颜色与气味。药物的五色、五味与五脏有一定的联系。根据五行归属理论，青色、酸味入肝；赤色、苦味入心；黄色、甘味入脾；白色、辛味入肺；黑色、咸味入肾。如白芍、山茱萸味酸入肝经以补肝；朱砂色赤入心经以镇心安神；黄连味苦入心以泻心火；石膏色白味辛入肺经以清肺热；白术色黄味甘入脾以补益脾气；玄参、生地色黑，味咸入肾经以滋养肾阴等。但这种用药方法是较片面的，临床脏腑用药，除色味外，必须结合药物的四气（寒、热、温、凉）和升降浮沉等理论综合分析，辨证用药。

2. 控制疾病传变　疾病的传变，多见一脏受病，累及他脏致病。因此，在治疗所病本脏的同时，还应考虑到对与其相关脏腑的治疗。根据五行的生克乘侮规律，来调整其太过和不及，以控制其进一步传变。《难经·七十七难》言："见肝之病，则知肝当传之与脾，故先实其脾气。"在临床上肝病常采用健脾的方法，防止肝病传脾，即是运用五行生克乘侮理论阐述疾病传变规律和确立预防性治疗措施的体现。

3. 确定治则治法　根据五行学说确定治则和治法，有相生和相克关系的不同。

（1）根据相生规律确定治则和治法　运用母子相生规律来治疗疾病，其基本治疗原则是"补母"和"泻子"，即"虚则补其母，实则泻其子"。

虚则补其母：主要适用于母子关系的虚证，重点是补母。即通过补母以治疗母子两脏皆虚或子脏虚弱之证。

根据相生规律体现"虚则补其母"治则的治疗方法，主要的有滋水涵木法、培土生金法、益火补土法、金水相生法。

实则泻其子：主要适用于母子关系的实证，可通过泻子，以治疗母子两脏皆实或母脏实证。如肝旺泻心法、肾实（相火偏亢）泻肝法。

（2）根据相克规律确定治则和治法　临床上由于相克规律的异常而出现的病理变化，有相克太过，相克不及和反克的不同。总的来说，可归纳为"强""弱"两个方面，即克者属强，表现为机能亢进；被克者属弱，表现为机能衰退。因而治疗上可采取"抑强"与"扶弱"的法则。抑强，用于相克太过；扶弱，用于相克不及。根据相克规律确定的治疗方法，主要的有抑木扶土法、佐金平木法、培土制水法。

总之，临床上依据五行的生克规律确定的治疗原则和方法，确有其一定的实用价值。但是，并非所有的疾病都可生搬硬套五行生克规律来治疗。因此，在临床上既要正确地掌握五行生克规律，又要根据具体病情进行辨证论治。

案例

患者，女，54岁。主诉：头晕胀痛、急躁易怒8天。自述近期因家庭琐事，情绪波动很大，继而出现头晕胀痛、面红目赤、急躁易怒、口干口苦等症，伴见大便秘结，小便短赤，脉弦数。

医生诊断为肝火炽盛，并用清心泻火的方药进行治疗。

请分析患者肝火炽盛，医生却用清心泻火的方药进行治疗，这种治疗方法体现了五行的什么关系？

目标检测

选择题

A1/A2 型题

1. 任何一方都不能脱离另一方而单独存在是指

A. 阴阳对立　　B. 阴阳转化
C. 阴阳互根　　D. 阴阳消长
E. 阴阳制约

2. 按照阴阳学说理论，下列哪项属阳
A. 晦暗的　　B. 下降的
C. 寒冷的　　D. 无形的
E. 静止的

3. 事物阴阳两个方面的相互转化是
A. 绝对的　　B. 有条件的
C. 必然的　　D. 量变的
E. 随意的

4. 从冬至春及夏的寒、凉、热的变化属于
A. 阴阳转化　　B. 重阳必阴
C. 热及生寒　　D. 阳消阴长
E. 阴消阳长

5.《尚书·洪范》认为五行中“土”的特性是
A. 稼穑　　B. 炎上
C. 从革　　D. 曲直
E. 润下

6. 五行相生关系中，火的“生我”是
A. 金　　B. 水
C. 土　　D. 木
E. 火

7. 肾精以养肝属五行的
A. 相侮关系　　B. 相乘关系
C. 相生关系　　D. 相克关系
E. 反克关系

8. 下列属“母病及子”关系的是
A. 肝病及肾　　B. 肾病及肝
C. 肾病及肺　　D. 心病及肾
E. 肺病及心

9. 金的“所不胜”是
A. 水　　B. 木
C. 土　　D. 金
E. 火

10. 下列不宜用阴阳的基本概念来概括的是
A. 寒与热　　B. 上与下
C. 邪与正　　D. 内与外
E. 气与血

11. 下列那一种传变属于相侮
A. 肝病传脾
B. 心病及脾
C. 肺病及心
D. 肾病及肝
E. 肾病及心

12. 肾精不足导致肝血不足，可称为
A. 子病及母
B. 水不涵木
C. 相克
D. 相侮
E. 以上皆不是

13. 属于“阳中之阴”的时间是
A. 上午
B. 中午
C. 下午
D. 前半夜
E. 后半夜

14. 五行中属水的脏是
A. 心
B. 肝
C. 肺
D. 脾
E. 肾

15. 五行中属土的腑是
A. 胃
B. 胆
C. 大肠
D. 膀胱
E. 三焦

16. 患者因心火亢盛而导致急躁易怒，目赤，此属
A. 木乘火
B. 子病及母
C. 母病及子
D. 木火刑金
E. 火克木

17. 患者泄泻已 20 余日，每日 3－5 次，伴有身倦乏力，脘腹冷痛，喜温喜按，手足发凉，舌淡苔白，脉沉无力，该患者属于
A. 阴证
B. 阳证
C. 阴证为主，兼有阳证
D. 阳证为主，兼有阴证
E. 以上均不是

18. 患者 2 日前因着凉而发病，证见恶寒发热，头痛，无汗，咳嗽，苔薄白，脉浮紧。按五行学说分析病位属于哪行
A. 木
B. 火
C. 土
D. 金
E. 水

（董　红）

扫码“练一练”

第三章

藏　象

学习目标

知识要点

1. 描述脏腑各自的生理功能。
2. 归纳五脏与形、窍、志、液、时的关系。
3. 了解脏腑之间关系。

技能要点

能够应用藏象学说理论对患者进行健康指导。

“藏象”一词，最早见于《素问·六节藏象论》。“藏”，指深藏于人体内的脏腑，是“象”的内在本质；“象”，指表现于外的生理、病理现象，是“藏”的外在反映。藏象是指人体内在脏腑的生理功能和病理变化反映于机体外部的征象。张景岳《类经·藏象类》曰：“象，形象也。藏居于内，形见于外，故曰藏象。”

藏象学说是中医学特有的关于人体生理病理的系统理论，也是中医学理论体系的核心部分。它是以脏腑为基础，研究人体各脏腑、形体、官窍的生理功能、病理变化及脏腑间关系的学说。脏腑是内脏的总称，按照脏腑的生理功能特点，可分为脏、腑和奇恒之腑三大类。脏，即肝、心、脾、肺、肾，合称“五脏”；腑，即胆、小肠、胃、大肠、膀胱、三焦，合称“六腑”；奇恒之腑，即脑、髓、骨、脉、胆和女子胞（子宫）。

扫码“学一学”

第一节　五　脏

案　例

孙某，女，43岁，胁腹胀痛1月余，伴见胁肋胀满疼痛，善太息，纳呆，便溏，精神紧张时出现泄泻，泄泻后痛减，苔白腻，脉弦。试分析该患者病及哪些脏腑。

五脏，肝、心、脾、肺、肾的总称。五脏多为实质性脏器，它们共同生理功能是“化生和贮藏精气”。《素问·五脏别论》曰：“五脏者，藏精气而不泻也，故满而不能实。”

一、心

心位于胸腔之内，膈膜之上，两肺之间，形如倒垂未开之莲蕊，中有孔窍，外有心包护卫，在五行中属火，阴阳属性为“阳中之阳”，与六腑之中的小肠相为表里。

知识链接

心气：中医学把心脏的正常搏动、推动血液循环的这一动力和物质，称之为“心气”。心气是推动血液运行的动力。

（一）心的生理功能

心的生理功能包括主血脉和主神志两个方面。

1. 心主血脉 包括主血和主脉两个方面。脉，即血脉，是气血流行的通道，又称为“血之府”。全身的血都在脉中运行，依赖于心气的推动作用而输送到全身。心脏是血液循环的动力器官，它推动血液在脉管内按一定方向流动，从而运行周身，维持各脏腑组织器官的正常生理活动。心、脉、血三者共同组成一个循环于全身的系统，在这个系统中，心起主导作用。

心主血脉功能是否正常，主要从神志活动、面色、胸部感觉、舌象、脉象五个方面进行观察。心主血脉功能正常，则见神志清楚、思维敏捷、面色红润、舌色淡红、脉缓和有力、胸部舒畅。若心血虚，则见面色无华、舌色淡白、脉细无力，常伴有心慌、胸闷等症状；心脉瘀阻者，证见心悸、胸闷、憋闷刺痛、面色晦暗、口唇青紫、舌质紫暗或有瘀斑、瘀点、结代脉等。

2. 心主神志 又名“心主神明”“心藏神”，是指心具有统帅全身五脏六腑、经络、形体官窍的生理活动和主司人的精神、意识、思维等心理活动的功能。心藏神功能正常，则见精神振奋、神志清晰、思维敏捷、反应灵敏、脏腑组织功能协调；反之，心藏神功能异常，则见失眠、多梦、健忘、精神不振、谵语、昏迷等表现，严重者还可影响其他脏腑组织的功能活动，甚至危及生命。《灵枢·口问》指出：“心动则五脏六腑皆摇。”

血是神志活动的主要物质基础。心主血脉受心神的主宰，而心神又必须得到心血的濡养才能维持正常生理功能。若心血不足，则心神失养，可见精神恍惚，注意力不集中，失眠，多梦，健忘等临床表现。故心主血脉和主神志两大功能之间关系密切。

考点提示

血是神志活动的主要物质基础。

【附】 心包

心包，又称“心包络”“膻中”，是包在心脏外的一层包膜，具有保护心脏、“代心行令”的作用。《灵枢·邪客》曰：“心者，五脏六腑之大主也……故诸邪之在于心者，皆在于心之包络。”外邪侵袭于心，包络受病，故心包有“代心受邪”之功。如温病学将温热之邪内陷，出现神昏谵语等证，称为“热入心包”；将痰浊蒙蔽，出现神志模糊、精神呆滞等心神混乱证，称之为“痰浊蒙蔽心包”。

（二）心与形、窍、志、液、时的关系

1. 在体合脉，其华在面 合，即配合之意。脉，即血脉。在体合脉，是指全身的血管与心连通，并与心脏配合，共同完成推动血液循行的功能。心功能正常，心气旺盛，心血充盈，则脉象和缓有力。若心脉瘀阻，则脉细涩或结代；心血亏虚，血脉空虚，则脉细弱等。华，指荣华、精华、光彩。所谓心其华在面，是指心的生理功能正常与否，可以显露在面部的色泽变化上。心功能正常，心血充盈，面得血荣，则见面色红润光泽，表情丰富自然。若心气亏虚，血行不畅，心血瘀阻，则见面色青紫晦暗；心血亏虚，面失血荣，则见面色淡白无华。

2. 开窍于舌 心开窍于舌，又称“舌为心之苗”，是指舌为心之外候，通过对舌的观察，可以了解心主血脉和主神明的功能状态。心的主血脉和主神明功能正常，则舌体柔软灵活、语言清晰、味觉灵敏。若心血不足，则舌质淡白；心火上炎，则见舌尖红赤或舌体糜烂；心血瘀阻，则见舌质紫暗或见瘀斑；心神失常，则见舌强、语謇或失语等。

3. 在志为喜 喜为心之志，心的生理功能与精神情志的“喜”有密切的关系。一般来说，喜有益于心的生理功能，但若喜乐过度，可使心神涣散、注意力不集中，严重者可见精神错乱，甚或心气暴脱而亡等。

4. 在液为汗 汗为津液所化生，血与津液同出一源，因此有“汗血同源”之说。而血又为心所主，故有“汗为心之液”之说。心功能正常，则汗液正常排泄。心病则出汗异常，如心气虚，则自汗；心阴虚，则盗汗；心阳暴脱，则绝汗。反之，汗出异常亦可影响心功能，如汗出太多，则耗精伤血，血不养心，以致心慌。

5. 与夏气相应 心与夏气相互通应，是与心为阳脏而主阳气的特性相一致的。心阳在夏季得时气之助而最旺，心对夏季的暑邪和火热邪气有特殊的易感性，常形成火盛之证。若心脏有病，适逢夏季自然界阳热之气滋助，则病情能稍缓解，特别是心阳虚衰患者，在夏季自觉症状多有减轻。

二、肝

肝位于膈下，腹腔之右上方，右胁之内，肝在五行属木，阴阳属性为“阴中之阳”，与六腑中的胆相为表里。

（一）肝的生理功能

肝的生理功能包括主疏泄和主藏血两个方面。

1. 主疏泄 疏，即疏通、疏导。泄，即发泄、宣泄。肝主疏泄是指肝具有主升、主动的生理特性，有保护全身气机舒通畅达，通而不滞，散而不郁的作用。肝的疏泄功能主要表现在以下几个方面：

（1）调畅气机 肝主升、主动，这对于气机的疏通、畅达、升发是一个重要的要素。肝的疏泄功能正常，则气血调和，经络通利、脏腑器官功能活动正常协调。肝的疏泄功能异常可表现为两个方面：一是疏泄不及，导致肝郁气滞，可见闷闷不乐、胸胁乳房或少腹胀痛不适等病理表现；二是肝的升发太过，形成肝气上逆的病理变化，可见头目胀痛、面红目赤、急躁易怒，甚则突然昏倒、不省人事等。

（2）调畅情志 情志活动主要是心神的生理功能，但与肝的疏泄功能关系密切。因为正常的情志活动依赖气血的运行，而情志活动对机体生理功能的影响主要是干扰气血的正常运行。故肝的疏泄功能可影响人的情志活动。肝的疏泄功能正常，则气机调畅、气血调和、心平气和、心情舒畅。若肝失疏泄，则气机不畅，可见沉闷不乐、多愁善感等情志变化；反之，情志活动的异常，可导致气机失调，亦可影响肝的疏泄功能。

（3）促进消化　机体对饮食物的消化及将水谷精微吸收转输，将糟粕排出体外，是以脾胃的气机升降，即脾胃的升清降浊来概括的。肝的疏泄功能正常，则全身气机畅达，有助于脾的升清和胃的降浊功能的协调平衡。故肝的疏泄功能正常，是保持脾升胃降协调的重要条件。肝的疏泄功能异常，不仅影响脾的升清功能，还可影响胃的降浊功能。影响于脾，则脾气不升则泻；影响于胃，胃气不降，气逆于上，则见嗳气、呃逆、呕吐；同时肝的疏泄还可调节胆汁的分泌与排泄，有助于脾胃的运化功能。如肝气郁结，致胆汁失于排泄，可见胁下胀满、疼痛、口苦，甚则黄疸等症。

2. 主藏血　肝主藏血，是指肝具有贮藏血液，调节血量及防止出血的功能。肝贮藏血液是指肝可以将一定量的血贮存在肝内，以供机体各部分活动时所需，故肝有“血之府库”之称。肝调节血量是指肝对于调节人体各部分血量的分配，特别是对外周血量的调节起着重要作用。正常情况下，人体各部位的血量是相对恒定的，但人体各部位的血量常随机体活动量的增减、情绪的变化及外界气候的变化而发生变化。如当活动剧烈或情绪激动时，肝就把贮藏的血液向外输布，运于全身；而安静休息及情绪稳定时，外周的血液需用量相对减少，部分血液便归藏于肝。肝藏血功能正常，则血调节功能正常。肝藏血功能失常表现为“肝血不足”和“肝不藏血”两个方面。肝血可濡养筋目，若肝血不足，不能濡养于目，则见两目干涩昏花，或夜盲；不能濡养于筋脉，则见筋脉拘急、肢体麻木、屈伸不利等症。此外，肝为经血之源，若肝血不足，则妇女可见月经量少，甚则经闭。若肝不藏血，则见各种出血，如吐血、咯血、月经过多、崩漏等。

（二）肝与形、窍、志、液、时的关系

1. 在体合筋，其华在爪　筋为联络肢体关节，主司运动的组织，筋司运动的功能有赖肝血的滋养。肝血充盈，筋得所养，则关节运动灵活有力；若肝血不足，筋失所养，轻则关节屈伸不利，重则四肢麻木、筋脉拘急、甚至手足抽搐震颤、角弓反张。爪指爪甲，包括指甲和趾甲。爪甲与筋相同，皆赖于肝血的濡养，故称“爪为筋之余”。临床上常以辨识爪甲的荣枯而测知肝血之盛衰。若肝血充盛，则爪甲坚韧明亮、红润光泽；若肝血不足，则爪甲软薄、枯而色夭，甚则变形或脆裂。

2. 开窍于目　肝开窍于目，是指肝的经脉上联于目系，目的视物功能有赖于肝的疏泄和肝血的濡养。《素问·五脏生成篇》曰：“肝受血而能视”。肝的功能正常与否，常常在目上反映出来。如肝火上炎，则目赤肿痛；肝风内动可见两目斜视等。

3. 在志为怒　“怒”是人们在情绪激动时的一种情志变化，怒对机体的生理活动来说一般属于不良刺激的反应，对人体的主要影响是“怒则气上”“怒则气逆，甚则呕血”。由此可见，怒对人体的影响主要是“气上逆”，导致肝阳上亢，甚则肝风内动，故又说“怒伤肝”；反之，肝气上逆，或肝阴不足、肝阳上亢，均可出现急躁易怒。

4. 在液为泪　泪从目生，以濡润、保护眼睛，故“泪为肝之液”之说。

5. 与春气相应　五脏与自然界的四时阴阳相通应，肝应春气。春季万物复苏，欣欣向荣，有利于肝气升发、调畅。但如自然界春季风气太盛，而可对肝产生不利影响。

三、脾

脾位于中焦，膈膜之下，腹腔左侧，与胃以膜相连，在五行属土，阴阳属性为“阴中之至阴”，与六腑中的胃相为表里。

（一）脾的生理功能

脾的生理功能包括主运化、主升清、主统血三个方面。

1. 主运化 脾主运化，是指脾具有把水谷化为精微，并将其精微物质转输至全身的生理功能。主要包括运化水谷精微和运化水液两个方面。

考点提示

脾为“后天之本”“气血生化之源”。

（1）运化水谷 是指脾对饮食物的消化和吸收。饮食物受纳入胃，经胃的腐熟和小肠的泌别清浊后，必须依赖于脾的转输和散精功能，才能将水谷转化为精微物质，转输到心肺，布散于全身，从而使各脏腑、组织、器官得到营养，维持其正常的生理功能。若脾气健运，则生化之源丰富，全身精气充足；反之，若脾失健运，则见食欲不振、形体消瘦、腹胀、便溏等。因此，脾又有“气血生化之源”和“后天之本”之称。

（2）运化水液 是指脾对体内水液的吸收、转输和布散起着促进作用。脾将饮食水谷中的水液，清者吸收散精于肺而布散全身；同时多余的水液，大部分通过肺的通调和肾的气化作用，下输膀胱排出体外；少部分再化为清者，濡润全身。若脾运化水液功能减退，则可导致水湿潴留的各种病变，或溢于肌肤而成水肿，或凝聚而成痰饮，或流注肠道而成泄泻。《素问·至真要大论》曰：“诸湿肿满，皆属于脾。”

2. 主升清 “升”，是指脾气的运动特点，以上升为主；“清”，是指水谷精微等营养物质。脾主升清，是指脾可将水谷精微等营养物质上输心、肺以及头目，并通过心肺的作用化生气血，以营养全身。故说“脾气主升”。脾宜升则健，胃宜降则和。脾的升清和胃的降浊形成了升清降浊的一对矛盾，他们既对立又统一，共同完成饮食物的消化吸收和输布。此外，脾气的升举作用，可使内脏组织器官，存在于胸腹腔内，都有各自的固定位置而不下陷。若脾气虚弱，清气不升，则水谷不化，气血生化乏源，可见神疲乏力、头晕、目眩、腹胀、便溏等症；甚或脾气下陷，出现久泻脱肛、内脏下垂。

3. 主统血 脾主统血，是指脾能统摄、控制血液，使之正常地循行于脉内，而不溢于脉外。脾统血作用是通过气的固摄作用来实现的。脾为气血生化之源，气为血帅，血随气行。脾的运化功能健旺，则气血充盈，气能摄血；气旺则固摄作用亦强，血液也不会溢出脉外而发生出血现象。反之，脾的运化功能减退，化源不足，则气血虚亏，气虚则血失统摄，而离脉道，从而导致出血，称为“脾不统血”。沈目南在《金匮要略注》中强调“五脏六腑之血，全赖脾气统摄。”

（二）脾与形、窍、志、液、时的关系

1. 在体合肉，主四肢 脾主运化，为气血生化之源，全身的肌肉以及四肢均赖其营养，所以说脾主肌肉四肢。

2. 开窍于口，其华在唇 食欲、口味与脾的运化功能有关，脾气健运，则食欲旺盛，口味正常；脾失健运，则食欲减退、口淡乏味；湿邪困脾，则口腻口甜。口唇的色泽能反映出脾主运化的功能和化生气血的状况。若脾气健运，气血充盈，则口唇红润光泽；脾失健运，气血虚少，则口唇色白，或萎而不泽。

3. 在志为思 思，即思考、思虑，是人体精神意识思维活动的一种状态。思考问题，对机体的生理活动并无不良影响，但思虑过度，所思不遂则伤脾。

4. 在液为涎 涎为口津，唾液中较清稀的称作涎，它具有保护口腔黏膜，润泽口腔的作用，在进食时分泌较多，有助于食物的吞咽和消化。若脾失健运，则口淡无味、口甜、口腻、甚或影响食欲。在正常情况下，涎液上行于口，但不溢于口外。若脾胃不和，则往往导致涎液分泌急剧增加，而发生口涎自出等现象。

5. 与长夏之气相应 春夏属阳，秋冬属阴，而长夏季节居于夏秋之交，为阴之始。长夏季节，湿气当令，而脾为至阴之脏，故脾气旺于长夏，长夏湿气过盛，易损伤脾脏。

四、肺

肺位于胸腔，左右各一，在膈膜之上，上连气道，喉为门户，在五脏六腑中位居最高，故称“华盖”，《灵枢·九针论》曰：“肺者，五脏六腑之盖也。”在五行属金，阴阳属性为“阳中之阴”，与六腑中的大肠相为表里。

（一）肺的生理功能

肺的生理功能包括主气、司呼吸，主宣发、肃降，通调水道，朝百脉、主治节四个方面。

1. 主气、司呼吸 包括主一身之气和呼吸之气两个方面。肺主一身之气，是指肺有主持、调节全身各脏腑之气的作用，即肺通过呼吸而参与气的生成和调节气机的作用。肺主呼吸之气，是指肺通过呼吸，吸入自然界的清气，呼出体内的浊气，实现体内外气体交换的功能，以保证人体新陈代谢的正常进行。

2. 主宣发、肃降

（1）肺主宣发 是指肺气具有向上升宣、向外布散的特点。主要体现在以下三个方面：一是呼浊。肺通过本身的气化作用，经肺的呼吸，吸入自然界的清气，呼出体内的浊气，司体内清浊的运化，排出肺和呼吸道的痰浊，以保持呼吸道的清洁，有利于肺之呼吸。二是输布津液精微。肺将脾所转输的津液和水谷精微，布散到全身，外达于皮毛，以温润、濡养五脏六腑、四肢百骸、肌腠皮毛。三是宣发卫气。肺借宣发卫气，调节腠理之开阖，并将代谢后的津液化为汗液，由汗孔排出体外。因此，肺气失于宣散，则可出现呼吸不利、胸闷、咳嗽、鼻塞、喷嚏和无汗等症状。

（2）肺主肃降 是指肺气具有向下沉降、向内收敛的特点。其生理作用主要体现在四个方面：一是吸入清气。肺通过呼吸运动吸入自然界的清气，肺之宣发以呼出体内浊气，肺之肃降以吸入自然界的清气，宣一宣一肃以完成吸清呼浊、吐故纳新的作用。二是输布津液精微。肺将吸入的清气和由脾转输于肺的津液和水谷精微向下布散于全身，以供脏腑组织生理功能之需要。三是通调水道。肺为水之上源，肺气肃降则能通调水道，使水液代谢产物下输膀胱。四是清肃洁净。肺的形质是“虚如蜂窠”，清轻肃净而不容异物。肺气肃降，则能肃清肺和呼吸道内的异物，以保持呼吸道的洁净。因此，肺气失于肃降，则可现呼吸短促、喘促、咳痰等肺气上逆之候。

3. 通调水道 通，即疏通；调，即调节。肺通调水道，是指肺通过宣发肃降对体内津液的输布、运行和排泄起着疏通和调节作用，以维持体内水液代谢平衡的功能，故有“肺为水之上源”“肺主行水”之说。若肺失宣降，就会影响到其通调水道的功能。肺失宣散，则水液不能外达皮毛或腠理闭塞，可见无汗，甚或皮肤水肿等症状；肺失肃降，则水液不能下输膀胱，可见小便不利、水肿等症状。

4. 朝百脉，主治节 肺朝百脉，是指全身的血液经百脉汇聚于肺，经肺的呼浊吸清，将含有清气的血液通过百脉输布至全身。治节，即治理调节。肺主治节，是指肺可治理调节全身之气、血、津液的代谢。肺主治节的生理功能实际上是对肺的生理功能的概括。肺朝百脉，全身的血液不断汇聚于肺，然后又输送于全身，从而辅助心推动和调节着血液的运行。肺的调节作用其实是通过对气机的调节来实现的，所以说，肺主治节是肺主气的结果。

（二）肺与形、窍、志、液、时的关系

1. 在体合皮，其华在毛 皮毛，包括皮肤、汗腺、毫毛等组织，为一身之表，是抵御外邪侵袭的屏障。肺在体合皮，是指肺与皮肤有密切的配合关系。肺其华在毛，是指肺具有宣发卫气、输精于皮毛的作用。肺气宣发的功能正常，皮毛得养，则见皮肤致密，毫毛柔润光滑，抗邪力强，触觉灵敏。若肺气虚，宣发无力，卫表不固，则见畏寒、多汗或自汗易感外邪、皮毛憔悴枯槁、触觉迟钝；肺阴虚弱，皮毛失养，则见皮毛干燥、憔悴枯槁、瘙痒等。

2. 开窍于鼻 肺开窍于鼻，是指鼻与肺的功能密切相关。鼻与喉相通而连于肺，外邪袭肺，多从鼻喉而入，所以说“肺开窍于鼻”“喉为肺之门户”。鼻的通气和嗅觉功能，都与肺气的功能密切相关。肺气调和，呼吸平稳，则见鼻窍通畅、呼吸通利、嗅觉灵敏、声音清晰。若外邪袭肺，肺气失宣，可见鼻塞、流涕、喷嚏、喉痒、失音等。

3. 在志为悲（忧） 悲，即悲伤；忧，即忧愁。悲自外感，忧自内发。悲和忧两者均属非良性情绪的情感活动，略有差异，但对人体生理活动的影响大致相同，均可影响肺中精气和肺的宣发肃降功能，进而导致肺气耗伤。肺气调和，则遇事悲忧适度。若肺气不足，则情绪悲伤；过度悲伤，则耗伤肺气，可见少气懒言、呼吸气短、体倦乏力等症。

4. 在液为涕 涕为鼻黏膜的分泌液，有润泽鼻窍的功能，由肺津所化、肺气宣散于鼻窍，故“在液为涕”。肺气充沛，肺津充足，则见鼻涕润泽鼻窍而不外流。若肺气虚，则见鼻涕自出；肺受外邪侵袭则见分泌异常，如寒邪袭肺，则见鼻塞、流清涕；热邪袭肺，则见鼻塞、流黄浊涕；燥邪袭肺，则见鼻干。

5. 肺与秋气相应 肺为清虚之体。性喜清润，与秋季相通应。肺气在秋季最旺盛，但秋季气候过燥，又容易耗伤肺之阴津，产生干咳少痰、皮肤干燥、鼻咽干燥等病证。

五、肾

肾位于腰部，脊柱两旁，左右各一，故《素问·脉要精微论》说：“腰者，肾之府。”肾藏有先天之精，为脏腑阴阳之本，生命之源，故称肾为“先天之本”，在五行属水，阴阳属性为“阴中之阴”，与六腑之中膀胱相为表里。

（一）肾的生理功能

肾的生理功能包括主藏精、主水、主纳气三个方面。

1. 肾主藏精 藏，即闭藏。肾藏精是指肾对人体之精具有闭藏的生理功能。《素问·上古天真论》曰：“肾者主水，受五脏六腑之精而藏之”。肾所藏之精气包括“先天之精”

和“后天之精”。“先天之精”与生俱来，是禀受于父母的生殖之精，为构成胚胎发育的原始物质；“后天之精”是指出生之后，源于机体摄入的饮食物，通过脾胃的运化功能化生的水谷之精气及脏腑之精气，藏之于肾。“先天之精”和“后天之精”两者相互依存。“先天之精”有依赖于“后天之精”而不断充养和培育，才能日渐充盛，充分发挥其生理效应；“后天之精”有依赖于“先天之精”的活力资助，方能不断化生。

储藏于肾中的“先天之精”和“后天之精”融为一体，两者在肾中密切结合成肾中精气。肾精和肾气是同一物质。一般来说，肾气是无形的，肾精是有形的。精和气两者之间相互转化，肾精散则化为肾气；肾气聚则变为肾精。肾精和肾气的关系，其实就相当于水和水蒸气的关系，两者仅仅是存在的状态不同，其实同属同一种物质。

> **考点提示**
>
> 肾藏有“先天之精”和“后天之精”。

肾中精气的生理功能包括两个方面：一是促进机体的生长发育和生殖。机体生长壮老已的自然规律与肾中精气的盛衰关系密切。若精气不足，小儿则生长发育迟缓；青年人则生殖器官发育不良；中年则性功能低下；老年人则衰老加快。临床上称这种病理变化为“肾精亏虚”。《内经·上古天真论》曰：“女子七岁，肾气盛，齿更发长；二七而天癸至……月事以时下，故有子……七七，任脉虚，太冲脉衰少，天癸竭，地道不通，故形坏而无子也。丈夫八岁，肾气实，发长齿更；二八，肾气盛，天癸至……七八，肝气衰，筋不能动，天癸竭，精少，肾藏衰，形体皆极；八八，则齿发去……男不过尽八八，女不过尽七七，而天地之精气皆竭矣。”二是调节机体的代谢和生理功能活动。肾气的这一调节作用，是通过肾中精气所含的两种功能相反的肾阴和肾阳来实现的。肾中精气中对脏腑组织器官起滋养、濡润作用的部分，称为“肾阴”；对脏腑组织器官起温煦、推动作用的部分，称为“肾阳”。肾阴和肾阳两者既对立制约，又依存互用，共同维持着肾脏本身及各脏阴阳之间的相对平衡。若肾阴不足，则濡养、滋养作用不足，可见腰膝酸软、头晕耳鸣、遗精、早泄等阴虚症状。亦可见潮热、五心烦热、心烦不安、口干咽燥、舌红少津等阴不制阳的阴虚内热症状；若肾阳不足，则温煦、推动作用不足，可见面色苍白、畏寒肢冷、脉迟缓无力、精神萎靡、反应迟钝等一般阳虚症状。亦可见腰酸腿软、阳痿早泄、宫寒不孕等阳虚症状。

2. 主水 肾主水，是指肾具有主持和调节人体津液代谢的作用，故肾有“水脏”之称。《素问·逆调论》曰：“肾者水脏，主津液。”肾主水功能主要是靠肾中精气对水液的蒸腾气化作用来完成的。

人体津液的代谢是一个十分复杂的过程，肾对津液代谢的主持和调节作用体现在两个方面。一是肾阴和肾阳对整个津液代谢的各个脏腑都有调节作用。肾阴和肾阳是全身脏腑阴阳之根本，故肾脏对津液代谢的所有环节起着主持和调节作用。如脾的运化，肺的宣降，三焦的通调水道，小肠的分清泌浊，膀胱的蒸腾气化，皮肤的代谢等，均是在肾阴和肾阳的调节作用下完成的。二是肾脏本身就是津液输布和排泄所必须经过的一个重要环节。尿液的生成与排泄，直接与肾的气化作用密切相关。“肾阳为开”“肾阴为阖”，若肾的气化正常，开阖有度，则尿液产生和排泄正常；若肾的气化失常，开阖失调，将导致人体尿液失常，甚者出现水液代谢障碍。如关门不利，则尿少、水肿；关门失约，则尿频、尿多。

3. 主纳气 纳，有受纳和摄纳之意；纳气，即吸气。肾主纳气，是指肾具有摄纳肺吸入的自然界清气，保持吸气的深度，防止呼吸表浅的作用。呼吸固然是肺的功能作用，但吸气的降纳必需得到肾的摄纳作用才能完成。肾主纳气实际是肾的封藏作用在呼吸运动中的具体体现。若肾中精气不足，摄纳无力，不能帮助肺维持呼吸的深度，则出现呼吸表浅，或呼多吸少，动则气喘等病理表现，称为“肾不纳气”。正如清代·林佩琴《类证治裁》中所说：“肺为气之主，肾为气之根。肺主出气，肾主纳气。阴阳相交，呼吸乃和。若出纳失升降常，斯喘作矣。”

（二）肾与形、窍、志、液、时的关系

1. 主骨生髓，其华在发 骨，即骨骼，是构成人体的支架，并有保护内脏、支撑躯体和运动的作用。肾藏精，精生髓，髓居于骨腔中称之为骨髓，骨的生长发育有赖髓的营养。如《素问·痿论》所曰：“肾主身之骨髓”；《素问·解精微论》曰：“髓者，骨之充也。”所以，骨骼的生长、发育、修复等，均赖肾精的滋养。肾精充足，则骨髓生化有源，骨骼得髓之滋养而坚韧有力；肾精不足，则骨髓空虚，骨软无力。齿为骨之余，由肾中精气所充养。牙齿的生长与脱落，与肾中精气的盛衰密切相关。肾中精气充足，则牙齿坚固有力；肾中精气不足，则牙齿松动易落。发的生长依赖于精血的滋养。肾藏精，精能化血，精血充足，发长而润泽，故说肾“其华在发”。由于发有赖于血的滋养，故又称“发为血之余”。肾精不足，发失所养，则须发早白，枯槁易脱。

2. 开窍于耳和二阴 耳是听觉器官。听觉灵敏与否，与肾中精气的盛衰有密切关系。肾中精气充盈，髓海得养，则听觉灵敏；肾中精气虚衰，髓海失养，则听力减退、耳鸣耳聋。故说“肾开窍于耳”。二阴，包括前阴和后阴。前阴包括尿道和外生殖器，有排尿和生殖功能。尿液的排泄虽由膀胱所主，但仍靠肾的气化功能才能维持正常。后阴，即肛门，是排泄粪便的通道。粪便的排泄虽属大肠的传化功能，但亦与肾的气化、温煦、封藏功能有关。若肾阴虚，可见大便秘结；肾阳虚则大便溏泄；肾气不固，封藏失职，可久泄滑脱。

3. 在志为恐 恐，是一种恐惧、害怕的情志活动，与肾密切相关。肾藏精而位居于下焦，肾精化为肾气后，势必通过中焦和上焦，才能布散于全身。恐使精气却不能上行，反而令气下行，使肾气不得正常布散，封藏失职，可见遗精、二便失禁、滑胎流产等症状。所以说“恐伤肾”“恐则气下”。正如《素问·举痛论》中所说“恐则精却，却则上焦闭，闭则气还，还则下焦胀，故气不行矣”。

4. 在液为唾 唾为口津，生于舌下，能润泽口腔，并与食物搅拌，有利于食物的下咽。《素问·宣明五气篇》曰：“肾为唾”。唾为肾液，故肾的病理变化，常导致唾的分泌异常，如肾虚、肾寒常见多唾；肾阴亏虚常见唾液分泌不足而口舌干燥。

5. 肾与冬气相应 肾的生理功能与自然界冬季的阴阳变化相通应，冬季天寒地冻，万物蛰伏，有利于肾的封藏，但冬季亦应注意养肾固精，防止肾的精气过度耗泄。

扫码“学一学”

第二节 六 腑

六腑，是胆、胃、小肠、大肠、膀胱、三焦的总称。六腑多为中空的脏器，它们的共同生理功能是“受盛和传化水谷”。《素问·五脏别论》曰：“六腑者，传化物而不藏，故实而不能满也。”

一、胆

胆居六腑之首，胆贮藏精汁，故又隶属于“奇恒之腑”，其生理功能是贮藏和排泄胆汁，主决断。

考点提示

脏腑中既属六腑，又属奇恒之腑的是胆。

（一）生理功能

1. 贮藏胆汁 《灵枢·本输》曰：“胆者，中精之腑”，内藏胆汁。胆汁，又称“精汁”“清汁”，味苦，色黄绿，由肝之余气所化生，汇聚于胆中，泄入小肠，参与饮食物的消化，是脾胃运化功能得以正常进行的重要条件。

2. 排泄胆汁 肝的疏泄功能直接控制和调节着胆汁的排泄。肝的疏泄正常，则胆汁排泄畅达，脾胃运化功能健旺；反之，肝的疏泄失职，则胆汁疏泄不利，影响脾胃运化功能，可见胁下胀满疼痛、食欲减退、厌油腻、腹胀、腹泻等症；若胆汁上逆、外溢，则见口苦、呕吐黄绿苦水、目睛发黄等症。

3. 主决断 《素问·灵兰秘典论》曰：“胆者，中正之官，决断出焉”。胆主决断，是指胆在精神意识思维活动过程中，具有判断事物、作出决定的作用。胆与肝相表里，胆气亦喜升发条达。胆主决断影响精神情志。若胆气豪壮，则善于应变、判断准确，当机立断；胆气虚弱，则善恐易惊、胆怯怕事，谋虑不决。

总之，胆的生理功能是贮存和排泄胆汁。胆汁直接有助于食物的消化，故为六腑之一；又因胆本身无传化饮食物的生理功能，且藏胆汁，与胃肠等腑有别，故又属奇恒之腑。

（二）生理特性

1. 胆气主升 胆为阳中之少阳，禀东方木气，属甲木，主少阳春升之气。胆气升发条达，则脏腑气机调畅，从而维持其正常的生理功能。

2. 性喜宁谧 宁谧，清宁寂静之谓。胆为清净之府，喜宁谧而恶烦扰。宁谧而无邪扰，胆气不刚不柔，则得中正之职，胆汁疏泄以时，决断得以职司。邪在胆，或热，或湿，或痰，或郁之扰，胆失清宁而不谧，失其少阳柔和之性而壅郁，则呕苦、虚烦、惊悸、不寐，甚则善恐如人将捕之状。

二、胃

胃，又称“胃脘”，位于中焦，上口贲门接食管，下口幽门通小肠，分上、中、下三部，胃的上部称为上脘，包括贲门；胃的下部称为下脘，包括幽门；胃的上下脘之间名为中脘。胃是机体饮食物进行消化、吸收的重要脏器，其生理功能是受纳、腐熟水谷。

（一）生理功能

1. 主受纳 受纳，即接受、容纳。胃主受纳，是指胃有接受和容纳饮食物的作用。饮食入口，经过食道，容纳并暂存于胃，这一过程称之为受纳，故称胃为“太仓”“水谷之海”。机体气血津液的化生，都需要依靠饮食物的营养，故又称胃为“水谷气血之海”。《灵枢·玉版》曰：“人之所受气者，谷也。谷之所注者，胃也。胃者，水谷气血之海也”。

知识链接

胃气：胃的受纳、腐熟和脾的运化功能合称为“胃气”。中医认为“人以胃气为本，有胃气则生，无胃气则死”。

2. 腐熟水谷 腐熟，指饮食物经过胃的初步消化，形成食糜的过程。容纳于胃的水谷，经过胃的腐熟后，下传于小肠，其精微物质经脾之运化而营养全身。所以，胃虽有受纳和腐熟水谷功能，但必须和脾的运化功能配合，才能使水谷化为精微，以化生气血津液，供养全身。若胃之受纳与腐熟水谷功能失常，则见胃脘胀痛、嗳腐吞酸、纳呆厌食、恶心呕吐，或多食善饥等症状。

（二）生理特性

1. 主通降，以降为和 胃主通降与脾主升清相对。胃主通降，是指胃具有使食糜向下输送至小肠、大肠，并促进大肠排泄等生理功能。其特征体现在以下四个方面：一是饮食物入胃，胃受纳而不拒之；二是经胃气的腐熟作用而形成的食糜，下传小肠进一步消化；三是协助小肠将食物残渣下输大肠，燥化后形成糟粕。四是粪便有节制地排出体外。所以说“胃主通降，以降为和。”

胃的通降，相对于脾的生清而言，则是降浊。胃的通降是继续受纳的前提条件。胃失通降，则见纳呆、厌食、脘闷、胃脘胀满或疼痛、大便秘结等胃失和降之候；还可因浊气上逆而出现口臭、恶心、呕吐、呃逆、嗳气等胃气上逆之候。由此可见，临床上诊治疾病应重视胃气，常把“保护胃气”为重要的治疗原则。

2. 喜润而恶燥 胃喜润而恶燥，是指胃当保持充足的津液，才能正常发挥其受纳和腐熟水谷的生理功能。胃为阳土，喜润而恶燥，故其病易成燥热之害，胃中津液每多受损。

三、小肠

小肠为六腑之一，是一个相当长的迂曲回环迭积的管状器官，位于腹中，上口与胃之幽门相接，下口与大肠相接，其交接处称为阑门。小肠是机体对饮食物进行消化、吸收，并输布其精微，下传其糟粕的重要脏器，其生理功能是受盛化物和泌别清浊。

（一）生理功能

1. 受盛化物 受盛，接受，以器盛物之意。化物，有变化、消化、化生之意。小肠的受盛化物功能主要表现在两个方面：一是指小肠盛受了由胃腑下移而来的初步消化的食物，起到容器的作用，即“受盛”作用；二是指经胃初步消化的食物，在小肠内必须停留一定的时间，由小肠对其进一步消化和吸收，将水谷化为可以被机体利用的营养物质，精微由此而出，糟粕由此下输于大肠，即“化物”作用。若小肠化物失常，可导致消化、吸收障碍，而出现腹胀、腹泻、便溏等症；若小肠受盛失职，可导致传化停止，而出现腹痛。

2. 泌别清浊 泌，即分泌。别，即分别。清，即各种精微物质。浊，即因食物经过消化后剩余的残渣部分。分清，就是将饮食物中的精华部分进行吸收，再通过脾之升清散精的作用，上输心肺，输布全身，供给营养。别浊，则体现为两个方面：一是将饮食物的残渣糟粕，通过阑门传送到大肠，形成粪便，经肛门排出体外；二是将剩余的水分经肾脏气化作用渗入膀胱，形成尿液，经尿道排出体外，故有“小肠主液”之说。小肠的泌别清浊功能正常，则二便正常；若小肠的泌别清浊功能异常，则清浊不分水谷混杂而下，可见便溏泄泻、小便短少。

小肠的受盛化物和泌别清浊功能实际上是脾胃升清降浊功能的延伸和具体体现。若小肠的功能失调，既可出现浊气在上的腹胀、腹痛、呕吐等症，又可出现浊气在下的便溏、泄泻等症。

（二）生理特性

小肠化物而泌别清浊，将水谷化为精微和糟粕，精微赖脾之升而输布全身，糟粕靠小肠之通降而下传入大肠。升降相因，清浊分别，小肠则司受盛化物之职。否则，升降紊乱，清浊不分，则现呕吐、腹胀、泄泻之候。小肠之升清降浊，实为脾之升清和胃之降浊功能的具体体现。

四、大肠

大肠位于腹中，其上口在阑门处与小肠相接，下端即肛门，包括结肠和直肠。大肠是机体对饮食物糟粕中的残余水分进行吸收，并排出糟粕的脏器，其生理功能是传化糟粕。

（一）生理功能

1. 传化糟粕 传化，即传导、变化。大肠接受小肠下输的食物残渣，吸收其中部分水液，将糟粕变化为粪便，进一步通过肛门排出体外，故大肠又称“传导之官”。大肠的功能失调，主要表现为传导失常和排便的改变。

2. 大肠主津 大肠接受由小肠下注的食物残渣，将其中的部分水液再吸收，使残渣形成粪便而排出体外。大肠吸收水分，参与调节体内水液代谢的功能，称之为“大肠主津”。

（二）生理特性

大肠在脏腑功能活动中，始终处于不断地承受小肠下移的饮食残渣，形成粪便并排出粪便，表现为积聚与输送并存，实而不能满的状态。六腑以通为用，以降为顺，尤以大肠为最。所以通降下行为大肠的重要生理特性。大肠通降失常，则糟粕内结，壅塞不通，故有“肠道易实”之说。

五、膀胱

膀胱，又称“净腑”“水府”“脬”，为六腑之一，位于下腹部，在脏腑中，居处最低，其生理功能是贮存尿液和排泄尿液。

（一）生理功能

1. 贮存尿液 水液在人体代谢过程中，通过肺、脾、肾三脏作用，布散全身，发挥濡润机体的作用，其代谢后的水液下归于肾，经肾的气化作用，升清降浊，清者回流体内，浊者下输于膀胱，变成尿液，由膀胱加以贮存。所以有“津液之余者，入胞脬则为小便”“小便者，水液之余也”之说。

2. 排泄尿液 尿液在膀胱内潴留至一定程度时，经肾的气化作用，使膀胱开合适度，尿液可及时自主地排出体外。所以《素问·灵兰秘典论》曰：“膀胱者，州都之官，津液藏焉，气化则能出矣。”若膀胱贮尿和排尿功能失调，可见尿频、尿急、尿道涩痛，或尿少、尿闭，或尿失禁、遗尿等症。

（二）生理特性

膀胱为人体水液汇聚之所，故称之为“津液之腑”“州都之官”。膀胱赖肾脏的开合作用，维持其贮尿和排尿的协调平衡。若肾气的固摄和气化功能失常，则膀胱的气化失司，开合失权，出现小便不利或癃闭，以及尿频、尿急、遗尿等。所以膀胱的病变多与肾有关，临床治疗小便异常，常从肾治之。

六、三焦

三焦是上焦、中焦、下焦的合称。为六腑之一，属脏腑中最大的腑，无与匹配，故有"孤府"之称，其生理功能是主升降诸气和运行水液。

（一）生理功能

1. 通行元气 元气，是人体最根本的气，根源于肾，由先天之精所化，赖后天之精以养，是人体脏腑阴阳之本，生命活动的原动力。《难经·六十六难》曰："三焦者，原气之别使也，主通行三气，经历于五脏六腑。"三焦是人体之气升降出入的道路，人体之气，是通过三焦而布散于五脏六腑，充沛于全身，激发、推动各个脏腑组织的功能活动。

2. 运行水液 人体的津液代谢，是由肺、脾、肾、膀胱等脏腑的协同作用而完成的，但必须以三焦为通路，津液代谢才得以正常运行。若三焦气化功能失常，水道不畅，必然会引起津液代谢失常，而出现尿少、痰饮、水肿等病理变化。

三焦的通行元气和运行水液功能，是相互联系的。水液的运行，全赖气的升降出入，而气又是依附于血和津液的，因此，气的升降出入通道，必然是津液的通道，而津液升降出入的道路，也必然是气的通道，实际上是一个功能的两个方面。

（二）生理特性

1. 上焦如雾 膈以上为上焦，包括心、肺和头面部。上焦如雾是指上焦主宣发卫气，敷布精微的作用。上焦接受来自中焦脾胃的水谷精微，通过心肺的宣发敷布，布散于全身，发挥其营养滋润作用，若雾露之溉，故称"上焦如雾"。

2. 中焦如沤 膈下脐上为中焦，主要包括脾胃。中焦如沤是指脾胃运化水谷，化生气血的作用。胃受纳腐熟水谷，由脾之运化而形成水谷精微，以此化生气血，并通过脾的升清转输作用，将水谷精微上输于心肺以濡养周身。因为脾胃有腐熟水谷、运化精微的生理功能，故称"中焦如沤"。

3. 下焦如渎 脐以下为下焦，包括肝、肾、小肠、大肠、膀胱、女子胞等。下焦如渎是指肾、膀胱、大小肠等脏腑主分别清浊，排泄废物的作用。下焦将饮食物的残渣糟粕传送到大肠，变成粪便，从肛门排出体外，并将体内剩余的水液，通过肾和膀胱的气化作用变成尿液，从尿道排出体外。这种生理过程具有向下疏通，向外排泄之势，故称"下焦如渎"。

第三节　奇恒之腑

扫码"学一学"

奇恒之腑，即脑、髓、骨、脉、胆、女子胞。奇恒之腑多为中空性脏器，贮藏精气的功能类似五脏，但形态上与六腑相似，故称为"奇恒之腑"。其除胆之外，均没有表里配合，也没有五行配属。脉、骨、胆前已论及，本节仅论述脑、髓、女子胞。

一、脑

脑位于颅内，由髓汇集而成，故称脑为"髓海"，它与全身骨髓有密切的联系。《素问·脉要精微论》曰："诸髓者，皆属于脑"，其生理功能是主藏元神、主宰生命活动、主感觉运动。

（一）主精神意识

人的精神活动，包括思维意识和情志活动等，都是客观外界事物反映于脑的结果。中医一方面强调心是思维的主要器官；另一方面也认为这种思维意识活动是在元神功能基础上后天获得的，是后天之神，与脑的功能密切相关。脑具有主精神、意识、思维的功能。脑主精神意识的功能正常，则精神饱满、思维灵敏。

（二）主宰生命活动

脑是精髓汇聚之处，元神所居之府。《本草纲目》曰："脑为元神之府。"故脑是人体极其重要的器官，是生命受害之所在。元神来自先天，为人出生之前随形俱而生之神。元神存则有生命，元神败则人即死，故脑为生命的枢机，是生命活动的要害所在。

（三）主感觉运动

眼、耳、口、鼻、舌为五脏之外窍，皆位于头面，与脑相通。人的视、听、言、动等皆与脑有密切关系。脑的功能失常，不论虚实，均可出现听觉失聪、视物不明、嗅觉不灵、运动失调等感觉运动方面的障碍。

二、髓

髓居骨腔，为脑髓、脊髓和骨髓的合称。髓由先天之精所化生，由后天之精所充养，有养脑、充骨、化血之功。

（一）充养脑髓

髓以先天之精为主要物质基础，赖后天之精的不断充养，分布骨腔之中，由脊髓而上引入脑，成为脑髓，故曰脑为髓海。《素问·五脏生成篇》曰："诸髓者，皆属于脑。"脑得髓养，脑髓充盈，脑力充沛，则元神之功旺盛、耳聪目明、体健身强。先天不足或后天失养，以致肾精不足，不能生髓充脑，可以导致髓海空虚，出现头晕耳鸣、两眼昏花、腰胫酸软、记忆减退，或小儿发育迟缓、囟门迟闭、身体矮小、智力动作迟钝等症。

（二）滋养骨骼

髓藏骨中，骨赖髓以充养。精能生髓，髓能养骨，故曰："髓者，骨之充也"（《类经·脏象类》）。肾精充足，骨髓生化有源，骨骼得到骨髓的滋养，则生长发育正常，保持其坚刚之性。若肾精亏虚，骨髓失养，就会出现骨骼脆弱无力，或发育不良等。

3. 化生血液 精血可以互生，精生髓，髓亦可化血。

三、女子胞

女子胞，又称胞宫、子宫，位于小腹正中，是女子发生月经和孕育胎儿的器官，其生理功能是主月经和孕育胎儿。

知识拓展

胞宫：《中西汇通医经精义·下卷》认为女子之胞宫，男子曰"精室"。精室包括解剖学所说的睾丸、附睾、精囊腺和前列腺等，具有化生和贮藏精子等功能，主司生育繁衍。

（一）主月经

月经，又称月信、月事、月水。女子二七左右，肾中精气旺盛，天癸至，任脉通，太冲脉盛，女子胞发育成熟，月经来潮。七七后，肾中精气渐衰，天癸渐绝，任、冲二脉的气血也逐渐衰少，而至绝经。由此可见，月经的产生是脏腑气血作用于胞宫的结果，胞宫的功能正常与否直接影响月经的来潮，所以胞宫有主持月经的作用。

（二）孕育胎儿

胞宫是女性孕产的器官。女子在发育成熟后，月经应时来潮，女子胞就具备了生殖和养育胎儿的能力，受孕之后，女子胞就成为保护胎元、孕育胎儿的主要器官。《中西汇通医经精义·下卷》曰："女子之胞，一名子宫，乃孕子之处"。

扫码“学一学”

第四节　脏腑之间的关系

人体是一个有机整体，它是由脏腑、经络、形体、官窍所构成的，各脏腑组织器官的功能活动不是孤立的，而是整体活动的一个组成部分。它们在生理上存在相互制约、相互依存和相互为用的关系，在病理上常常通过一定的途径或规律相互影响、相互传变。脏腑之间的关系主要包括脏与脏之间的关系、脏与腑之间的关系和腑与腑之间的关系。

一、脏与脏之间的关系

脏与脏之间的关系不单单表现在形态结构方面，更重要的是它们彼此之间在生理功能和病理变化上有着必然的内在联系，因而形成了脏与脏之间相互资生、相互制约的关系。《侣山堂类辨》曰："五脏之气，皆相贯通"。

（一）心与肺

心与肺之间的关系，主要体现在气血相互为用及呼吸吐纳间的协同调节。心主血脉，上朝于肺；肺主宗气，贯通心脉。血的运行虽为心所主，但必须依赖肺气的推动；宗气要贯通心脉，也必须得到血的运载，才能敷布全身。肺朝百脉，助心行血，是血液正常运行的必要条件；而只有正常的血液循行，才能维持肺司呼吸的正常进行。因此，心与肺在病理上的相互影响，主要表现在气和血的运行功能失常。若心气不足、心阳不振、心脉瘀阻，皆可影响肺的宣发和肃降，从而出现胸闷、咳嗽、气促等肺气不宣的症状；若肺气不足，可影响心的行血功能，从而出现胸闷、心悸、口唇青紫、舌紫暗、脉涩等心血瘀阻之症状。

扫码“看一看”

（二）心与脾

心主血而行血，脾生血又统血，所以心与脾之间的关系，主要体现在血液的生成和运行方面。心主血脉，脾主运化。心血赖脾气转输的水谷精微以化生，而脾的运化功能又有赖于心血的不断滋养和心阳的推动，并在心神的统率下维持其正常的生理活动。血液在脉内循行，既赖心气的推动，又靠脾气的统摄，方能循经运行而不溢于脉外。所以有"诸血皆运于脾"之说。因此，心与脾在病理上的相互影响，主要表现在血液的生成和运行功能失调，以及运化无权和心神不安等，形成心脾两虚之候等。

（三）心与肝

心与肝之间的关系，主要体现在血液的运行与精神情志的调节两个方面。心行血，肝藏血。心的行血功能正常，则肝有所藏，才能发挥其贮藏血液和调节血量的作用；而肝的疏泄功能正常，又有助于心主血脉的功能正常进行，使血行不致瘀滞。若肝不藏血，心无所主，必然导致血液的运行失常，常见心悸、失眠、多梦、面色不华，或头晕、目涩、视物昏花、爪甲不荣等心肝血虚的症状。

心主神志，肝主疏泄。人的精神、意识和思维活动，虽为心所主，但与肝的疏泄功能密切相关。心血充足，肝血亦旺，肝得阴血濡养，疏泄才能正常，从而维持正常的精神情志活动。

（四）心与肾

心与肾之间的关系，主要体现在心肾阴阳平衡、水火既济方面。心在五行属火，位居于上属阳；肾在五行属水，位居于下属阴。下者以上升为顺，上者以下降为和。心火必须下降于肾，与肾阳共同温煦肾阴，使肾水不寒，而肾水则必须上济于心，与心阴共同涵养心阳，使心火不亢。心肾阴阳升降的动态平衡，维持着心肾功能的协调，称为“心肾相交”，或“水火既济”。反之，若心火不能下降于肾而上亢，肾水不能上济于心而下泄，则心肾之间的生理功能就会失去协调，而出现一系列的病理变化，临床上称之为“心肾不交”或“水火不济”。临床上心肾不交的主要临床表现有失眠、心悸、心烦、怔忡、腰膝酸软，或见男子遗精、女子梦交等。

（五）肺与脾

肺与脾之间的关系，主要体现在气的生成和津液的输布代谢两个方面。肺吸入的自然界的清气和脾运化的水谷精气，是宗气生成的物质基础。脾化生的水谷精气，有赖于肺的宣发肃降，才能输布全身；而肺的生理活动的发挥，又赖于脾所化生的水谷精气的充养，故称“脾为生气之源，肺为主气之枢”。若肺气久虚，可导致脾气受损；而脾气虚弱，亦可导致肺气不足，则见纳食不化、食少、消瘦、腹泻便溏，或咳嗽气短、乏力等肺脾两虚的症状。在津液的输布代谢过程中，肺的宣发肃降和通调水道的作用，有助于脾的运化水液的功能，防止水湿的潴留，脾转输水液于肺，为肺通调水道的功能发挥提供了条件。若脾虚不运，水湿不化，湿聚成痰，痰饮上犯于肺，则见久咳不愈，或咳喘痰多等症状。所以有“脾为生痰之源，肺为贮痰之器”之说。

（六）肺与肝

肺与肝之间的关系，主要表现在气的升降协调方面。肺居上焦，其气肃降；肝居下焦，其气升发。肝升肺降，相互协调，共同维持人体气机的升降运动。若肝升太过，或肺降不及，则出现胸胁胀满疼痛、咳嗽气喘，甚则咯血等肝火犯肺的症；若燥热伤肺，肺失肃降，亦可影响及肝，则肝失条达，疏泄不及，而出现咳嗽、气喘，胸胁胀痛、头晕目眩、面红目赤等症。

（七）肺与肾

肺与肾之间的关系，主要体现在水液代谢、相互滋生和呼吸运动三方面。肺的宣降和通调水道，有赖于肾的蒸腾气化；肾主水的功能，有赖于肺的宣降和通调水道。若肺失宣降，通调失职，损及肾脏，则出现水肿、尿少等症；若肾阳虚衰，气化失常，水液泛溢，则全身水肿，影响及肺，又可见喘促、咳逆不能平卧等寒水射肺等症。肺司呼吸，肾主纳气，肺的呼吸功能主要是呼吸的深度需要肾的纳气功能来实现。肾气充盛，吸入之气才能经肺之肃降下纳于肾，故有“肺为气之主，肾为气之根”之说。若肾的精气不足，摄纳无权，或肺气亏虚，或久病及肾，均可导致肾不纳气，而出现呼吸表浅、气喘、胸闷等症。

（八）肝与脾

肝与脾之间的关系，主要体现在饮食物的消化吸收和气血运行两个方面。肝主疏泄，可协调脾胃的升降，促进胆汁的分泌和排泄，有助于脾胃对饮食物的消化吸收。而脾胃的升降有度，对肝的疏泄功能的发挥亦具有协同作用。若肝失疏泄，则见精神抑郁、腹胀、腹痛、便溏等肝脾不和的症状，亦可见胃脘疼痛、恶心、呕吐、纳呆等肝胃不和的症状；反之，若脾胃湿热郁蒸肝胆，胆汁外泄，而形成黄疸。脾生血统血，肝藏血，肝血有赖于脾气的化生。脾气健运，生血有源，统血有力，则肝藏血充足，才能充分发挥肝贮存和调节血流量的作用。若脾失健运，生血不足，或脾不统血，失血过多，均可致肝血不足。同时，肝藏血，脾统血，共同发挥防止出血作用。若肝脾受损，统藏失司，可导致出血证。

（九）肝与肾

肝与肾之间的关系，主要体现在精血互化、阴阳协调、藏泄相济三方面。肝肾同居下焦，肝藏血，肾藏精，精能生血，血能化精，故有“精血同源”“肝肾同源”之说。肾精亏损，可导致肝血不足；肝血不足，可导致肾精亏损。肝属木，肾属水，肾阴可以滋养肝阴，制约肝阳，使肝阳不亢，从而维持肝肾之间的阴阳协调平衡，即“水能涵木”。若肾阴不足，引起肝阴亏虚，阴不制阳，而致肝阳上亢，即“水不涵木”；若肝火偏亢，劫伤肾阴，导致肝肾阴亏，肝阳上亢之证，可见头晕目眩、耳鸣耳聋、腰膝酸软等症。肝主疏泄，肾主封藏，二者之间既相互制约，又相互协同，主要体现在女子月经的来潮和男子排精两个方面。肝肾泄藏功能协调，精血汇聚冲任，下注胞宫，肝气疏利，则见女子经血应时而下，男子精液蓄溢有度、排泄正常。若肝肾功能失调，可见女子月经周期紊乱、经量或多或少，甚则经闭，男子则遗精、滑精等症。

（十）脾与肾

脾与肾之间的关系，主要体现在先后天相互资助和水液代谢两个方面。“脾为后天之本”，主运化，脾之运化借助于肾阳的温煦，故有“脾阳根于肾阳”之称。“肾为先天之本”，主水，肾中精气赖脾运化的水谷精微的充养才能充盛。因此，脾和肾在生理上是先天和后天的关系，它们之间相互资助，相互促进。在病理上相互影响，互为因果。若肾阳不足，导致脾阳亏虚，可出现腹部冷痛、下利清谷，或五更泻等症；若脾阳亏虚，进而损及肾阳，导致脾肾阳虚，可见形寒肢冷、面色㿠白、腰膝酸软、久泻久痢、肢体浮肿、小便频数，或夜尿频多等症。

二、脏与腑之间的关系

脏属阴而腑属阳，阴主里而阳主表，故脏为里，而腑为表。一脏一腑，一阴一阳，一表一里相互配合，并有经脉相互络属，从而形成了脏腑之间的密切联系。

（一）心与小肠

手少阴经属心络小肠，手太阳经属小肠络心，心与小肠通过经脉的相互络属构成了表里相合关系。心阳之温煦，心血之濡养，有助于小肠的受盛化物功能；小肠主化物，泌别清浊，吸收水谷精微，则可以化血以养心。表现在病理方面，若心有实火，可移热于小肠，引起尿少、尿频、尿痛等症；反之，若小肠有实热，亦可循经上炎于心，可见心烦、口舌生疮等症。

（二）肺与大肠

手太阴经属肺络大肠，手阳明经属大肠络肺，肺与大肠通过经脉的相互络属构成了表里相合关系。肺气清肃下降，布散津液，能促进大肠的传导和糟粕的排出；而大肠传导正常，糟粕正常下行，也有利于肺气的肃降。二者协调配合，从而使肺与大肠气机调畅，功能正常。表现在病理方面，若肺气失于肃降，则津液不能下达大肠，大肠传导失常，可见大便干燥秘结，或咳逆气喘等症；若肺气虚弱，则气虚推动无力，可见大便难涩而不行，称之为“气虚便秘”；若大肠实热，腑气不通，传导不畅，还可影响肺的肃降，而出现胸满、咳喘等症。

（三）脾与胃

足太阴经属脾络胃，足阳明经属胃络脾，脾与胃二者以膜相连，构成了表里相合关系。脾主运化，胃主受纳；脾主升清，胃主降浊；脾喜燥恶湿，胃喜润恶燥，运纳协调，升降相因，燥湿相济，共同完成食物的消化吸收及水谷精微的输布，以滋养全身，化生气血、津液。故称“脾胃为后天之本”。脾胃之升降不仅是水谷精微输布和食物残渣下行的动力，而且是人体气机升降的枢纽。若脾为湿困，运化失职，清气不升，则影响胃的受纳和和降，可出现食少、恶心、呕吐、脘腹胀满等症；反之，若饮食失节，食滞胃脘，胃失和降，亦可影响脾的升清与运化，而出现腹胀、泄泻等症。正如《素问·阴阳应象大论》所说“清气在下，则生飧泄；浊气在上，则生䐜胀。”

（四）肝与胆

足厥阴经属肝络胆，足少阳经属胆络肝，肝与胆通过经脉的相互络属构成了表里相合关系。胆附于肝，胆汁来源于肝之余气所化，胆汁的贮藏和排泄，有赖于肝的疏泄；而胆汁排泄畅通，又有利于肝主疏泄功能的发挥。因此，肝与胆在生理和病理上密切相关。肝病常影响及胆，胆病也常波及于肝，终致肝胆同病。如肝胆火旺、肝胆湿热证等。此外，肝主谋虑，胆主决断，从情志意识过程来看，谋虑后必当决断，而决断又来自谋虑，肝胆相济，勇敢乃成。

（五）肾与膀胱

足少阴经属肾络膀胱，足太阳经属膀胱络肾，肾与膀胱通过经脉的相互络属构成表里相合关系。肾为水脏，膀胱为水腑。肾主水，水液经肾的气化作用，浊者化为尿液，由膀胱贮存和排泄；而膀胱的贮尿和排尿功能，又依赖于肾的固摄与气化作用，使其开合有度。肾气充足，蒸腾气化及固摄功能正常发挥，则尿液能够生成、排泄正常；若肾气不固，气化失常，固摄无权，则膀胱之开合失度，而出现小便不利或失禁、或遗尿、尿频等症。

三、腑与腑之间的关系

六腑的共同的生理特点是“传化物”，腑与腑之间的关系主要体现在饮食物的受纳、消化与排泄等方面。

饮食入胃，经胃的腐熟和初步消化，成为食糜，下降于小肠，小肠受盛由胃下降的食糜，再进一步消化，并泌别清浊。清者为水谷精微和津液，经脾的运化和转输，以营养全身；浊者为剩余的水液和食物残渣。水液经肾的气化，一部分渗入膀胱，形成尿液，再经肾和膀胱的气化，排出体外；食物残渣则下传于大肠，经大肠吸收水液和向下传导，形成粪便，并由肛门排出体外。在饮食物的受纳、消化与排泄过程中，还有赖于胆汁的排泄以助消化，及三焦的气化推动津液的正常运行。六腑传化水谷，需要不断地受纳、消化、传导和排泄，虚实更替，通而不滞，所以说“六腑以通为用”。

腑与腑之间在病理上亦相互影响。如胃有实热，消灼津液，可导致大便传导不利，出现大便秘结、腹胀、纳呆等症；大便燥结，便闭不行，亦可影响胃的和降，致胃气上逆，出现恶心、呕吐等症。又如脾胃湿热，熏蒸肝胆，导致胆汁外泄肌肤，发为黄疸病证等。可见，六腑以通为用，但亦有太过和不及之别，临床上必须认真进行辨证。

目标检测

选择题

A1/A2 型题

1. 既属六腑之一，又属奇恒之腑的脏器是
   A. 膀胱　B. 三焦
   C. 胆　D. 脑
   E. 女子胞
2. 被称为“先天之本”的是
   A. 心　B. 肝
   C. 脾　D. 肾
   E. 肺
3. 肾在液为
   A. 泪　B. 涎
   C. 汗　D. 唾
   E. 涕
4. 心对血液的主要作用是
   A. 化生血液　B. 推动血行
   C. 固摄血液　D. 贮藏血液
   E. 调节血量
5. “朝百脉”是何脏的功能
   A. 心　B. 肝
   C. 脾　D. 肾
   E. 肺
6. 下列属于肾的生理功能的是
   A. 主气　B. 纳气
   C. 生气　D. 调气
   E. 养气
7. 三焦中“中焦”包括哪些脏腑
   A. 脾胃　B. 肝肾
   C. 心肾　D. 肺脾
   E. 心肺
8. 肾藏精是指藏
   A. 先天之精　B. 先天之精气

C. 先天之精　　D. 先天之精气

E. 先天和后天之精

9. 大肠的传导变化作用，是为降浊功能的延伸，同时也与下列哪一脏的肃降功能有关

A. 心　　B. 肝

C. 脾　　D. 肾

E. 肺

10. 王某，男，49 岁，主诉“心悸气短 1 月，加重 3 天”，伴胸闷，咳喘少气，动则尤甚，痰液清稀，头晕，自汗乏力，面色无华，舌苔白，脉细无力。请问该病涉及哪些脏腑？

A. 心肝肾　　B. 心肺脾

C. 肝脾肾　　D. 心肺肾

E. 心肺肝

11. 孙某，女，43 岁，主诉“胁腹胀痛 1 月余”，伴见胁肋胀满疼痛，善太息，纳呆便溏，精神紧张时泻，泻后痛减，苔白腻，脉弦。请问该病涉及哪些脏腑？

A. 心肾　　B. 肝脾

C. 肝肾　　D. 肺肾

E. 肺肝

12. 张某，男，28 岁，因“咳嗽咳血 1 月”入院。痰少，消瘦，腰膝酸软，骨蒸潮热，颧红，口干咽燥，盗汗，舌红少苔，脉细数。请问该病涉及哪些脏腑？

A. 心肾　　B. 心脾

C. 肝肾　　D. 肺肾

E. 肺肝

13. 张某，女，48 岁，主诉“头晕耳鸣 1 年余，加重 1 周”，伴见头晕目眩，视物模糊，胁痛，腰膝酸软，五心烦热，月经紊乱，量多色红，舌红少苔，脉细数。请问该病涉及哪些脏腑？

A. 心肾　　B. 心脾

C. 肝肾　　D. 肺肾

E. 肺肝

（张亚军）

扫码“练一练”

第四章

气、血、津液

学习目标

知识要点

1. 描述气、血、津液的基本概念。
2. 说明气、血、津液的生理功能。
3. 解释气的分类与作用。
4. 归纳气、血、津液之间的关系。
5. 了解血的生成与循行；知道津液的分类、生成与循行。

技能要点

能够应用气与血关系的理论对血虚证患者进行饮食指导。

气、血、津液都是构成人体和维持人体生命活动的基本物质，是脏腑、经络等组织器官进行生理活动的物质基础，也是脏腑生理活动的产物。机体生命活动中，气、血、津、液在生理和病理上都存在着相互依赖、相互影响的密切关系。

此外，“精”也是构成人体和维持人体生命活动的基本物质。“精”有广义与狭义之分，广义之“精”泛指气、血、津液、髓等一切精微物质；狭义之“精”指肾藏之精，即生殖之精。

第一节　气

一、气的基本概念

扫码“学一学”

古代哲学认为，气是构成整个宇宙的最基本物质，宇宙间的事物都是气的运动变化而产生的。这种观点被引入医学领域，说明人体生命的构成和解释人体的生理病理现象，在中医学中逐渐形成了气的基本概念。

中医学气的基本概念可概括为两个方面：一是指构成人体和维持人体生命活动最基本的精微物质，如水谷之气，呼吸之气等；二是指脏腑组织的生理功能，如脏腑之气，经络之气等。气具有活力很强、运行不息的特性，对人体生命活动有推动和调控等作用。人体脏腑组织的生理功能就是气的功能表现。气的这两个方面是相互联系的，前者是后者的物质基础和动力，后者是前者的功能表现。

二、气的生成与运动

气主要来源于两个方面：一是先天之精气，来源于父母生殖之精，是构成胚胎的原始物质。先天之精气是人体生命活动的原动力，依赖于肾藏精气的生理功能，才能发挥其生理效应；二是后天之精气，包括水谷之精气和自然界的清气。来源于饮食物的水谷之精气依赖于脾胃的运化功能而生成，布散全身后成为人体之气的主要组成部分。存在于自然界的清气通过肺的呼吸与肾的纳气功能而生成，维持人体的生命活动。虽然气的生成与肾、脾胃、肺的生理功能密切相关，但也有赖于全身各脏腑的功能协调，密切配合才能保证人体之气的充沛。

气的运动称为气机。气有升、降、出、入四种基本运动形式。升是指气自下而上的运动；降是指气自上而下的运动；出是指气由内向外的运动；入是指气由外向内的运动。气的升降出入运动，是人体生命活动的根本。人体的脏腑、经络、形体等组织器官，均是气升降出入的场所。只有气的升降出入运动协调平衡，才能保证机体正常的功能状态，这种气的运动平衡协调称为“气机调畅”；气的运动失去平衡协调，机体生命活动就会出现异常而成为病理状态，称为“气机失调”，如气的运动受阻称“气机不畅”；气在局部发生阻滞不通称“气滞”；气的上升太过或下降不及称“气逆”；气的上升不及或下降太过称“气陷”；气不能内守而外逸称“气脱”；气不能外达而郁闭于内称“气闭”等。

三、气的生理功能

气对于人体具有十分重要的生理功能，概括起来主要有五个方面，包括推动作用、温煦作用、防御作用、固摄作用和气化作用。

（一）推动作用

气的推动作用是指气具有激发和推动人体各项生理机能的作用。人体的生长发育、脏腑经络的生理活动、血液的生成运行、津液的生成输布和排泄等，均有赖于气的激发和推动作用。如气虚或气的推动作用减弱，可出现生长发育迟缓、机体早衰、脏腑功能低下、血瘀、水停等病理变化。

（二）温煦作用

气的温煦作用是指气对机体具有熏蒸、温煦的作用。《难经·二十二难》曰：“气主煦之。”气是人体产生热量的来源，人体的体温靠气的温煦作用来维持恒定；脏腑经络等组织器官的生理功能也需气的温煦才能正常进行；血液与津液在气的温煦作用下才能正常循行。如气虚失于温煦，可出现畏寒喜暖、四肢不温、体温偏低、血和津液运行涩滞等寒象；如气化太过，气滞不行，郁而化热，可出现发热、恶热、口干、烦躁等热象。故有“气不足便是寒”“气有余便是火”的说法。

（三）防御作用

气的防御作用是指气的卫护肌肤，抗御邪气的作用。主要体现在三个方面：一是气可以护卫肌表，防御外邪的入侵；二是正邪交争时气能驱邪外出；三是自我修复以恢复健康。因此，气的防御功能正常，则邪气不易入侵，此即“正气存内，邪不可干”；或虽有邪气侵入，也不易发病；即使发病，也易于治愈。如气的防御作用减弱，则机体易于感邪而发病。

(四)固摄作用

案例

陈某,女性,38岁,职员。因近期工作繁忙,出现反复感冒,伴有头晕、乏力、月经量多,色淡,脉弱等症,试分析其成因。

气的固摄作用是指气对体内液态物质具有固摄、统摄和控制的作用,以防止其无故丢失。如气能固摄血液,使血液循脉运行而不外溢;固摄汗液、尿液、唾液、胃液、肠液等,控制其分泌与排泄,以防无故流失;固摄精液,以防其妄泄;固护内脏,防止内脏下垂等。如气不能固摄,可出现各种出血、自汗、小便失禁、久泄、遗精、早泄、脏器下垂等病证。

(五)气化作用

气化是指气的正常运动而产生的各种生理变化。气化过程是体内精、气、血、津液等不同物质之间的相互化生和转化,以及物质和功能之间的转化。气化是生命活动的本质所在,如气化功能失常影响气、血、津液的新陈代谢,可出现各种代谢异常的病变。

四、气的分类与分布

人体之气弥散全身,无处不到,由于其来源、分布和功能特点不同,可分为元气、宗气、营气和卫气四种。

知识链接

元气:《难经》首先提到“元气”一词,有“脉有根本,人有元气”之说。元气与人体健康及疾病的发生密切相关。树立“未病培元、既病保元、病后复元”的预防与诊疗观,对中医治病防病有重要意义。

(一)元气

元气,又名“原气”“真气”,是人体最根本、最重要之气,是人体生命活动的原动力。元气根于肾,依赖于肾中精气所化生,通过三焦输布全身,内至五脏六腑,外达肌肤腠理。元气具有推动人体的生长发育和生殖,推动和调节脏腑、经络等组织器官生理活动的作用。如元气不足,可出现各脏腑、经络等组织器官的功能低下。

(二)宗气

宗气是聚于胸中之气。其积聚之处,称为“膻中”,也称“上气海”。宗气是由肺吸入的自然界的清气和脾胃从饮食物中化生的水谷之精气相互结合而成。宗气的生理功能主要体现在三个方面:一是走息道以行呼吸。上出咽喉的宗气,有促进肺呼吸运动的作用,并且与语言和声音的强弱有关。如宗气充足,呼吸有力,声音洪亮;如宗气不足,则见呼吸微弱,语音低微等。二是贯心脉以行气血。宗气贯注心脉,以助心脏推动血运,即“助心行血”。气血的运行、心搏的强弱及其节律均与宗气的盛衰有关。左乳下心尖搏动的部位称为“虚里”。临床上常以“虚里”搏动状况和脉象来测知宗气的盛衰。三是宗气作为后天生成之气,对先天元气有重要的资助作用。

（三）营气

营气是行于脉中且富有营养作用之气，又称为“荣气”。因营气行于脉中，化生为血，是血液的重要组成部分，又常以“营血”并称。营气来源于脾胃运化的水谷精微。营气分布于血脉之中，循脉运行于全身，内至脏腑，外达肢节。营气主要有营养全身和化生血液的功能。

（四）卫气

卫气是运行于脉外具有护卫机体作用之气，因与营气相对而言属于阳，故又称为“卫阳”。卫气是由脾胃运化的水谷精气中活力最强的部分所化生的。其性慓悍滑利，不受脉道约束，行于脉外，内至脏腑、外达肌肤腠理，布散于全身。卫气的功能有三：一是护卫肌表、防御外邪入侵；二是温养脏腑、肌肉和皮毛等；三是调控腠理开阖、汗液的排泄，以维持体温的相对恒定。如卫气不足，人体肌表失于固护，防御功能减退，可出现见恶寒、自汗、易感等病理现象。

营气和卫气，都以水谷精气为其主要的物质来源。但营卫之间一阴一阳，互为其根，二者之间必须协调，才能发挥其正常的生理作用。如营卫之间不协调，称之为“营卫不和”，可出现恶寒发热、无汗或汗多、失眠、易感等病证。

第二节　血

一、血的基本概念

扫码“学一学”

血是循行于脉中富有营养和滋润作用的红色液态物质，是构成人体和维持人体生命活动的基本物质之一。在正常情况下，血循行于脉内，发挥营养滋润全身的生理效应。在某些因素作用下，血溢于脉外形成出血，又称为“离经之血”。

二、血的生成

知识拓展

血虚与贫血：“血虚”是中医根据一些特定的症状归纳的证候概念，是指体内阴血亏虚不能濡养脏腑、肌肉、经脉的一种病理现象，具体有心血虚、肝血虚和心脾血虚的不同；“贫血”是指血液在单位容积内红细胞数和血红蛋白含量低于正常。把血虚与贫血等同，会造成治疗上的错误。临床上贫血患者应用中医药治疗时，应注意辨证论治。

扫码“看一看”

血主要由营气和津液组成，而营气和津液均来源于脾胃所化生的水谷精微，所以说水谷精微是生成血的最基本的物质。《灵枢·决气》曰：“中焦受气取汁，变化而赤，是谓血。”脾胃运化功能的强弱，直接影响着血的化生。肾中所藏之精也是化生血的基本物质，精和血之间存在着相互资生和相互转化的关系，精充则血足，故有“精血同源”之说。此外，血的生成还与心肺的生理功能密切相关。水谷精微经脾上输于肺，与肺所吸入的清气相结合，贯注心肺，在心肺的气化作用下化赤成血。

三、血的运行

血运行于脉道之中，流布全身，循环不已，发挥营养滋润作用。血液正常运行必须具备有充盈的血、脉管完整通畅和全身各脏腑生理功能正常，特别与心、肺、肝、脾等脏生理功能的相互协调与密切配合，共同保证了血的正常运行。具体体现在心主血脉，心气是推动血行的基本动力；肺主宣发与肃降，调节全身的气机，协助心推动和调节血的运行；肝有贮藏血液和调节血量的功能，维持血液循环及流量的平衡；脾主统血，脾气固摄血在脉中运行，防止血溢脉外。

四、血的功能

（一）营养滋润作用

血在脉中周行全身，内至脏腑，外达皮肉筋骨，运行不息，如环无端，对全身组织器官起着营养和滋润作用。人体脏腑、官窍、四肢、百骸等，无不依赖于血的濡养而发挥正常的生理活动。《素问·五藏生成篇》曰：“肝受血而能视，足受血而能步，掌受血而能握，指受血而能摄。”血的营养滋润作用是否正常可以从面色、肌肉、皮肤、毛发等方面进行观察。如果血的生成不足，营养滋润作用减弱，可出现面色萎黄、头昏眼花、肌肉瘦削、肌肤干燥、毛发不荣、肢体麻木等。

（二）神志活动的物质基础

神志活动的产生和保持，必须以血为物质基础。《灵枢·营卫生会》篇曰：“血者，神气也。”人体只有在心血充盈，心神得养的前提下，才能精神充沛、神志清晰、思维敏捷。临床上无论何种原因引起的血虚、血热、血瘀等，均可导致不同程度的神志异常的表现，如神疲、健忘、失眠、多梦，甚或精神恍惚、谵语、昏迷等。

第三节　津　液

扫码“学一学”

一、津液的基本概念

津液是人体内一切正常水液的总称，是构成人体和维持人体生命活动的基本物质之一，包括各脏腑组织器官内在体液及其正常的分泌物，如胃液、肠液、泪液、唾液、汗液、尿液等。

津与液均来源于脾胃运化产生的水谷精微，但在性状、分布及其功能等方面又有所不同。津的性质较稀薄，流动性较大，主要布散于体表皮肤、肌肉和孔窍等部位，并能渗入血脉，起滋润作用；液的性质较稠厚，流动性较小，主要灌注于骨节、脏腑、脑、髓等部位，起濡养作用。津和液可以相互转化和补充，故常“津液”并称。

二、津液的代谢

护理应用

刘某，男，28岁。经常熬夜、饮酒、嗜食辛辣厚味，近期出现口渴、双眼干涩、大便秘结等症状，如何指导其进行中医调理。

津液的代谢是一个涉及到多个脏腑生理功能的复杂过程。津液来源于饮食水谷，通过脾、胃、小肠和大肠等脏腑的共同协调而生成。饮食水谷入胃，通过胃的受纳腐熟，由小肠分清别浊吸收大部分的水分，大肠吸收饮食残渣中的多余水分，经脾的运化转化为津液。津液的输布主要是通过脾的转输、肺的宣降、肝的疏泄和肾的蒸腾气化作用，以三焦为通道输布于全身。津液的排泄主要是通过肺将宣发至皮毛的津液，经阳气蒸腾气化而成汗液排出体外，肺在呼气中时带走部分的水液，肾的蒸腾气化将代谢后的津液化为尿液，粪便经大肠排出时，带走一些残余水分。总之，津液代谢的生理过程依赖诸多脏腑的综合协调平衡，其中尤以肺、脾、肾三脏起着主要的调节平衡作用。正如《素问·经脉别论》曰："饮入于胃，游溢精气，上输于脾，脾气散精，上归于肺，通调水道，下输膀胱，水精四布，五经并行。"

三、津液的功能

津液是富有营养的液态物质，广泛存在于肌肤毛发、脏腑、官窍等部位，能润泽皮毛，濡养脏腑，润滑孔窍，滑利关节，充养骨髓、脊髓和脑髓。津液渗入血脉，是组成血的基本物质，具有滋养和滑利血脉的作用。津液在其自身代谢过程中，能把机体的代谢产物排出体外，对调节机体阴阳平衡起着重要作用。总之，津液具有滋润濡养、充养血脉和调节人体阴阳平衡的生理功能。

第四节　气、血、津液之间的关系

扫码"学一学"

气、血、津液均是构成和维持人体生命活动的基本物质，它们之间存在着相互依存、相互为用和相互制约的关系。

一、气和血的关系

气主动，主温煦属阳；血主静，主濡养属阴。气和血之间存在相互依存，相互滋生，相互影响的关系，可概括为"气为血之帅"和"血为气之母"。

考点提示

气和血的关系可概括为"气为血之帅"和"血为气之母"。

（一）气为血之帅

气为血之帅包括气能生血、气能行血和气能摄血三方面的含义。

1. 气能生血　气能生血是指气具有化生血液的作用。血的生成过程离不开气和气的运动变化。从饮食物转化成水谷精微、水谷精微转化成营气和津液、营气和津液转化为血等，每一个转化过程都是脏腑气化的结果。因此，气旺则化生血的功能亦强；气虚则化生血的功能亦弱，甚则可导致血虚。临床治疗血虚证时，常配合补气药，即取补气生血之意。

案　例

江某，女性，42岁，干部。近期出现面色萎黄、头晕眼花、心悸失眠、爪甲色淡、口唇淡白、月经量少、舌淡、脉细无力，诊断为血虚证，除用补血中药外，还配伍补气药，试分析其原因。

2. 气能行血　气能行血是指气具有推动血液运行的作用。血属阴而主静，不能自行，有赖于气的推动。血的循行，有赖于心气的推动，肺气的宣发敷布，脾气统血以及肝气的疏泄条达等，即谓“气行则血行”。临床治疗血行失常的病证时，常配以行气、补气、降气等药物，即取气行则血行之意。

3. 气能摄血 气能摄血是指气具有固摄血液循行于脉内，使其不溢出脉外的作用。如气虚而固摄血液的作用减弱，可出现各种出血病证。临床在治疗出血病证时，常配以补气药物，即取补气摄血之意。

（二）血为气之母

血为气之母是指气在生成和运行中始终离不开血。血为气之母包括血能养气和血能载气两方面的含义。

1. 血能养气 血能养气是指气的充盛及其功能发挥离不开血的濡养。血富于营养，气存在于血中，血不断地为气的生成及其功能活动提供营养。因此血盛则气旺，血虚则气少。

2. 血能载气 血能载气是指血为气的载体，气必须依附于血。气存在于血中，有赖于血的运载而布散全身。如血不载气，则气无所依附而发生气脱。临床在治疗大出血时，常配以补气药物，即取益气固脱之意。

二、气和津液的关系

气和津液在生成和输布过程中有着密切的关系，可概括为气能生津、气能行津、气能摄津、津能载气和津能生气五个方面。

（一）气能生津

气能生津是指气是津液生成的物质基础和动力。津液的生成来源于摄入的饮食水谷，有赖于脾胃之气的运化而生成。脾胃之气健旺，运化正常，则津液充足；脾胃之气虚衰，则津液化生不足。

（二）气能行津

气能行津是指气的运动变化是津液输布、排泄的动力。津液的输布和排泄，有赖于气的推动和激发，使津液输布于全身而环周不休，并将代谢后的津液转化为汗液和尿液排出体外，以维持代谢平衡。临床上治疗痰饮和水肿等津液病证时，常配伍补气或行气药，即取补气利水或行气利水之意。

（三）气能摄津

气能摄津是指气对津液的固摄，防止其无故流失的作用。气的固摄主要体现在肺、肾之气对汗、尿液等调控作用。如气的固摄作用减弱，则体内津液排泄增多，可出现多汗、多尿、遗尿等，临床治疗时常用补气摄津之法。

（四）津能载气

津能载气是指津液为气的载体，气须依附津液而存在。如因汗、吐、下太过引起津液大量流失时，必将导致气的损耗，可出现“气随津脱”之证，临床上常以益气固脱法治疗。《金匮要略心典》曰：“吐下之余，定无完气”。

（五）津能生气

津能生气是指津液在其输布过程中，受到脏腑阳气的蒸腾温化，可以化生为气，输布于脏腑组织和形体官窍，促进正常的生理活动。因此，津液亏耗不足，也会引起气的衰少。

三、血和津液的关系

血和津液均来源于脾胃化生的水谷精微，都有滋润和濡养的作用，二者之间存在着生理上相互补充、病理上相互影响的密切关系。血行于脉中，由营气与津液共同组成，津液与血互渗互化，共同调节脉内外津液的输布代谢平衡，故有“津血同源”之说。如失血过多，血液不足时，津液可渗入脉中，最后导致津液不足，可出现肌肤干燥等津液不能濡养之症。因此对失血患者，临床上不宜采用汗法以治，故古人有“夺血者无汗”“夺汗者无血”“亡血家不可发汗”“衄家不可发汗”之诫。

目标检测

选择题

A1/A2 型题

1. 有卫护肌肤，抗御邪气作用是气的

A. 推动作用　　B. 温煦作用
C. 防御作用　　D. 固摄作用
E. 气化作用

2. 行于脉中且富有营养作用之气是

A. 元气　　B. 宗气
C. 营气　　D. 卫气
E. 真气

3. 维持人体相对恒定的体温，属于气的哪项功能

A. 推动作用　　B. 固摄作用
C. 温煦作用　　D. 防御作用
E. 气化作用

4. 具有推动人体的生长发育和生殖，推动和调节脏腑、经络等组织器官生理活动的是

A. 元气　　B. 营气
C. 宗气　　D. 中气
E. 卫气

5. “气化”是指的

A. 气的运动　　B. 气的变化
C. 气的生化　　D. 气的功能
E. 气的生成

6. 血的作用的是

A. 推动　　B. 滋润
C. 气化　　D. 固摄
E. 温煦

7. 与血的生成关系最密切的脏腑是

A. 心　　B. 肝

C. 脾　　D. 肺

E. 肾

8. 神志活动的物质基础是

A. 津　　B. 血

C. 气　　D. 精

E. 液

9. 患者面色萎黄，头晕乏力，腹胀纳少，爪甲色淡，口唇淡白，月经量少，舌淡脉细，诊断为血虚证，处方给补血药，同时还加入补气药，其机理是

A. 气能行血　　B. 血能生血

C. 气能摄血　　D. 津能载气

E. 气能摄津

10. 患者月经量多，伴有神疲乏力，动则汗出，气短懒言，舌淡脉弱等症，处方用补气药治疗，其机理是

A. 气能行血　　B. 血能生血

C. 气能摄血　　D. 津能载气

E. 气能摄津

扫码“练一练”

（张亚军）

第五章

病　因

学习目标

知识要点

1. 描述病因、六淫、七情、痰饮、瘀血的基本概念。
2. 归纳六淫、七情、痰饮、瘀血、结石的致病特点。
3. 了解痰饮、瘀血、结石形成原因。
4. 知道疠气、劳逸失调、饮食失宜的致病特点。

技能要点

能够应用病因理论对患者进行健康指导。

病因，即导致人体发生疾病的原因，又称为致病因素。中医病因学说是研究各种致病因素的概念、形成、性质、致病特点、致病规律以及指导临床诊断与治疗的一门学说，是中医学理论体系的重要组成部分。中医常见的病因主要有外感病因、内伤病因、继发病因和其他病因四类，此外，中医病因还包括外伤、冻伤、烧烫伤、虫兽伤、医过、药邪等其他致病因素。

中医认识病因的方法，一是问诊求因，通过询问发病经过及相关情况推断病因，如外感表证往往有感受风寒等病史；二是取象比类，把疾病症状、体征与事物现象比较，如游走不定、变化多端、动摇不定的症状比作风；三是辨证求因，又称审证求因，是以疾病的临床表现为依据，通过分析疾病的症状、体征来推求病因的方法，这也是中医探求病因的主要方法。

第一节　外感病因

扫码“学一学”

外感病因来源于自然界，多从人体肌表、口鼻侵袭机体而发病。外感病因包括六淫、疠气等。

一、六淫

考点提示

六淫是指风、寒、暑、湿、燥、火六种外感病邪的统称。

六淫，是风、寒、暑、湿、燥、火六种外感病邪的统称。风、寒、暑、湿、燥、火在正常情况下，是自然

扫码“看一看”

界六种不同的气候变化，称“六气”。六气的正常运行变化，有利于万物的生长、繁衍。正常的六气不易使人发病。如果气候变化异常，六气发生太过或不及；或非其时而有其气，如春天当温而反寒，冬季当寒而反热等；以及气候变化过于急骤，如暴寒、暴暖等，超出了机体的适应能力，就会导致疾病的发生。六气成为致病因素，导致人体发病时称为“六淫”，又称为“六邪”。

（一）六淫的共同致病特点

1. 外感性 六淫邪气多从肌表或口鼻侵犯人体，故六淫又称为“外感六淫”。六淫致病的初始阶段，每以恶寒发热、舌苔薄白、脉浮为主要临床特征，称表证，故六淫致病称“外感病”。

2. 季节性 因六淫本为四时主气的太过或不及，故发病常有明显的季节性，如春季多风病，夏季多暑病，长夏多湿病，秋季多燥病，冬季多寒病等。

3. 地域性 六淫致病与生活地域及环境影响密切相关，不同的地域有不同的发病特点，如西北高原地区多寒病、燥病；东南沿海地区多温病、湿病。工作或居处环境失宜，也能导致六淫侵袭而发病，如久处潮湿环境者多由湿邪为病；高温环境作业者又常由暑邪、燥热或火邪为害等。

4. 相兼性 六淫邪气既可单独致病又可相兼为害，如风寒感冒、湿热泄泻、风寒湿痹等，都是两邪或多邪共同致病所引发的病证。

5. 转化性 六淫致病以后，在疾病发展过程中，不仅可以互相影响，而且还可以在一定条件下相互转化，如寒邪入里可郁而化热，暑湿日久能化燥伤阴，六淫皆可化火等。

案 例

王某，女，18 岁。自诉昨晚开窗睡觉，晨起后出现明显怕冷、轻度发热、无汗、头项疼痛、四肢酸痛、鼻塞、喷嚏、流清涕等症，试分析其病因。

（二）六淫各自的性质及致病特点

1. 风 风为春季的主气，但四季均有风，故风邪致病虽以春季为主，其他季节亦可发生。自然界各种反常气候多依附于风而致病，或以风邪为先导，故风邪是外感病极为重要的致病因素。风邪的性质及致病特点是：

（1）风为阳邪，其性开泄，易袭阳位 风邪具有轻扬、升发、向上、向外的特性，故属于阳邪；其性开泄，是指风邪易使腠理疏泄而开张。因其轻扬、升发、向上、向外，所以风邪致病，常伤及人体的上部、阳经和肌表，使皮毛腠理开泄，出现头痛、汗出、恶风等症状。

（2）风性善行而数变 善行是指风性善动不居，具有行无定处、病位游移的特点，如风寒湿邪侵袭人体导致“痹证”，临床症状若出现疼痛走窜不定，则属于风邪偏盛的表现，亦称之为“行痹”或“风痹”；“数变”是指风邪致病具有变幻无常和发病迅速的特性，如风疹起病迅速，发无定处，此起彼伏，时隐时现的特点。同时，以风邪为先导的外感疾病，一般发病多急，传变也较快，如风中于头面，可突发口眼㖞斜。

（3）风性主动 动即动摇不定。风性主动指风邪致病具有动摇不定的特征。凡眩晕、震颤、抽搐、颈项强直、角弓反张、两目上视等动摇不定的症状，都属风证。临床上因受风而面部肌肉颤动，或口眼㖞斜，为风中经络；因金刃外伤，复受风毒之邪而出现四肢抽搐、角弓反张等症，也属于风性主动的临床表现。

（4）风为百病之长　风为百病之长，是指风邪为六淫之邪的首要致病因素，其余外邪常依附于风而侵犯人体，或风可以作为其他外感病邪的载体。如外感风寒、风热、风湿、风燥等证。

> **考点提示**
>
> 百病之长是指六淫中的风邪。

2. 寒　寒为冬季主气，故寒邪致病多见于冬季。在气温较低的冬季，或因气温骤降，人体防寒保暖不当，则常易受寒邪侵袭，故冬多寒病。寒邪具有寒冷、凝结、收引的特性。寒邪的性质及致病特点是：

（1）寒为阴邪，易伤阳气　寒为阴气盛的表现，故其性属阴，阴邪伤及阳气，导致阳气失去正常的温煦、气化作用，可出现阳虚阴盛的寒证。如外寒侵袭肌表，卫阳被遏，出现恶寒发热、无汗、鼻塞、流清涕等症；寒邪直中脾胃，脾阳受损，便可见脘腹冷痛，呕吐，腹泻等症；若寒邪直中少阴，心肾阳虚，则可见恶寒蜷卧、手足厥冷、下利清谷、小便清长、精神萎靡、脉微等症。

（2）寒性凝滞　凝滞，即凝结阻滞不通。寒性凝滞，指寒邪侵入，易使气血津液凝结、经脉阻滞。寒邪伤人，阳气受损，失其温煦，易使经脉气血运行不畅，甚或凝结阻滞不通，不通则痛，故寒邪伤人多见疼痛症状。如寒客肌表经络，气血凝滞不通，则头身肢体关节疼痛，若以关节冷痛为主者，称为“寒痹”或“痛痹”；寒邪直中胃肠，则脘腹剧痛；寒客肝脉，可见少腹或阴部冷痛等。

（3）寒性收引　收引，有收缩牵引之意。寒性收引，即指寒邪侵袭人体，使气机收敛，腠理、经络、筋脉收缩而挛急。如寒邪侵及肌表，毛窍腠理闭塞，卫阳被郁不得宣泄，可见恶寒、发热、无汗等；寒客血脉，则气血凝滞，血脉挛缩，可见头身疼痛、脉紧；寒客经络关节，则经脉收缩拘急，甚则挛急作痛、屈伸不利等症。

> **考点提示**
>
> 六淫中最易伤及人体阳气的病邪是寒邪。

3. 暑　暑为夏季的主气，主要发生于夏至以后，立秋之前，有明显的季节性。暑邪致病具有炎热、升散、兼湿的特性，纯属外邪，无内生之说。暑邪致病，有伤暑和中暑之别。起病缓，病情轻者为“伤暑”；发病急，病情重者，为“中暑”。暑邪的性质及致病特点是：

（1）暑为阳邪，其性炎热　暑为盛夏火热之气所化，火热属阳，故暑邪为阳邪。夏季气候炎热，暑邪随其炎热之势，较其他季节的火热之邪更为炽盛，故暑邪伤人多表现为一系列阳热症状，如高热、心烦、面赤、脉洪大等。

（2）暑性升散，伤津耗气　升，即升发、向上。暑为阳邪，其性升发，故易上扰心神，或侵犯头目，多表现为头晕、目眩、面赤等。散，指暑邪侵犯人体，可致腠理开泄而多汗，汗出过多，气随津泄，不仅伤津，而且耗气，故临床除见口渴喜饮、尿赤短少等津伤之症外，还可见气短、乏力，甚则气津耗伤太过，清窍失养而突然昏倒、不省人事。

（3）暑多挟湿　暑季除气候炎热外，且常多雨而潮湿，热蒸湿动，故暑邪为病，常兼挟湿邪而侵犯人体。其临床特征除发热、烦渴等暑热症外，常兼见四肢困倦、胸闷呕恶、大便溏泄而不爽等挟湿症状。

> **考点提示**
>
> 六淫中致病季节性最强的邪气是暑邪。

4. 湿 湿为长夏主气。长夏即农历六月，时值夏秋之交，雨水较多，热蒸水腾，潮湿充斥，为一年中湿气最盛的季节。湿邪为病，多由气候潮湿，或涉水淋雨，居处潮湿等外在湿邪侵袭人体所致。湿邪的性质和致病特点是：

（1）湿为阴邪，易阻遏气机，损伤阳气 湿性类水，故属阴邪。湿邪侵入，易伤阳气。脾主运化水液，性喜燥而恶湿，故外感湿邪，常先困脾，脾阳不振，运化无权，水湿内生，发为泄泻、水肿、尿少、腹水等症。湿为重浊有质之邪，最易留滞于脏腑经络，阻遏气机，使脏腑气机升降失常，经络阻滞不畅，若湿阻胸膈，气机不畅则胸膈满闷；若湿阻中焦，脾胃气机升降失常，纳运失司，则脘痞腹胀、食欲减退；若湿停下焦，肾与膀胱气机不利，则小腹胀满、小便淋涩不畅。

（2）湿性重浊 重，即沉重、重着，指湿邪致病，出现以沉重感为特征的临床表现，如头身困重、四肢酸楚沉重等。若湿邪外袭肌表，困遏清阳，清阳不升，则头重如裹；湿邪阻滞经络关节，阳气不得布达，则可见肌肤不仁、关节疼痛重着等，称之为“湿痹”或“着痹”。浊，即秽浊不清，指湿邪为患，易呈现分泌物和排泄物秽浊不清的现象。如湿浊在上则面垢、眵多；湿滞大肠，则大便溏泄、下痢脓血；湿浊下注，则小便浑浊、妇女白带过多；湿邪浸淫肌肤，则可见湿疹等。

（3）湿性黏滞 黏，即黏腻；滞，即停滞。湿邪致病，以黏腻停滞为特点。主要表现在两个方面：一是症状的黏滞性。湿病症状多表现为黏滞而不爽，如排泄物和分泌物多滞涩不畅。湿滞大肠，则大便排泄不爽，或里急后重；湿阻膀胱，则小便滞涩不畅，或尿频涩痛；湿浊内蕴，则见口黏口甘、舌苔厚滑黏腻等，皆为湿邪致病的常见症状；二是病程的缠绵性，因湿性黏滞，易阻气机，气不行则湿不化，故起病隐缓，病程较长，反复发作，或缠绵难愈。如湿温、湿疹、湿痹等，皆因其湿而不易速愈，或反复发作。

（4）湿性趋下，易袭阴位 湿邪为重浊有质之邪，属阴，有下趋之特点。湿邪为病，多易伤及人体下部，如水肿、湿疹等病以下肢较为多见。此外，湿邪下注致病，如淋病、尿浊、带下、腹泻、痢疾等，都为湿性趋下、易袭阴位特点的体现。

5. 燥 燥为秋季的主气，又称“秋燥”。秋季气候干燥，空气失于水分滋润，故秋季多燥病。燥邪的性质和致病特点是：

（1）燥性干涩，易伤津液 燥邪属阳，易伤阴液，燥邪为病，可见各种阴津亏虚、滞涩的证候，如口鼻干燥，咽干口渴、皮肤干涩，甚则皲裂、毛发不荣、小便短少、大便干结等。

知识链接

温燥与凉燥：温燥指燥而偏热，多发初秋之际，常见发热恶寒、口渴、目赤、咽痛、干咳无痰或少痰，或痰带血丝、咯痰不爽、尿短赤、苔薄黄而干，治宜辛凉透表润燥，可选桑杏汤。凉燥指燥而偏寒，多发秋末之际，常见恶寒发热、无汗、头痛鼻塞、口干咽燥、咳嗽少痰或无痰、苔薄白而干，治宜宣肺解表润燥，可选杏苏散。

（2）燥易伤肺 肺为娇脏，喜清润而恶燥。肺主气司呼吸，直接与自然界大气相通，且外合皮毛，开窍于鼻。故燥邪伤人，多从口鼻而入，最易伤肺，出现干咳少痰，或痰黏难咯，或痰中带血，甚则喘息胸痛等肺津受伤的症状。此外，肺与大肠相表里，肺津耗伤，大肠失润，传导失司，可现大便干涩不畅等症。

6. 火（热） 火（热）旺于夏季，但如其他季节气温骤高，亦可化为火热之邪，伤人致病。火与热虽程度不同，有“火为热之极，热为火之渐”之说，但性质无异，故火与热常互称。火（热）邪的性质和致病特点是：

（1）火（热）为阳邪，其性趋上 火热之性燔灼、升腾，故为阳邪。“阳胜则热”，故火邪致病多见高热、烦渴、汗出、脉洪数等症。火性趋上，火热之邪易侵害人体上部，尤以头面部更著，出现目赤肿痛、咽喉肿痛、口舌生疮糜烂、牙龈肿痛、耳内肿痛或流脓等症。

（2）火（热）易扰心神 心属火，火热致病，易犯心经，扰动心神。轻者心神不宁而心烦、失眠；重者可神不守舍，出现狂躁不安、神昏、谵语等症。

知识拓展

如意金黄散：是由姜黄、大黄、黄柏、苍术、厚朴、陈皮、甘草、生天南星、白芷、天花粉组成，具有清热解毒，消肿止痛之功效。用于热毒瘀滞肌肤所致疮疖肿痛，症见肌肤红、肿、热、痛，亦可用于跌打损伤。使用方法：红肿、烦热、疼痛，用清茶调敷；漫肿无头，用醋或葱酒调敷；亦可用植物油或蜂蜜调敷。一日数次。本品为外用药，不可内服。

（3）火（热）易伤津耗气 火热之邪，最易迫津化汗外泄，或直接灼煎津液，使人体阴津耗伤，即所谓热盛伤阴。临床表现除热象显著外，还伴有口渴喜冷饮、咽干舌燥、小便短赤、大便秘结等津伤阴亏的征象。同时，阳热太盛，伤津耗气，气随汗泄，临床可兼见体倦乏力、少气懒言等气虚症状。

（4）火（热）易生风动血 生风，是指火热之邪侵犯人体，燔灼肝经，耗劫津液，筋脉失于濡养，易引起肝风内动的病证，又称热极生风。临床表现为高热神昏、四肢抽搐、两目上视、角弓反张等。动血，指火热之邪入于血脉，易灼伤脉络，迫血妄行，导致各种出血，如吐血、衄血、便血、尿血、皮肤发斑、妇女月经过多、崩漏等。

（5）火（热）易致肿疡 火（热）邪入于血分，可聚于局部，腐蚀血肉，发为痈肿疮疡。由火毒壅聚所致之肿疡，其临床表现以肿疡局部红、肿、热、痛为特征。

二、疠气

疠气，即疫疠之气，指一类具有强烈致病性和传染性的外感病邪。在中医文献中，疠气又称为“疫毒”“疫气”“异气”“戾气”等。疠气可以通过空气传染，经口鼻侵入致病；也可随饮食、蚊虫叮咬、虫兽咬伤、皮肤接触等途径传染而发病。

（一）疠气的致病特点

1. 发病急骤，病情险恶 一般而言，疠气多属热毒之邪，其性疾速，而且常挟毒雾、瘴气等秽浊之邪侵犯人体，故其致病比六淫更显发病急骤，来势凶猛，变化多端，病情险恶。在发病过程中常出现发热、扰神、动血、生风、剧烈吐泻等危重症状。

2. 传染性强，易于流行 疠气具有强烈的传染性和流行性，可通过空气、食物等多种途径在人群中传播。当处在疠气流行的地域时，无论男女老少，体质强弱，凡接触者，多可发病。疠气发病，既可大面积流行，也可散在发生。

3. 一气一病，症状相似 疠气发病具有一定的特异性，同一种疠气致病，其临床表现也基本相似。疠气种类不同，所致之病各异，即所谓“一气致一病”。疠气有一种特异的亲和力，某种疠气可专门侵犯某脏腑、经络或某一部位而发病。例如痄腮，无论男女，一般都表现为耳下腮部肿胀；又如天花，无论老少，皆有皮肤损害。

（二）疠气的发生与流行因素

疠气发生与流行有多种因素，如气候、环境、预防措施及社会因素等。

1. 气候因素 自然气候的反常变化，久旱、酷热、洪涝、湿雾瘴气、地震等，均可滋生疠气而导致疾病的发生，如霍乱等病的大流行与此类因素有关。

2. 环境因素 环境卫生不良，如空气、水源、食物等受到污染，均可引起疫病发生，如麻疹、疫毒痢等病。

3. 预防措施不当 由于疠气具有强烈的传染性，接触者常可发病。若预防隔离工作不力，也往往会使疫病发生或流行。

4. 社会因素 社会因素对疠气的发生与疫病的流行也有一定的影响。若战乱不停，社会动荡不安，工作环境恶劣，生活极度贫困，则疫病容易不断发生和流行。若国家安定，且注意卫生防疫工作，采取一系列积极有效的防疫和治疗措施，疫疠即能得到有效的控制。

扫码“学一学”

第二节　内伤病因

一、七情内伤

知识链接

情志：即情感、情绪，指人类精神活动中以反映情感变化为主的一类心理过程。中医学把喜、怒、忧、思、悲、恐、惊七种心情和情绪称为“七情”。

七情，是指喜、怒、忧、思、悲、恐、惊七种正常的情志活动，是人体的生理和心理活动对外界环境刺激的不同反应。一般情况下这些情志变化不会致病，只有强烈持久的情志刺激，超过了人体的生理和心理适应能力，损伤机体脏腑精气，导致功能失调，或人体正气虚弱，脏腑精气虚衰，对情志刺激的适应调节能力低下，七情则成为致病因素，也称之为“七情内伤”。

（一）七情致病的特点

1. 直接伤及内脏 七情是机体对内外环境变化所产生的复杂心理反应，以内脏精气为物质基础。因此，七情过激，可直接伤及内脏。如心在志为喜，过度高兴则伤心；肝在志为怒，过度恼怒则伤肝；脾在志为思，过度思虑则伤脾；肺在志为悲，过度悲伤则伤肺；肾在志为恐，过度惊恐则伤肾。

正常情志活动的产生依赖于五脏精气充盛及气血运行的畅达，而心为五脏六腑之大主，主血而藏神；肝藏血，主疏泄；脾主运化，为气血生化之源。由此可见，七情致病以伤及心、肝、脾三脏为多见。

2. 影响脏腑气机 七情致病主要影响脏腑气机，使脏腑气机失常，气血运行紊乱，出现相应临床表现。不同情志致病，对相应脏腑气机产生不同的影响。

（1）怒则气上 怒为肝之志，过怒可导致肝气疏泄太过，气机上逆，甚则血随气逆。临床主要表现为头胀头痛、面红目赤、呕血，甚则昏厥卒倒；若兼肝气横逆，影响脾胃运化功能，可兼见腹痛、腹泻等症。

（2）喜则气缓 喜为心之志，过度喜乐可导致心气涣散不收，重者心气暴脱或神不守舍。临床可见精神不能集中，甚则神志失常、狂乱，或见心气暴脱的大汗淋漓、气息微弱、脉微欲绝等症。

（3）思则气结 思为脾之志，过度思虑伤心脾，导致气机郁滞，运化失职。临床可见精神萎靡、反应迟钝、不思饮食、腹胀纳呆、便溏等症。

考点提示

七情致气机逆乱主要表现为：怒则气上；喜则气缓；悲则气消；恐则气下；惊则气乱；思则气结。

（4）悲则气消 悲为肺之志，过度悲伤可导致肺失宣降及肺气耗伤。临床常见意志消沉、精神不振、气短胸闷、乏力懒言等症。

（5）恐则气下 恐为肾之志。恐，是一种胆怯、惧怕的心理反应。长期恐惧或突然意外惊恐，皆能导致肾气受损，肾气不固，气陷于下，可见二便失禁、遗精、骨痿等症。恐惧伤肾，精气不能上荣，则心肺失其濡养，水火升降不交，可见胸满腹胀、怵惕不安、夜不能寐等症。

（6）惊则气乱 指猝然受惊伤心肾，导致心神不定，气机逆乱，肾气不固的病机变化。临床可见惊悸不安、慌乱失措，甚则神志错乱，或二便失禁。

3. 七情变化影响病情变化 在疾病过程中，七情变化对病情具有一定的影响。情绪消沉，悲观失望，或七情异常波动，可使病情加重或恶化。例如肝阳上亢证患者，遇事暴怒，会突然眩晕欲仆，甚至神昏失语、半身不遂。

二、饮食失宜

饮食是人类生存和保持健康的必要条件，饮食失宜，则可影响营养摄取，或导致脾胃功能损伤而成为致病因素。饮食失宜包括饮食不节、饮食不洁和饮食偏嗜三个方面。

（一）饮食不节

节即节制，饮食不节指饮食在量和时间上没有规律，没有节制，可影响健康，导致疾病发生。饮食不节包括过饥、过饱或饮食无时。

1. 过饥 指摄食不足，如饥而不得食，或有意识限制饮食，或因脾胃功能虚弱而纳少，或因七情强烈波动而不思饮食，或不能按时进食等。长期摄食不足，营养缺乏，气血生化减少，一方面因气血亏虚而脏腑组织失养，功能活动衰退，全身虚弱；另一方面又因正气不足，抗病力弱，易招致外邪入侵，继发其他疾病。

2. 过饱 指饮食超量，或暴饮暴食，或中气虚弱而强食，以致脾胃难于消化转输而致病。轻者表现为饮食积滞不化，以致病理产物“食积”内停，可见脘腹胀满疼痛、嗳腐吞酸、呕吐、泄泻、厌食、纳呆等。

3. 饮食无时 定时而有规律的进食有利于脾胃运化腐熟功能有序进行，使水谷精微有规律地输布全身，营养脏腑组织器官。长期饮食无时，饮食没有规律，可损伤脾胃，破坏脏腑功能有序性，使脏腑失调而产生各种疾病。

（二）饮食不洁

饮食不洁是指进食不洁净的食物而导致疾病的发生。多由缺乏良好的卫生习惯，进食陈腐变质，或被疫毒、寄生虫等污染的食物所造成。饮食不洁而致的病变以胃肠病为主。若进食腐败变质食物，则胃肠功能紊乱，出现脘腹疼痛、恶心呕吐、肠鸣腹泻或痢疾等；若进食被寄生虫污染的食物，则可导致各种寄生虫病，如蛔虫病、蛲虫病等，常表现有腹痛时作、嗜食异物、面黄肌瘦等。若蛔虫窜进胆管，还可出现上腹部剧痛、吐蛔、四肢厥冷之蛔厥证；若进食被疫毒污染的食物，可发生某些传染性疾病；若进食或误食被毒物污染或有毒性的食物，则会发生食物中毒，轻则脘腹疼痛、呕吐腹泻；重则毒气攻心，神昏谵语，甚至导致死亡。

（三）饮食偏嗜

饮食偏嗜是指特别喜好某种性味的食物或专食某类食物，久之可导致人体阴阳失调，或营养物质缺乏而引起疾病。

1. 寒热偏嗜 一般而言，良好的饮食习惯要求寒温适中。若过分偏嗜寒热饮食，可导致人体阴阳失调而发生病变。如偏食生冷寒凉之品，久则易耗伤脾胃阳气，导致寒湿内生，发生腹痛泄泻等症；偏食辛温燥热饮食，可使肠胃积热，出现口渴、腹满胀痛、便秘，或酿成痔疮。

知识链接

盐与高血压：我国北方人“口味重”，平均每人每天摄盐15g，南方人口味偏淡，摄盐也达7～8g，都超过世界卫生组织建议的每日盐适宜摄入量3～5g。近年来，我国高血压发病率居高不下，与此关系密切。

2. 五味偏嗜 五味，指酸、苦、甘、辛、咸，各有不同的营养作用，不可偏废。人体的精神气血都由饮食五味所资生，且五味与五脏又有一定的联系。如果长期嗜好某种性味的食物，就会导致该脏的脏气偏盛，功能活动失调而发生病变，久之也可影响脏腑之间平衡关系而出现他脏的病理变化。

3. 食类偏嗜 若专食某种或某类食品，或厌恶某类食物而不食，或膳食中缺乏某些食物等，久之也可成为导致某些疾病发生的原因，如过食肥甘厚味，可聚湿生痰、化热，易致肥胖、眩晕、中风、胸痹、消渴等病变。此外，酒为粮食和水果所酿，富有营养和一定的药用价值，少量饮用可宣通血脉，舒筋活络，但饮酒无度则可损伤脏腑，聚湿生痰，化生湿热。

三、劳逸失调

适当的劳动和体育锻炼，有助于气血流通，增强体质。合理的休息，可以消除疲劳，恢复体力和脑力，故合理调节劳逸是保证人体健康的必要条件。如果劳逸失调，可导致脏腑经络及气血津液失常而发生疾病。劳逸失调包括过劳和过逸。

（一）过劳

过劳即过度劳累，又分为劳力过度、劳神过度和房劳过度。

1. 劳力过度 指较长时间的过度用力，劳伤形体而积劳成疾，或者是病后体虚，勉强劳作而致病。其病变特点主要表现在两个方面：一是劳力过度而耗气，损伤内脏的精气，导致脏气亏虚，功能减退，劳力太过尤易耗伤脾肺之气，常见少气懒言、体倦神疲、喘息汗出等。二是劳力过度致形体损伤，即劳伤筋骨。体力劳动，主要是筋骨、关节、肌肉的运动，如果长时间用力太过，则易致形体组织损伤，久而积劳成疾。

2. 劳神过度 指脑力劳动过度。因心主血藏神，脾在志为思，血是神志活动的重要物质基础，故劳神过度，长思久虑，则易耗伤心血，损伤脾气，以致心神失养，神志不宁而心悸、健忘、失眠、多梦和脾失健运而纳少、腹胀、便溏、消瘦等。

3. 房劳过度 又称“肾劳”。是指性生活不节，房事太过，或妇女多育等。肾藏精，为封藏之本。若房事不节，损伤肾中精气，动摇肾之根本，可见腰膝酸软、眩晕耳鸣、精神萎靡、性功能减退、遗精、早泄或阳痿等。妇女多育，亏耗精血，累及冲任及胞宫，可见月经失调、带下过多等。此外，房劳过度也是导致早衰的重要原因。

知识链接

过逸与疾病：缺乏足够的体力活动与罹患心血管疾病、糖尿病和肥胖病关系密切，并可增加患直肠癌、乳腺癌、高血压、血脂异常的危险性。2002 年 WHO 在世界卫生报告中指出：每年由于体力活动不足导致全球 190 万人死亡。患者群中 12% 缺血性心脏病、11% 缺血性中风、14% 糖尿病、16% 结肠癌及 10% 乳腺癌，均由体力活动不足引起。

（二）过逸

过逸即过度安逸。人体每天需要适当的休息以消除疲劳，恢复精力。过逸致病主要表现在两个方面：一是安逸少动或久卧不动，阳气失于振奋，气机失于畅达，脾胃等脏腑功能衰减，则见食少、胸闷、腹胀、倦怠、肌肉软弱或发胖臃肿等。另外，脾气不振，气血不足，可见动则心悸、气喘、汗出等；或气虚抗邪无力，易感外邪；二是长期用脑过少，不善思考，可致神气衰弱，常见精神萎靡、健忘、反应迟钝等。

第三节 继发病因

继发于其他疾病过程而产生的致病因素称为“继发病因”。痰饮、瘀血、结石等是疾病过程中所形成的病理产物，这些病理产物形成之后，又成为一种致病因素作用于人体。

扫码“学一学”

一、痰饮

痰饮是人体水液代谢障碍所形成的病理产物。一般以较稠浊的称为痰，清稀的称为饮。痰可分为有形之痰和无形之痰。有形之痰，是指视之可见，闻之有声的痰液，如咳嗽吐痰、喉中痰鸣等。无形之痰，是指只见其征象，不见其形质的痰，临床上可通过其所表现的证候来确定，包括瘰疬、痰核和停滞在脏腑经络等组织中的痰。

（一）痰饮的形成

外感六淫、饮食失宜、劳逸失调、七情内伤等，使肺、脾、肾、三焦等与水液代谢有关的脏腑功能失调，导致水液代谢障碍，以致津液停滞，水积成饮，饮凝成痰。中医认识痰饮病证，除根据临床病证特点外，还要全面综合分析，以进行判断。

考点提示

痰饮是人体水液代谢障碍所形成的病理产物，其形成与肺、脾、肾、三焦等脏腑功能失调相关。

（二）痰饮的致病特点

1. 阻滞气血运行　痰饮为有形之邪，既可阻滞气机，影响脏腑功能，又可流注经络，阻碍气血的运行。如痰饮停留于肺，肺失宣降，出现胸闷、咳嗽、喘促等；水湿困阻中焦脾胃，可见脘腹胀满、恶心呕吐、大便溏泄等；痰浊流注经络，气血运行不畅，出现肢体麻木、屈伸不利、甚至半身不遂等；痰结聚于局部则形成痰核、瘰疬或阴疽流注等。

2. 影响水液代谢　痰饮本为水液代谢失常的病理产物，一旦形成之后，可作为一种继发性致病因素作用于人体，进一步影响肺、脾、肾等脏腑的功能活动，加重水液代谢障碍。痰湿困脾，可致水湿不运；痰饮阻肺，可致宣降失职，水液不布；痰饮停滞下焦，可影响肾、膀胱的蒸化功能，以至水液停蓄。

3. 重浊粘滞，病势缠绵　痰饮由水湿停滞聚集而成，故具有湿邪致病的特点，如大多有沉重、秽浊、粘滞不爽的症状。同时所致疾病均有病势粘滞缠绵、病情容易反复、病程相对较长的特点。临床上常见由痰饮所致的疾病，如咳嗽、哮喘、眩晕、癫痫、中风、瘰疬、瘿瘤等，大多缠绵难愈。

4. 易蒙蔽心神　痰浊为病，随气流行，最易蒙蔽心神，出现一系列神志失常病证。如痰迷心窍，可见胸闷心悸、头昏目眩或痴呆、癫证；痰火扰心可见失眠、易怒、神昏谵语，甚则发狂。

5. 致病广泛，病证复杂　痰饮一旦产生，可随气流窜全身，外而经络、肌肤、筋骨，内而脏腑，全身各处，无处不到，致病广泛。因痰饮引起病证繁多，故有“百病多由痰作祟”之说。

二、瘀血

瘀血为血液运行障碍、停滞所形成的病理产物。包括离经之血和因血液运行不畅，滞留于经脉及脏腑之中的血液。在中医文献中，瘀血又称“恶血”“衃血”“蓄血”“败血”等。瘀血与血瘀的概念不同，血瘀是指血液运行不畅或血液瘀滞不通的病理状态，属于病机学概念；而瘀血是血瘀的病理产物，可以成为新的致病因素，属于病因学概念。

（一）瘀血的形成

1. 气虚　气虚运血无力，血行不畅；或气虚统摄血液不利，血溢脉外，均可形成瘀血。

2. 气滞　气为血之帅，气行则血行，气滞则血停。

3. 血寒　寒主凝滞，寒邪客于血脉，或阳虚阴盛内寒，均可导致血液凝涩不畅而形成瘀血。

4. 血热　外感火热邪气入营血，或体内阴虚阳盛化火，血热互结，煎灼血中津液，使血液黏稠而运行不畅；或热灼脉络，迫血妄行导致内出血，以致血液壅滞于体内某些部位不散而形成瘀血。

5. 出血　各种外伤，如跌打损伤、金刃所伤、手术创伤等，致使脉管破损而出血，成为离经之血；或其他原因，如脾不统血、肝不藏血而致出血，以及妇女经行不畅、流产等，如果所出之血未能排出体外或及时消散，留积于体内则成瘀血。

（二）瘀血的致病特点

1. 易于阻滞气机　血为气之母，血能载气，血瘀必影响体内气机，所谓“血瘀必兼气滞”，如外伤出血，局部气机郁滞，而见青紫、肿胀、疼痛等症。

2. 影响血脉运行　瘀血是血液运行障碍的病理产物，留存体内，不能及时消散，则必然影响与血液循环密切相关的脏腑组织，如心、肝、脉等的功能，导致局部或全身的血液运行失常，如瘀血阻心，胸痹心痛；瘀阻脉道，血溢脉外；阻滞经脉，气血运行不利，可见唇甲青紫，皮肤、瘀斑舌、脉涩。

3. 影响新血生成　瘀血是病理产物，对机体已无濡养滋润作用，留滞不去，气血运行不畅，脏腑失荣，功能失常，新血生成受损，即所谓“瘀血不去，新血不生”，临床可见久病之人肌肤甲错、毛发不荣。

4. 病位固定，病证繁多　瘀血致病，可随着瘀血阻滞的部位不同而异。如瘀阻于心，则胸闷、心前区绞痛、唇青舌紫，瘀血化热则可神昏发狂等；瘀阻于肺，可见胸痛、气促、咯血；瘀阻于肝，可见胁痛、胁下痞块；瘀阻于肠胃，可见吐血或黑便；瘀阻于胞宫，经行不畅，可见痛经、月事不调、经色紫暗有块、崩漏；瘀阻于肢体肌肤，可见局部肿痛青紫；瘀阻于脑，脑络不通，可致突然昏倒、不省人事，或留有严重的后遗症，如痴呆、语言謇涩等。

（三）瘀血的病症特点

瘀血致病证候虽多，但有共同的特点表现。

1. 疼痛　是瘀血致病常见症状。瘀血阻滞经脉，气血不畅或堵塞不通，不通则痛。疼痛呈持续性，或为刺痛，或为刀割，痛处拒按，固定不移，多于夜间加剧。

> **考点提示**
>
> 瘀血疼痛呈持续性，或为刺痛，或为刀割，痛处拒按，固定不移，多于夜间加剧。

2. 肿块　瘀血不散，久之形成肿块。外伤瘀血，伤处则见青紫色血肿；瘀血积于体内、四肢，患处可触及肿块，位置固定，质硬。

3. 出血　瘀血阻塞脉络，血不循经，溢出脉外，导致出血，血色多呈紫暗色，或夹有血块。

4. 色青紫暗　青紫为血瘀之色。临床可见面色黧黑、口唇及指端紫暗、皮肤甲错，舌色紫暗，或有瘀斑、舌下络脉曲张等症。

5. 脉诊　脉多细涩、沉弦或结代。

三、结石

结石，是指体内某些部位形成并停滞为病的砂石样病理产物或结块。

（一）结石的形成

结石的成因较为复杂，常见的因素有饮食不当、情志内伤、服药不当、体质差异等。如饮食偏嗜，喜食肥甘厚味，影响脾胃运化，蕴生湿热，内结于胆，久则可形成胆结石等；情志不遂，肝气郁结，疏泄失职，胆气不利，胆汁排泄受阻，日久可形成结石；长期过量服用某些药物，致使脏腑功能失调，或药物沉积于体内某些部位而形成结石；先天禀赋差异，以致某些物质的代谢异常，则易患结石。此外，某些地区的水质中含有过量的矿物及杂质等，也可能是结石形成的原因。

（二）结石的致病特点

1. 多发于空腔性脏器 多发于肝、肾、胆、胃、膀胱等脏腑。肝气疏泄，关系着胆汁的生成和排泄；肾气的蒸化，影响尿液的生成和排泄，故肝、肾功能失调易生成结石，而胃、胆、膀胱等管腔性器官，结石易于停留。故结石为病，多为肝、胆结石，肾、膀胱结石和胃结石。

2. 阻滞气机，损伤脉络 结石为有形实邪，停留体内，势必阻滞气机，影响气血津液运行，如局部胀痛、小便不利等。重者，结石嵌顿于狭窄部位，如胆管或输尿管中，气血严重瘀阻，常出现腹部绞痛，若损伤脉络，可致出血，如尿血等。

3. 病程较长，病情轻重不一 结石多为湿热内蕴，日久煎熬而成，故大多数结石的形成过程较长。因结石大小不等，停留部位不一，故临床症状表现差异很大。一般来说，结石小，病情较轻，有的甚至无任何症状；结石过大，则病情较重，症状明显，发作频繁。

扫码“学一学”

第四节 其他病因

其他病因主要包括外伤、烧烫伤、冻伤及虫兽伤等。若治疗不当，可导致感染、失血等，甚则危及生命。

一、外伤

枪弹、刀斧、持重努扭等均可造成外伤。轻者引起局部皮肤肌肉瘀血肿痛、出血，或骨折、脱臼等；重则可伤及内脏或出血过多，危及生命。此外，枪弹、金刃伤及皮肤肌肉，治疗不当或再感邪毒，以致溃烂化脓为“金疮”。

二、烧烫伤

沸水、沸油、烈火、高温物体或气体等均可造成烧烫伤，属火毒致病。轻者引起局部肌肤出现红、肿、热、痛或水疱；重则可因面积过大，或伤及肌肉组织过深，导致津液大伤，脱水休克，或火毒内攻脏腑，出现烦躁不安、发热、少尿等症，甚至导致死亡。

三、冻伤

过度寒冷、低温的环境下，可使机体发生冻伤，属寒毒致病。局部性冻伤，多发生在手足、耳廓、鼻尖及面颊等易暴露的部位。寒性收引，主凝滞，故而受伤部位初始苍白、冷麻，继之肿胀、青紫，痒痛；血瘀不畅，肌肤失养，故而冻处易溃破腐烂。全身性冻伤，多为阴寒过盛，阻遏阳气，失其温煦与推动作用，可见体温下降、面色苍白、唇舌肢末青紫、反应迟钝、呼吸微弱、脉微欲绝等阳衰之症，此时若救治不及时则可导致死亡。

四、虫兽伤

包括毒虫、毒蛇、疯狗及野兽等对人体的伤害。这种伤害轻则局部损伤，出现瘙痒、肿痛、破溃、出血等；重则损及内脏，或出血过多而死亡。毒蛇咬伤，可见全身中毒症状，不及时治疗，可致死亡。疯狗咬伤，可发生“狂犬病”，此为危重之证，多不治而亡。

目标检测

选择题

A1/A2 型题

1. 以下属于病理产物形成的病因是
   A. 疠气　B. 六淫
   C. 七情　D. 瘀血
   E. 劳逸
2. 下列为百病之长的是
   A. 暑　B. 湿
   C. 寒　D. 风
   E. 热
3. 六淫中最易导致疼痛的邪气是
   A. 寒邪　B. 火邪
   C. 风邪　D. 燥邪
   E. 湿邪
4. 六淫中具有病程长，难以速愈的邪气是
   A. 寒邪　B. 火邪
   C. 风邪　D. 暑邪
   E. 湿邪
5. 燥邪致病最易损伤人体
   A. 津液　B. 气血
   C. 肾精　D. 肝血
   E. 阳气
6. 六淫中最易致肿疡的是
   A. 风邪　B. 湿邪
   C. 火邪　D. 燥邪
   E. 寒邪
7. 下列哪项不属火邪的致病特点
   A. 易伤津耗气　B. 易生风动血
   C. 易扰乱神明　D. 易致肿疡
   E. 易阻遏气机
8. 六淫致病，季节性最强的邪气是
   A. 风邪　B. 寒邪
   C. 燥邪　D. 湿邪

E. 暑邪

9. 情志致病，下列哪种说法不准确

A. 怒则气上
B. 恐则气乱
C. 思则气结
D. 悲则气消
E. 喜则气缓

10. 疠气最主要的致病特点是

A. 发病急
B. 病势重
C. 症状相似
D. 传染性强
E. 老少皆能致病

11. 瘀血引起出血的特点

A. 出血量多
B. 出血颜色鲜明
C. 出血量少
D. 出血伴有血块
E. 出血色淡质清稀

12. 张某，男，20岁，三天前出现恶寒重，发热轻，无汗，头痛，鼻塞，时流清涕，喉痒咳嗽，痰稀白，口不渴，脉浮紧，多因下列哪项病邪？

A. 风寒
B. 风湿
C. 湿邪
D. 寒邪
E. 风邪

13. 李某，女，30岁，8月10日初诊。两天前出现发热，烦渴，肢体倦怠，胸闷，便溏，多因下列哪项病邪？

A. 湿热
B. 风湿
C. 暑湿
D. 寒湿
E. 温燥

14. 王某，女，60岁，因家人离世，随之出现气短胸闷，精神萎靡不振，乏力等症状，属于七情致病，可归责于

A. 思则气结
B. 恐则气下
C. 惊则气乱
D. 悲则气消
E. 思伤脾

扫码“练一练”

（毕桂芝）

第六章

诊　法

学习目标

知识要点

1. 说出望神、望面色的特征及临床意义；正常舌象的表现、常见病态舌象的特征及临床意义；正常脉象的特征及常见脉象；浮、沉、迟、数、虚、实的特征与临床意义。
2. 叙述望舌的方法，寸口脉诊的方法，问诊的常见症状的临床表现及临床意义。
3. 解释闻诊的基本内容及临床意义。

技能要点

能够运用四诊的基本知识对疾病进行诊断和护理。

四诊也称诊法，是诊察疾病和收集病情资料的基本方法，包括望、闻、问、切四个方面。

人体是一个有机的整体，局部的病变可以影响到全身，内脏的病变也可以从五官、四肢、体表等各方面反应出来，即所谓“有诸内，必形诸外”。因此，中医诊病通过望、闻、问、切可以了解疾病的原因、性质、部位及内部联系，从而为辩证论治提供依据。

扫码“学一学”

第一节　望　诊

案　例

《扁鹊见蔡桓公》：扁鹊见蔡桓公，扁鹊曰：“君有疾在腠理，不治将恐深。”……居十日，扁鹊复见，曰：“君之病在肌肤，不治将益深。”……居十日，扁鹊复见，曰：“君之病在肠胃，不治将益深”……居十日，扁鹊望桓侯而还走，曰：“今在骨髓，臣是以无请也。”……桓侯遂死。

请分析

1. 扁鹊主要采用了哪种诊病方法？
2. 这种诊病方法的主要内容有哪些？

望诊是医生用自己的眼睛对患者全身、局部的神、色、形、态变化以及分泌物、排泄物的形、色、量、质等进行观察，以测知内脏病变，了解疾病情况的一种诊察方法。望诊包括全身望诊（望神、望色、望形态），局部望诊（望头颈、五官、躯体、皮肤），望舌，望排出物和望小儿指纹等五个部分。

一、全身望诊

全身望诊主要观察病人的神、色、形、态等整体表现，来对疾病的性质和病情的轻重缓急进行总体的认识。

（一）望神

神有两种意义。广义之神，指人体生命活动的综合反映；狭义之神，指人的精神、意识、思维活动。望神是通过观察人体生命活动的外在表现和精神神志活动来判断病情轻重，预后善恶。故“得神者昌，失神者亡”。望神分得神、少神、失神、假神及神志异常。

1. 得神 又称有神。表现为：神志清楚，面色红润，目有精彩，语言清晰，思维有序，反应灵敏，体态自然，呼吸平稳，大小便调匀。提示正气充足，脏腑功能未衰，虽病而病情较轻，预后良好。

2. 少神 又称神气不足。见精神不振，声低懒言，动作迟缓，两目乏神，面色淡白少华，饮食不佳。多为正气轻度损伤，或体质虚弱。

3. 失神 又称无神。见精神萎靡，表情淡漠，或昏迷，面色晦暗，目光无神，反应迟钝，在眼神、神色、神情、神态等方面明显异常。提示五脏精气衰败，病情危重。

4. 假神 危重者，突然出现“好转”。如原来精神萎靡，突然振奋，言语不休；或神志不清，突然清醒；毫无食欲，突然大增；原来面色晦暗，苍白无华，突然“面赤如妆”。这些局部症状与病情恶化不相符合，是脏腑精气衰竭，阴阳离决的先兆。喻为“回光返照”“残灯复明”。多见于疾病的危重阶段，预后不良。

5. 神乱 即精神错乱或神志失常。包括脏躁、百合病、癫、狂、痫等病。表现为焦虑恐惧、狂躁不安、淡漠痴呆、卒然昏倒等。其特点是反复发作，而缓解期不出现神志失常。

（二）望面色

望色主要是望面色，是通过观察病人面部颜色和光泽来诊断疾病的方法。色有青、赤、黄、白、黑五色；光泽是指明亮度。望色应分清常色与病色。

1. 常色 指正常人健康无病时的面部色泽，为人体气血充盛、脏腑功能正常的表现。我国正常人的面色应是红黄隐隐、明润含蓄。由于遗传、地域以及季节昼夜等因素的影响，常色可有偏青、偏赤、偏黑、偏白的不同，为生理变异，不作病论。

2. 病色 是指疾病过程中出现的异常色泽。特点是：色泽枯槁而晦暗；或虽鲜明但暴露；或独呈一色而无血色相间。常见五色，即青、赤、黄、白、黑。五色代表不同的脏腑病变，亦可推断疾病寒热虚实。察面部五色以诊断疾病的方法，称为五色诊，或称“五色主病”。

（1）青色 主寒证、痛证、血瘀证和惊风证。青色主要为气血运行不畅所致，如寒甚可致经脉拘急，阻碍气血运行导致肤色青紫；阳气不足，不能温运血脉，运行迟缓或气机壅滞，出现青色；小儿面色青，多属肝风内动。

（2）赤色 主热证。赤色为血液充盈皮肤脉络所致，血得热则行，充盈脉络，因此热证多赤色。但有虚实之分，实证满面通红；虚证午后两颧潮红。

（3）黄色 主脾虚、湿盛。脾胃气虚，生化不足，肌肤失养，面色萎黄；或脾虚运化失司，水湿失于宣化，面色黄胖。一身面目俱黄为黄疸，其中色鲜明如橘色为阳黄，由湿热蕴结所致；黄而晦暗如烟熏为阴黄，由寒湿困阻所致。

（4）白色 主虚证、寒证、失血证。白色为气血不荣之候。气血虚衰，不能上荣于面；或失血耗气，血脉不充；或外寒侵袭，皆可使肤色发白。面色白而虚浮为㿠白；面色淡而无华，唇甲无血色为血虚。

（5）黑色 主肾虚、水饮、瘀血、寒证、痛证。黑色为阴寒水盛之色，也为足少阴肾经本色。阳虚水泛，或阴寒内盛，或肾精亏耗，或瘀血内停，或痛证都可见黑色。

（三）望形态

望形态是指观察患者形体和姿态的表现，以诊察病情的方法。

1. 望形体 是观察人体外形的强弱胖瘦等表现，以了解脏腑功能的盛衰及气血的盈亏，从而判断疾病的虚实，及预后的好坏等。一般而言，形体壮实，活动正常是正气充盛的表现；而形体消瘦，倦怠喜静是气血不足的表现。并有“胖人多阳虚”“胖人多痰湿”“瘦人多阴虚”“瘦人多火”之说。

2. 望姿态 是观察患者的动静姿势和异常动态的诊病方法。由此可判断病性的寒热虚实及脏腑功能。一般而言，多动喜向外，仰面伸足多阳证、热证、实证；多静喜向里，俯卧蜷曲多阴证、寒证、虚证。

二、局部望诊

（一）望头面

头为精明之府，诸阳之会，髓之海，肾主骨生髓通于脑；肾精化血，发为血之余，肾之华也；十二经脉、奇经八脉皆上于头，故望头可察肾、脑和脏腑精气的盛衰。

1. 头 正常人头颅端正，大小均匀，异常多见于小儿。小儿头型过大或过小，伴有智力发育不全，多属肾精亏损。囟门下陷，称“囟陷”，多属虚证；囟门高突，称“囟填”，多属热证；囟门迟闭，称“解颅”，多属肾精不足，发育不良。

正常头发黑密润泽。发黄稀疏、干枯易脱者，为血虚生风或精神紧张；发稀易落，伴健忘腰酸为肾虚；发痒多屑多脂为血热。

2. 面 主要叙述面容异常。

（1）面肿 面部浮肿为水肿病。其中眼睑颜面先肿，发病较速者为阳水，由外感风邪，肺失宣降所致。身肿继及头面，发病缓慢者为阴水，由脾肾阳虚，水湿泛溢所致。

（2）痄腮 是一侧或两侧腮部以耳垂为中心漫肿，边缘不清，按之有柔韧感或压痛。为外感温毒所致，多见于小儿，属传染病。

（3）口眼歪斜 口眼歪向一侧，患侧不能闭眼或流口水。多见于风邪中络或中风病。

（4）面削颧耸 又称面脱。指面部肌肉消瘦，两颧高耸，眼窝、面颊凹陷，与全身消瘦着骨并见。因气血虚衰，脏腑精气衰竭所致。见于慢性消耗性疾病的晚期。

（二）望五官

五官为五脏之苗窍，五脏精气上聚于五官。望五官而知五脏盛衰。

1. 望目 即观察眼睛的神、色、形、态的变化。双目明亮光彩，转动灵活是有神，虽病易治；若双目呆滞，晦暗无光是无神，病重难治；目赤肿痛，属肝经风热；白睛发黄，为黄疸；目眦淡白，为气血不足；眼睑浮肿，为水肿；眼窝凹陷，多为津液亏耗；目睛上视、直视或斜视，为肝风内动；瞳孔散大，为精气衰竭。

2. 望鼻 即观察鼻内分泌物、鼻外形和色泽的变化。正常人鼻色红黄隐隐，含蓄明润，通气良好是胃气充足，肺气宣通的表现。鼻流清涕，为外感风寒；鼻流浊涕，属风热；鼻流脓涕，气味腥臭，为鼻渊；流鼻血，为鼻衄，肺胃有热；鼻头色红生粉刺，是酒渣鼻；鼻翼煽动，呼吸喘促，初病为肺热，久病为肺肾虚衰。

3. 望耳 即观察耳廓的色、形及分泌物的变化。正常人耳廓红润而有光泽，左右对称是气血充足的表现。耳轮淡白，为气血亏虚；耳轮红肿，为肝胆湿热或热毒上攻。小儿麻疹将现时，多见于耳轮冷及耳背现红络；耳内流脓，为肝胆湿热或肾阴虚，虚火上攻。

4. 望口唇 即观察口唇色泽、形态及润燥变化。正常人唇色红润，胃气充足，气血调和。唇色淡白，属血虚或失血；唇色青紫，是寒凝血瘀；唇深红而干，属实热；口唇糜烂，属脾胃蕴热或阴虚火旺。

5. 望咽喉 主要观察咽喉色泽和形态的变化。咽喉淡红润泽，不痛不肿，呼吸、发音、吞咽皆畅通为正常。咽喉红肿疼痛，甚则溃烂或有黄白脓点，为肺胃热毒壅盛；色鲜红娇嫩，肿痛不甚，是虚火上炎；咽喉有灰白伪膜，不宜剥脱，重剥可出血，随即复生称为白喉，为外感火热疫毒攻喉所致。

（三）望颈项

1. 瘿瘤 颈前喉结处肿物突起，或大或小，可随吞咽上下移动。多因肝气郁结，痰浊凝结；或因地方水土因素所致。

2. 瘰疬 颈侧颌下肿块，累累如串珠，由肺肾阴虚，虚火灼津为痰，凝结于颈部而成；亦可因外感风火时毒，导致气血壅滞，结于颈部而成。

（四）望躯体四肢

1. 乳痈 是指乳房红肿热痛，甚至溃破流脓。多发于妊娠期和哺乳期，以哺乳期居多。多因肝气不舒，胃热壅滞或外感邪毒所致。

2. 扁平胸 胸廓较正常人扁，前后径小于左右径的一半，颈部细长，锁骨突出，两肩向前，锁骨上下窝凹陷。见于肺肾阴虚或气阴两虚的病人。亦可见于极度消瘦的人。

3. 桶状胸 胸廓较正常人圆，前后径与左右径约相等。径短肩高，锁骨上下窝平展，肋间加宽，胸廓呈圆桶状。多为久病咳喘，损伤肺肾，以致肺气不宣而壅滞，日久促成胸廓变形。

4. 半身不遂 一侧肢体痿废，运动不灵活，见于中风。

（五）望皮肤

1. 斑疹 点大成片，平坦于皮肤下，摸之不碍手，压之不退色者为斑；点小如粟，高出皮肤，摸之碍手，压之褪色者为疹。二者皆因热入营血所致，见于外感热病。

2. 水痘 是一种发疹性疾病，在幼儿中传染。患儿皮肤出现斑丘疱疹，痘形椭圆，大小不等，浆薄如水，晶莹明亮，皮薄易破，不留痘痕。由外感时邪，内蕴湿热所致。

3. 痈、疽、疔、疖 皆为发于皮肤体表部位的外科疮疡疾患。病变范围较大，跟盘紧束，红肿热痛明显，易于化脓，溃后易敛者，称为痈。多因湿热火毒内蕴，气血壅滞，热盛血败肉腐而成。若患处漫肿，皮色不红，不热少痛，不易化脓，溃后难敛者，称为疽。

因寒痰凝滞，气血亏虚所致。若疮形如粟，顶白根深坚硬，局部麻木痒痛，称为疔。因风热火毒蕴结而成。若疮形小而圆，起于浅表，红肿热痛不甚，易溃易愈，好发于头面发迹之处为疖。由湿热郁阻肌肤而成。

三、望舌

案 例

张某，女，26岁，主诉：气促、痰鸣两天，高热一天。现病史：素有支气管哮喘，遇寒则发。平时神疲肢倦，畏寒便溏，舌淡，苔白腻，脉细弱。两天前淋雨复发，气促痰鸣加重，未及时治疗；今天开始发热，体温38℃，仍气粗痰鸣，痰黄黏稠，烦躁不安，面红口干。舌质红，苔黄腻。脉滑数。请分析患者平时与病时舌质与舌苔分别主何证？

常见的舌色、苔色还有哪些？分别见于何证？

望舌又称舌诊，是通过观察舌体与舌苔的变化以诊察疾病的方法。舌通过经络与五脏相连，因此人体脏腑、气血、津液的虚实，疾病的深浅轻重，都可反映于舌象。其中舌质的变化主要反映脏腑的虚实和气血的盛衰；舌苔的变化可以判断感受外邪的深浅、轻重，以及胃气的盛衰。

中医学认为舌面的不同的区域分属于不同的脏腑。舌尖属心肺，舌中属脾胃，舌根属肾，舌边属肝胆。临床诊病时，可根据舌面特定区域的病理变化，推测相应脏腑的病变，为确定脏腑病位提供依据。但不能机械地看，需与其他症状和体征综合考虑。

舌诊作为诊察疾病的一项重要依据，必须注意排除各种因素所造成的虚假舌象，望舌时应注意光线充足，以自然光线为佳。患者应注意伸舌姿态，要自然张口伸舌，不可用力太过，要注意鉴别染苔。伸舌时间不宜过久，一次看不清可让患者休息2～3分钟，再重复望舌一次。

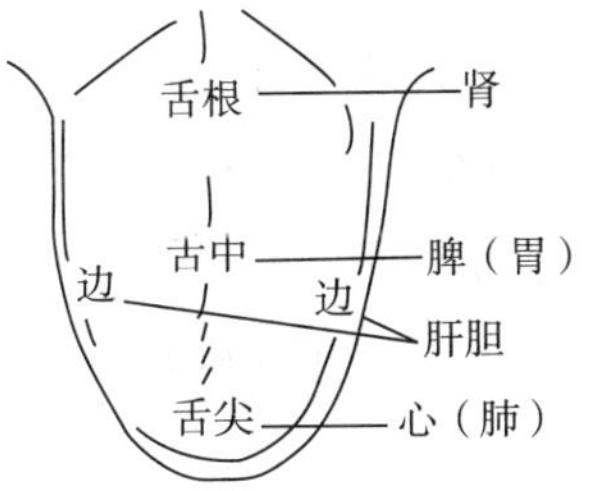

图6－1　舌诊脏腑部位分属示意图

正常舌象一般表现为，舌质荣润，颜色淡红，大小适中，柔软灵活，舌苔薄白，均匀有根。可概括为“淡红舌，薄白苔”。

（一）望舌质

主要包括舌色、舌形、舌态等几个方面。

1. 舌色　主要分为淡白舌、红舌、绛舌、青舌、紫舌等几种。

（1）淡白舌　舌色较正常浅淡，主气血虚证、阳虚寒证。若舌色淡白而舌体瘦薄，属气血不足。若舌色淡白而舌体胖嫩或边有齿痕为阳虚寒盛。

（2）红舌　舌色较正常深，或呈鲜红色，主热证。若舌质红，苔黄厚，甚至生芒刺，为里热实证。舌尖红是心火上炎；舌边红为肝胆有热；若舌质红，舌苔少，甚至光剥无苔，或有裂纹，为虚热证。

（3）绛舌　舌色较红色更深或略带暗红。主热盛，多为邪热深入营分、血分或阴虚火旺。红、绛舌颜色越深，表明热邪越重。

（4）青紫舌：全舌青紫，主热证、寒证、血瘀证。舌质绛紫色深而干燥为热极，温热病为病邪传营血；舌质淡黄紫或青紫而滑润者为阴寒证。

2. 舌形　观察舌质的大小、齿痕、芒刺、裂纹。

（1）大小　舌体较正常宽大，舌质淡而嫩，称胖大舌；若边有齿痕，又称齿痕舌，属脾虚或肾阳虚、水湿停留。舌大质红而肿胀，属湿热内蕴或热毒亢盛。舌体较正常瘦小而薄，称瘦薄舌，属虚证；舌质淡而舌形瘦者，多为气血不足；舌质红绛而舌形瘦者，多属阴虚内热。

（2）芒刺　舌乳头增生、肥大，突起如刺，属热邪亢盛。热邪越重，芒刺越大、越多。临床上芒刺多见于舌尖与舌边，舌尖芒刺多属心火亢盛，舌边芒刺多属肝胆热盛。

（3）裂纹　舌体上有多种纵行或横行的裂沟或皱纹，可因热盛伤津、或阴虚液涸、或血虚等，以致舌体失于濡养而成。若舌质红绛而有裂纹属热盛；舌质淡而有裂纹属血虚。另外裂纹舌可见于少数正常人，不作病论。

3. 舌态　指舌体运动时的状态，常见的病理状态有震颤、歪斜、痿软、强硬短缩、吐弄等。

（1）震颤　舌体不自主地颤抖，多属风证，可由气血两虚、阴液亏耗、热极生风、肝阳化风等引起。

（2）歪斜　舌体偏歪于一侧，为中风偏瘫或中风先兆。

（3）痿软　舌体软弱无力，难于随意屈伸，因气血俱虚或阴液枯涸，筋脉失养所致。

（4）强硬　舌体不柔和，屈伸不利，甚或不能转动，属高热伤津，邪热炽盛，或为中风的征兆。

（5）短缩　舌体紧缩不能伸长，为危重证候的反应。舌淡或青而湿润短缩，属寒凝筋脉；舌胖而短缩，属痰湿内阻；舌红绛干而短缩，属热病津伤。

（6）吐弄　舌伸长，吐出口外为吐舌；舌微露口外，立即收回，或舌舔口唇上下左右，为弄舌。两者皆因心脾有热。吐舌可见于疫毒攻心，或正气已绝；弄舌为动风先兆，或小儿智力发育不良。

（二）望舌苔

正常舌苔是胃气上蒸在舌面上形成的一层苔状物。望舌苔主要应观察苔色和苔质两个方面的变化。

1. 苔色　舌苔的颜色变化，主要有白苔、黄苔、灰黑苔等几种。

（1）白苔　多主表证、寒证。若苔白而薄少，为薄白苔，是外感表证；苔白而厚腻，称厚白苔，为寒湿内阻。

（2）黄苔　主里证、热证。亦偶见于寒证。淡黄主热轻；深黄主热重；老黄主热结。

（3）灰黑苔　主寒证，又主热证。若舌苔灰黑而润，属寒湿内盛；若舌苔灰黑而干燥，属热盛伤津。

2. 苔质　有厚薄、润燥、腐腻、剥脱等几种。

（1）厚薄　舌苔较少，透过舌苔能隐约看见舌体者，称薄苔，病邪表浅，属表证。舌苔较多，透过舌苔不能看见舌体者，称厚苔，病邪较深，属里证。

（2）润燥　舌面润泽滋润，称润苔，津液未伤。舌面干燥少津，称燥苔，属燥热伤津。

（3）腐腻　苔质疏松，颗粒较大，附着松散，容易揩去，形如豆腐渣状，称为腐苔，为阳热有余，蒸化胃中食浊上蒸于舌面而致。苔质致密，颗粒细腻，附着牢固，不易揩去，形如油腻黏液附于舌面，称腻苔，由湿浊内蕴，阳气被遏所致。

（4）剥脱　舌苔部分或全部剥离脱落，为剥脱苔。舌苔不规则片状剥脱，界限清楚，形似地图者，称地图舌，为胃气不足、胃阴损伤所致。若舌苔全部剥脱，舌面光洁如镜，称光剥舌，又称镜面舌，为胃气大伤，胃阴枯竭。

四、望排出物

排出物是排泄物和分泌物的总称，如痰、涎、呕吐物、粪、尿、涕、唾、汗、带下等。望排出物时，应注意观察其形、色、质、量等方面的变化。以测知其寒、热、虚、实的不同。一般来讲，排出物色淡、白，质清稀，多属寒证；色深、黄、质稠、浊，多属实证、热证。

五、望小儿指纹

小儿指纹是浮露于两手食指掌侧前缘的脉络，是手太阴肺经的一个分支，故与诊寸口脉意义相似。适用于3岁以内的幼儿。由于小儿寸口脉短小，又常哭闹，影响切脉的准确性，而食指脉络暴露，易于诊察，可弥补小儿脉诊的不足。

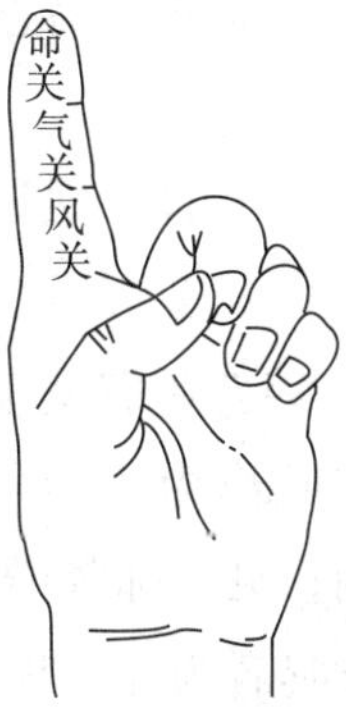

图6－2　小儿指纹三关图

食指第一节为风关，第二节为气关，第三节为命关（图6－2）。正常指纹为红黄隐隐，隐现于食指风关之内。望小儿指纹主要观察其纹位、纹色、纹形三方面的变化。其临床意义可概括为：浮沉分表里，红紫辨寒热，淡滞定虚实，三关测轻重。即指纹浮显者多表证；指纹深沉者多里证；红紫多热证；青色主惊风或疼痛；淡白多虚证；色浓滞多实证；若指纹突破风关，显至气关，甚至命关，表明病情逐渐加重；若直达指端称为“透关射甲”，为病情危象。指纹对小儿疾病的诊断有一定的帮助，仍需结合其他诊法做出正确的诊断。

扫码“学一学”

第二节　闻　诊

闻诊是医生通过听声音和嗅气味来诊察疾病的方法，即包括听声音和嗅气味两个方面。

一、听声音

听声音包括听病人的语言、呼吸、咳嗽、呕吐、呃逆等各种声响的变化。正常的声音发声自然、音调和谐、语言清楚，言与意符。

（一）发声

一般来讲，声音高亢有力为实证、热证；声音低弱无力为虚证、寒证。若发声异常，声音嘶哑，称为喑哑；完全不能发声，称为失音。其中新病喑哑或失音，多属实证，是外感风寒或风热、或痰浊壅滞，肺气不宣所致，即所谓“金实不鸣”。久病喑哑或失音，多属虚证，是肺肾阴虚，肺失滋润所致，即所谓“金破不鸣”。

（二）语言

“言为心声”，故语言异常，多属心病，为神明之乱。

1. 谵语　神志不清，语无伦次，声音高亢有力者为谵语，是热扰心神之实证。

2. 郑声　神志不清，语言重复，时断时续，声音低弱者，为郑声，是心气大伤，精神散乱的危象。

3. 独语　喃喃自语，喋喋不休，逢人便止。为心气不足或痰浊蒙蔽心窍。

4. 狂言　精神错乱，语无伦次，不避亲疏。为痰火扰心或热入心包。

5. 言謇　言语不清，舌强謇涩。见于温病热陷心包或痰蒙心窍及中风患者。

（三）呼吸

1. 气粗与气微　呼吸气粗而快，属于实证、热证，见于外感病。呼吸气微而慢，属于虚证、寒证，见于内伤正气不足。

2. 喘与哮　呼吸困难，短迫急促，甚至鼻翼煽动，张口抬肩，难以平卧，为喘。喘有虚实之分。实喘发作急剧，声高气粗，呼出为快；为病邪壅塞肺气。虚喘来势较缓，喘声低微，气怯声低，吸入为快，动辄加剧；见于肺肾虚损。

呼吸急促似喘，声高断续，喉间哮鸣者为哮。哮证有寒热之别，时发时止，反复难愈，为痰饮内伏，复感外邪所致。喘不一定兼哮，哮必兼喘，故临床上哮喘并称。

（四）咳嗽

咳嗽是肺系疾病的主要症状之一，因肺失宣降、肺气上逆所致。有声无痰为咳，有痰无声为嗽，有声有痰为咳嗽。咳声重浊为肺实；咳声低弱少气或久咳声哑为肺虚；咳声阵作，连续不断，叫声如鹭鸶为百日咳，又称“顿咳”，常见于小儿，风邪与伏痰搏结，郁而化热，阻遏气道所致；若咳声如犬叫，喉间有白膜不易剥去，见于白喉，属肺肾阴虚，火毒攻喉。

（五）呃逆、嗳气、呕吐

1. 呃逆　俗称“打嗝”，表现为胃气上逆，冲于咽部，声短而频，呃呃连声，不能自制。呃逆频频，连续有力，高亢而短，属邪热客胃。呃声低沉而长，气弱无力属脾胃虚寒。

2. 嗳气　亦称噫气，是气从胃中向上出于咽喉发出的声音，声长调低，能够自制，属胃气上逆。嗳气无味，为胃虚或寒气侵于胃中；嗳气不止，胸腹不舒，属气郁胸腹；嗳气吞酸，是宿食不化。

3. 呕吐 有胃内容物自口中吐出为呕吐。虚证或寒证，呕吐来势较缓，呕声低微；实证或热证，呕吐来势较猛，声响有力。

二、嗅气味

包括病人身体及其排泄物、分泌物的异常气味以及闻病室气味。一般气味臭秽或腥臭多为实证、热证；气味清淡者多为虚证、寒证。嗅病气可了解病程长短、病邪轻重及寒热属性，对疾病的预后有一定意义。

第三节 问 诊

扫码“学一学”

案 例

林某，男，47岁，三天前与爱人争吵后出现胃痛纳呆，连胁走窜，胸闷喜太息，大便不爽，苔薄白，脉弦。请分析患者胃痛属于哪种性质？诊断依据是什么？

问诊是医生询问病人或陪诊者，了解疾病的发生、发展、治疗经过、现在症状及其他与疾病有关的情况，以诊察疾病的方法。包括问一般情况、主诉、现病史、现在症、既往史、个人生活史、家族史等。本节重点介绍问现在症，现在症是病人就诊时所感到的痛苦与不适以及与病情相关的全身情况，是问诊中的重要内容，是临床诊断的主要依据。

知识链接

十问歌

古代医生十分重视问诊，明代医家张景岳将问诊写成《十问歌》，后人又加以修改而成“一问寒热二问汗，三问头身四问便，五问饮食六问胸，七聋八渴俱当辨，九问旧病十问因，再兼服药参机变，妇女尤必问经期，迟速闭崩皆可见，再添片语告儿科，天花麻疹全占验。”

一、问寒热

问寒热是指询问病人有无怕冷和发热的感觉。怕冷有恶寒和畏寒之分。恶寒是指病人自觉寒冷，加衣被或近火取暖不能缓解者；恶寒严重，伴身体战栗为寒战；病人身寒怕冷，加衣被或近火取暖可以缓解者为畏寒。发热是指病人体温升高，或体温正常，但患者自觉全身或局部发热者。根据寒热的不同，临床分为恶寒发热、寒热往来、但寒不热、但热不寒四种情况。

（一）恶寒发热

恶寒发热同时出现，可见于外感表证。根据恶寒发热轻重及兼证的不同，又分以下三类。

1. 恶寒重发热轻 兼无汗、身痛等症，为表寒证，是外感风寒所致。

2. 发热重恶寒轻 兼口渴、面红等症，为表热证，是外感风热所致。

3. 发热恶风 兼汗出、脉浮缓等症，为表虚证，是外感风邪所致。

（二）但寒不热

是病人只有怕冷而无发热，为里寒证，又分为实寒和虚寒两种。新病恶寒为实寒，因寒邪直中于里，侵犯脏腑所致；久病畏寒为虚寒，因阳气虚衰，不能温煦所致。

（三）但热不寒

病人只有发热而无怕冷。为里热证。根据热势的高低、发热的时间及特点，有以下几种类型。

1. 壮热 是指病人高热不退（体温超过39℃）。常见满面通红、口渴饮冷、大汗出、脉洪大，属里实热证。

2. 潮热 是指病人定时发热或按时热甚，如潮汐有定时。

3. 低热 病人轻度发热，热势较低，多在37℃～38℃之间，又称微热。见于内伤阴虚内热、气虚发热、温热病后期余热未尽及小儿夏季热。

（四）寒热往来

恶寒与发热交替发生，为正邪交争，互为进退，见于半表半里，邪在少阳病和疟疾。

二、问汗

汗是人体津液所化，阳气蒸化津液从玄府达于体表而成。问汗是询问病人有无汗出异常的情况，询问时主要了解有汗、无汗，出汗的时间、部位、量的多少及主要兼证等，借以辨别疾病的寒热虚实。

（一）表证辨汗

外感表证询问有汗无汗，可辨别病邪的性质。表证无汗，属外感寒邪之表实证。表证有汗，为外感风邪之表虚证，或外感风热证。

（二）里证辨汗

主要有以下几种特殊的异常出汗。

1. 自汗 以日间汗出，汗出不止，动辄尤甚，称自汗。兼畏寒、神疲乏力等症，为气虚或阳虚不固。

2. 盗汗 以睡时汗出，醒时自止，称盗汗。兼潮热、颧红、舌红少苔等症，为阴虚内热。

3. 战汗 病人先恶寒战栗，表情痛苦，几经挣扎而后汗出者为战汗。是热病正邪剧烈交争的表现。如汗出热退，脉静身凉，为邪去正复，疾病好转的征象；若汗出身热，烦躁不安，脉来急疾，为邪盛正衰，疾病恶化的表现。

4. 绝汗 即亡阴、亡阳时所出之汗。若汗出如油，汗热味咸，脉细数无力为亡阴；若汗出如珠，汗凉而味淡，面色苍白、四肢厥冷、脉微欲绝为亡阳。

三、问疼痛

疼痛是临床上最常见的自觉症状之一，可发生于患病机体的各个部位。疼痛形成的机理不外乎两个方面：一是“不通则痛”，因有形之邪阻滞，如感受外邪、或气滞血瘀、或痰浊凝滞、或虫积食积等，阻闭经络，使气血运行不畅所致，为实证。二是“不荣则痛”，因机体组织失于滋养，如气血不足、或阴精亏损，使经脉空虚、脏腑失养所致，为虚证。重点询问疼痛的性质、部位、程度、时间、喜恶等。

（一）问疼痛的性质

疼痛而且胀由气滞所致；疼痛如针刺是瘀血的特点；痛如刀割，痛势剧烈为实邪内侵，气机闭阻；疼痛游走不定为风邪偏胜或气滞所致；疼痛部位固定属血瘀或寒湿偏胜；疼痛有烧灼感见火邪致病；疼痛而局部寒冷，得温则减为寒邪阻络或阳气不足所致；疼痛隐隐，绵绵不绝，痛处喜按，多有气血不足。

（二）问疼痛的部位

1. 头痛 头痛部位的不同，可判断病在何经。如前额连眉棱骨痛属阳明经痛；头两侧痛属少阳经痛；后头痛连项者属太阳经痛；头顶痛属厥阴经痛。

2. 躯体痛 躯体不同部位的疼痛，可说明相应脏腑的病变。如胸痛多心肺病变，脘痛多胃府病变，胁肋痛多肝胆病变，腰痛多肾脏病变，腹痛则与脾、大肠、小肠、膀胱、胞宫等多个脏腑病变有关。

3. 四肢痛 是指四肢关节疼痛，多见于痹证，为外感风寒湿三气所致。感邪的轻重不同，临床表现各异。若关节疼痛以游走窜痛为特点，称为风痹，亦称行痹，是以感受风邪为主；若关节疼痛剧烈，且喜热恶寒者，称为寒痹，亦称痛痹，是以感受寒邪为主；若关节疼痛，以痛处沉重不移为特点，称为湿痹，又称着痹，是以感受湿邪为主；若关节疼痛，是以红肿热痛为特点，称为热痹，是风寒湿邪化热所致。

四、问饮食口味

问饮食主要包括问饮水的多少、食欲的好坏等方面。

（一）问饮水

通过询问饮水情况，了解津液的盛衰变化和输布是否正常。患者口渴明显、饮水量多，津液大伤，可见燥证、热证，或发汗、吐泻、利尿太过。患者无口渴饮水，津液未伤，可见寒证、湿证。患者虽有口干口渴，但又不想饮水或饮水不多，是津液轻度损伤或津液输布障碍，见于湿热、痰饮、瘀血等病症。

（二）问饮食

患者食欲好坏和食量的多少，对于判断患者脾胃功能的强弱以及疾病的预后转归，具有重要的意义。

1. 纳呆 是患者不想进食，食量减少，甚至恶食。是脾胃受纳运化功能降低的表现，常见于脾胃气虚、湿邪困脾、饮食积滞、肝胆湿热等。

2. 消谷善饥 食欲过于旺盛，进食量多，且易饥饿，又称“多食易饥”。多为胃火亢进，腐熟太过所致。

3. 饥不欲食 患者有饥饿感，又不想进食，或进食不多。因胃阴不足，虚火内生所致。

（三）问口味

口淡无味多见于脾虚水湿内停；口甜多见于脾胃湿热；口苦多为肝胆湿热；口腻见于脾胃湿困；口臭多见于胃火炽盛、饮食积滞；口酸见于肝胃不和；口咸见于肾虚。

五、问睡眠

睡眠异常有失眠与嗜睡两种情况。

1. 失眠　患者经常不易入睡，或睡而易醒，甚至彻夜难眠为失眠。虚证多为心血不足、心神失养，或阴虚火旺、内扰心神；实证多为邪气内扰，或气机不畅所致。

2. 嗜睡　患者自觉神疲困倦，睡意很浓，时时欲睡。虚证多气血不足，或阳虚阴盛，清阳不升；实证多为痰湿内盛，困阻清阳所致。病重嗜睡多危象。

知识链接

重视睡眠

睡眠是人体的一种主动过程，可以恢复精神和解除疲劳。充足的睡眠、均衡的饮食和适当的运动，是国际社会公认的三项健康标准。为唤起全民对睡眠重要性的认识，2001 年，国际精神卫生和神经科学基金会主办的全球睡眠和健康计划发起了一项全球性的活动，此项活动的重点在于引起人们对睡眠重要性和睡眠质量的关注。2003 年中国睡眠研究会把“世界睡眠日”正式引入中国，即每年的 3 月 21 日是世界睡眠日。

人的一生大约有 1/3 的时间是在睡眠中度过的。当人们处于睡眠状态时，大脑和身体都得到休息、休整和恢复。有助于人们日常的工作和学习。因此，保障睡眠时间，提高睡眠质量，是人们正常工作学习生活的保障。

六、问二便

二便的排出是正常的生理现象。问二便，主要是询问大小便的次数、量、质以及排便感等方面有无异常。由于二便的排泄，直接反映消化功能和水液代谢，故询问二便正常与否，可了解各脏腑的功能，从而判断疾病的寒热虚实。

（一）问大便

主要询问大便的次数、质地和排便感等方面。

1. 泄泻　大便次数增多，便质稀软不成形或呈水样，称为泄泻，有寒热虚实之别。大便臭秽，腹痛肠鸣，肛门灼热多因湿热；便下如水，色淡味腥，腹痛喜温为寒湿；吐泻交作，泄下酸臭，甚至有未消化食物，多为伤食；完谷不化，迁延日久多为脾胃虚弱；黎明前腹痛欲泻，泻后则安，称为“五更泻”，为脾肾阳虚所致。

2. 便秘　大便次数减少，便硬难排，甚至多日不解，称为便秘。腹胀便秘，苔黄燥裂多因实热；腹痛拒按，苔白身冷多因实寒；努挣乏力，排便困难，多为气虚或血虚所致。

3. 便血　大便中带血，其中先便后血，血色暗紫，甚黑如柏油，称为远血，多为胃脘出血；先血后便，血色鲜红者，称为近血，常见肠道脉络损伤。

4. 完谷不化　即大便中含有较多未消化的食物。多见于脾肾亏虚。

5. 里急后重　腹痛窘迫，时时欲泻，肛门重坠，便出不爽。多因湿热内阻，肠道气滞所致，为痢疾病之症。

6. 肛门气坠　肛门有下坠感，甚至脱肛，常于劳累或排便后加重，多属脾虚气陷。

（二）问小便

询问尿量、尿次和排尿感等方面的情况。一般尿色黄短少多属热证；色白而清长多属寒证。患者多尿、多饮、多食而消瘦，为消渴。患者尿频、尿急、尿痛为淋证，因膀胱湿热、砂石阻塞、肾虚火旺所致。小便不畅，点滴而出称癃；小便不通，点滴不出者称闭。多因肾气虚弱，膀胱气化不利；或血瘀、湿热、结石阻滞膀胱。睡眠中小便自行排出，为遗尿，俗称尿床，属肾气不固。

七、问妇女及小儿

妇女除常规的问诊外，应了解月经、带下、妊娠、生育等情况，作为妇科或一般疾病的诊断与辨证依据。

（一）问月经

主要询问月经周期、经期、经色、经质、经量、末次月经以及有无痛经等。

1. 经期异常 若周期提前 7 天以上，且连续 2 个月者，称为月经先期，见于血热和气虚；若周期延后 7 天以上，且连续 2 个月者，称为月经后期，见于血虚和血瘀证；经期错乱不定，称月经先后不定期，见于气滞。

2. 经量异常 月经过多，多为血热和气虚；月经量少，多为气血虚证；不在行经期间，不规则的阴道出血称崩漏，为血热和脾不统血。停经 3 个月以上为闭经，妊娠闭经为生理现象。

3. 经色、经质异常 月经色淡清稀为血虚；色深质稠为血热；色紫黯有血块为寒凝血瘀。经色黯红有血块为血瘀证。

（二）问带下

主要了解色、量、质、气味等情况。若分泌过多、连绵如带者，即为带下病。带下色白清稀无臭为脾虚；带下清冷、质稀量多，为肾虚；带下色黄质稠、量多臭秽为湿热下注；带下色赤，淋漓不断，兼有腥臭为肝经郁热。

问小儿，除了解一般情况外，应结合小儿不同发育时期的生理、病理特点进行询问。要着重询问小儿出生前后情况、出生后的预防接种、传染病史以及常易引起小儿疾病的因素如外感、饮食、惊吓等。

第四节 切 诊

扫码“学一学”

切诊是医生用手对病人体表进行触、摸、按、压，从而获得辩证资料的诊察方法。包括脉诊和按诊两部分。

一、脉诊

又称“切脉”“候脉”，是医生用手指触按患者脉之搏动，体察脉之形象，以了解病情、辨别病证的诊察方法。是中医特有的诊察方法。脉，指脉道，是气血运行的道路。脉象是心动应脉，脉动应指的形象。脉诊有遍身诊法与寸口诊法，本节只介绍寸口诊法。

扫码“看一看”

知识链接

起死回生术

《史记》记载扁鹊是最早应用脉诊的医生。一次，扁鹊路过虢国，听说虢太子暴亡，举国悲哀；扁鹊诊之，问明情况，仔细诊脉，认为太子只是突然昏倒不省人事，鼻息微弱像死去一样的“尸厥”症；扁鹊精心调治，虢太子果真苏醒并逐渐康复。从此，人们传说扁鹊有起死回生术。

（一）寸口诊法

1. 寸口诊法 寸口又称气口或脉口。寸口诊法是医生用食、中、无名指切按患者掌后高骨（桡骨茎突）内侧的一段脉动（桡动脉搏动）形象，以推测人体生理病理状况的一种诊察方法。寸口又分为寸、关、尺三部，以桡骨茎突为标记，其内侧为关，关前为寸，关后为尺（图6-3）。两手各有寸、关、尺三部。关于寸关尺分候脏腑，左手寸、关、尺分候心、肝、肾；右手寸、关、尺分候肺、脾、命门。寸关尺三部又分为浮中沉三候，三三而九，这就是寸口诊法的三部九候。

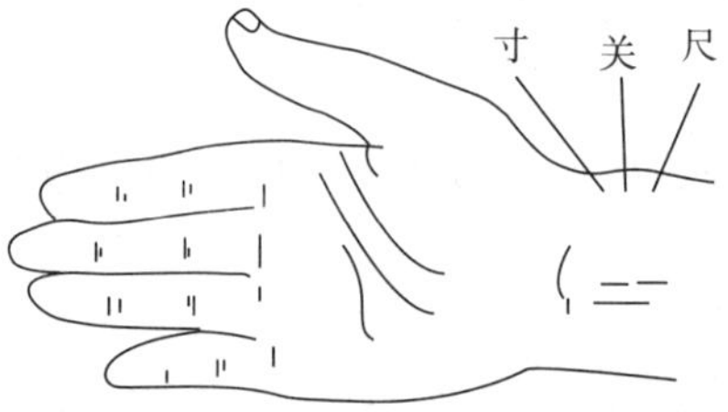

图6-3 寸关尺部位示意图

2. 诊脉方法及注意事项 诊脉以清晨为佳。平时诊脉让患者在安静环境中休息片刻，减少运动、情绪和饮食等干扰。病人取坐位或仰卧位，前臂自然伸展，与心脏平齐，手腕舒展，手掌向上，手指自然弯曲，在腕关节下垫松软的脉枕，使寸口显露。

医生用中指定关，食指定寸，无名指定尺，三指呈弓形，指头平齐，以指腹按触脉体。布指的疏密与病人身长成正比。三指平布同时用力，称为“总按”，但用一指候脉称为“单按”。临床上，总按与单按常配合使用。对三岁以上的小儿，可用一指定三关。

指法用举、按、寻三种基本指法。手指轻轻按在皮肤上为“浮取”，名为“举”；用力重按至筋骨为“沉取”，名为“按”；不轻不重，中等度用力按至肌肉为中取，名为“寻”。用以判断脉的部位、粗细、长短、力度等。

医生在诊脉时应当调匀呼吸，清心宁神，以自己的呼吸计算病人的脉搏次数。一呼一吸称为“一息”。常人的脉象应当一息4~5次，约合每分钟72~80次。诊脉时间不应少于一分钟，必要时还可适当延长，避免遗漏结代脉。

（二）常脉

正常的脉象称为常脉，又称平脉。具有“胃、神、根”三个特点。有胃，指脉象从容和缓，节律一致，表示脾胃功能健旺，营养良好；有神，指脉象柔和有力，节律整齐，表示气血充盈，心神健旺；有根，指迟脉有力，沉取不绝，表示肾气充足。

常脉可受年龄、性别、气候、体质等因素的影响而略有改变。如小儿较成人脉为快；

女子脉稍细濡；胖人脉较沉；瘦人脉较浮；夏季脉较洪；冬季脉较沉；也有桡动脉位置异常所致的“斜飞脉”和“反关脉”，不属病脉。

（三）常见病脉及临床意义

1. 浮脉 轻按即得，重按反减；举之有余，按之不足，如“水上漂木”。主表证。浮而有力为表实；浮而无力为表虚。但久病重病患者，也有见浮脉的，多浮大无力，不可误作外感论治。

2. 沉脉 轻取不应，重按始得；举之不足，按之有余。主里证。沉而有力为里实证；沉而无力为里虚证。

3. 迟脉 脉来迟缓，一息不足四至（脉搏每分钟不满60次）。主寒证。迟而有力为实寒；迟而无力为虚寒。但邪聚热结，阻滞血脉流行，亦可见迟脉，如阳明腑实证，故不可概以迟为寒，当四诊和参。

4. 数脉 脉来急促，一息六至以上（每分钟脉搏多于90次）。主热证。数而有力为实热；数而无力为虚热。

5. 实脉 三部脉举按寻皆有力，即脉来去俱盛，坚实有力。主实证。

6. 虚脉 举之无力，按之空虚，应指松软，即三部脉举按寻皆无力。主虚证。

7. 洪脉 脉形宽大，应指浮大有力，来盛去衰，状如波涛汹涌。主热甚。

8. 细脉 脉细如线，应指明显。主虚证、湿证。

9. 弦脉 脉形长直，如按琴弦。主肝胆病、痛证、痰饮病。

10. 紧脉 脉形弦急，如牵绳转索，指感比弦脉更有力。主实寒证、痛证。

11. 滑脉 往来流利，如珠走盘，应指圆滑。主痰饮，食滞、实热，妇女妊娠可见。

12. 涩脉 往来艰涩不畅，如轻刀刮竹。主伤精、血少、气滞血瘀。

13. 濡脉 浮而细软，如絮浮水，轻手相得，重按不显。主虚、主湿。

14. 结脉 脉来缓而时一止，止无定数，即脉搏慢而有不规则的间歇。主阴盛气结，寒痰血瘀，癥瘕积聚。

15. 促脉 脉来数而时一止，止无定数，即脉搏快而有不规则的间歇。主阳盛实热，气血痰饮宿食停滞，亦主肿痛。

16. 代脉 脉来一止，止有定数，良久方来，即有规律的间歇。主脏气衰微。

二、按诊

按诊是医生对病人肌肤、四肢、胸腹等部位进行触摸按压，分辨其温、凉、润、燥、软、硬、肿胀、包块及病人对按压的反应，如疼痛、喜按、拒按等，以推断疾病的部位和性质。

（一）按肌肤

辨别温凉润燥及肿胀等。皮肤温凉，反映体温的高低，但需注意热邪内闭时胸腹灼热而四肢、额部不甚热，甚至皮肤欠温。皮肤的润燥，反映有汗、无汗和津液是否耗伤，如皮肤湿润，多属津液未伤；皮肤干燥而皱缩，是伤津脱液，气阴大伤；久病皮肤十分干燥，触之刺手称肌肤甲错，为阴血不足瘀血内结。皮肤按之凹陷不能即起是水肿，按之凹陷，举手即起为气肿、虚胖。

（二）按四肢

四肢欠温多阳虚；四肢厥冷是亡阳或热邪内闭；身发热而指尖独冷是亡阳虚脱或热闭痉厥的先兆；手足心热是阴虚发热。此外，还应注意四肢瘫痪或强直等。

（三）按腹部

辨腹部病变的部位、腹痛及癥瘕积聚的性质。病变在脘腹（中上腹）属胃，在两胁下（左右侧腹）属肝胆，在脐周围属胃或大小肠，在小腹属肝、膀胱或肾。按压后疼痛减轻的（喜按），多属虚痛，按压后疼痛加剧（拒按）属实痛、热痛。腹部有块物，按之软，痛无定处，按之无形，聚散不定者为瘕聚，多属气滞；部位固定，按之较硬，痛有定处，按之有形，固定不移者为癥积，多属瘀血、痰、水等实邪聚集而成。

目标检测

选择题

A1/A2 型题

1. 神在全身皆有表现，但最突出地表现于
   A. 语言　　B. 表情
   C. 目光　　D. 动态
   E. 应答反应
2. 满面通红多属于何证
   A. 实热证　　B. 虚热证
   C. 脾胃湿热　　D. 肝胆湿热
   E. 戴阳证
3. 青色可见于下列哪项病证
   A. 血虚证　　B. 气虚证
   C. 气脱证　　D. 瘀血证
   E. 痰饮证
4. 脏腑在舌面上的分布，一般认为舌根属于
   A. 肾　　B. 脾胃
   C. 心肺　　D. 肝胆
   E. 大小肠
5. 黄苔一般主
   A. 寒证　　B. 热证
   C. 瘀血　　D. 湿证
   E. 痰饮
6. 下列哪项属于观察苔质的内容
   A. 颤动舌　　B. 红舌
   C. 歪斜舌　　D. 剥脱苔
   E. 黄苔

7. 得神的表现提示

A. 精充气足神旺，属无病或病轻
B. 正气不足，神气不旺
C. 正气大伤，精气亏虚
D. 精气衰竭，虚阳外越
E. 阴阳离绝

8. 根据经络在头部的分布，厥阴经痛者多在

A. 前额
B、头两侧
C. 后头部
D. 头顶部
E. 后项部

9. “有根”脉象是指

A. 不浮不沉
B. 节律一致
C. 不大不小
D. 尺脉沉取有力
E. 从容和缓

10. 诊脉时，成人一息脉动几次为正常

A. 3 ~4 次
B. 4 ~5 次
C. 5 ~6 次
D. 6 ~7 次
E. 7 ~8 次

11. 左手寸口的寸部对应的脏腑是

A. 肺
B. 脾胃
C. 肾
D. 心
E. 命门

12. 沉脉的脉象主病常为

A. 表证
B. 里证
C. 寒证
D. 热证
E. 实证

13. 患者腹部痞胀，纳呆呕恶，肢体困重，身热起伏，汗出热不解，尿黄便溏。其舌象应是

A. 古红苔黄腻
B. 舌红苔黄糙
C. 舌绛苔少而干
D. 舌绛苔少而润
E. 舌红苔白而干

14. 患者突然昏倒，口吐涎沫，四肢抽搐，醒后如常，可诊断为

A. 狂证
B. 癫证
C. 痫证
D. 中暑
E. 心阳暴脱

15. 患者恶寒发热；头身疼痛，无汗，鼻塞流涕，脉浮紧。其舌苔应是

A. 白厚
B. 薄白
C. 黄腻
D. 花剥
E. 白腻

16. 一患者，面目一身俱黄，皮色鲜明如橘色，应诊为

A. 湿疹
B. 阳黄

C. 阴黄　　D. 水疸

E. 水肿

17. 一患者经常夜间睡后汗出不止，醒则自止，称为

A. 盗汗　　B. 自汗

C. 绝汗　　D. 战汗

E. 黄汗

18. 大便夹有不消化食物，酸腐臭秽者，多因

A. 大肠湿热　　B. 寒湿内盛

C. 伤食积滞　　D. 脾胃虚弱

E. 肝胃不和

扫码"练一练"

（董　红）

第七章

辨证施护

学习目标

知识要点

1. 描述八纲的基本概念。
2. 说明阴阳、表里、寒热、虚实四对纲领的具体内涵。
3. 归纳阴阳、表里、寒热、虚实之间的异同点。

技能要点

能够依据八纲理论对患者实施护理措施。

中医辨证施护的过程，就是认识疾病和护理疾病的过程。辨证是决定护理的前提和依据，施护是护理疾病的手段和方法。在众多辨证方法中八纲辨证是各种辨证方法的总纲，脏腑辨证是各种辨证方法的基础。

扫码“学一学”

第一节 八纲辨证施护

八纲，是指阴、阳、表、里、寒、热、虚、实八个辨证纲领。八纲是中医认识、概括和归纳各种证候的总纲，在诊断疾病的过程中，有提纲挈领的作用，适用于临床各科的辨证。

一、表里辨证与施护

表里是辨别病变部位、病情轻重和病势趋向的两个辨证纲领。表里辨证，适应于外感病，可以了解疾病的轻重进退，掌握疾病的演变规律，为选择治疗和护理方法提供依据。

考点提示

表里是辨别病变部位、病情轻重和病势趋向的两个辨证纲领。

（一）表证

表证是指六淫邪气经皮毛、口鼻侵入机体时所产生的证候。表证多见于外感病的初起阶段。具有起病急、病程短、病位浅的特点。

【临床表现】 发热恶寒（或恶风），头身痛，舌苔薄白，脉浮，兼见鼻塞流涕，咽喉痒痛，咳嗽等。

【护治原则】辛散解表。

【护理措施】

（1）密切观察患者的体温、呼吸、脉搏等生命体征以及舌象、汗出情况等。

（2）室内环境安静，空气新鲜，温湿度适宜，根据不同季节气候及病因，采用不同的护理方式，如冬季多寒证，应保持室内温暖湿润；夏季多热证，应注意通风避暑。

（3）饮食宜清淡、细软、易于消化，多饮开水，少食辛辣、油腻之物。

（4）解表药不宜久煎，药宜温服，服药后应安静卧床休息，覆被并饮适量热粥（汤）以助药力。服药后，观察汗出情况，以微汗为宜，不可过汗以免伤及正气。如汗出热退，脉静身凉，为邪去表解，停药；若汗出热不退，为表证未解，继续服药。年老体弱者服解表药，不可过服，否则易汗出过多而致虚脱。

（二）里证

里证是指病变部位在机体深层（脏腑、气血、骨髓）的一类的证候，多见于外感病的中、后期或内伤病。里证的产生大致有三种情况：一是外邪不解，内传入里，侵犯脏腑而成；二是外邪直接侵犯脏腑而致；三是情志内伤、劳倦过度、饮食不节等因素，直接造成脏腑气血的功能失调，而出现各种病证。

【临床表现】里证包括的范围极广，病位广泛，症状繁多，如壮热，口渴，腹痛，呕吐，便秘或腹泻，苔厚，脉沉等。

【护治原则】依据具体证候分别选用不同的护理原则。

【护理措施】

（1）根据患者病情，对相关证候给予密切观察。

（2）室内环境安静整洁，空气新鲜，温湿度适宜。

（3）根据不同病证给予不同的饮食护理。如里寒者，饮食宜温热，忌食生冷；邪热内盛者，可适量饮用绿豆汤、西瓜汁等，以清热生津止渴；阴虚者，可食滋阴养血之品。

（4）里证的病程较长，患者多产生烦躁、悲观等消极情绪，故护理中要注意情志调护，耐心、热忱的做好患者思想工作，使患者安心养病，积极配合治疗。

（三）表证与里证的鉴别

表证与里证的鉴别（表7－1）。

表7－1　表证里证鉴别表

证型	病程	寒热	内脏证候	舌象	脉象
表证	短	恶寒发热	不明显，以头身疼痛，鼻塞或喷嚏等为常见症状	少有变化	浮脉
里证	长	但热不寒或但寒不热	明显，如头晕，目眩，心悸，咳喘等表现	多有变化	沉脉

二、寒热辨证与施护

寒热是辨别疾病性质的两个纲领。寒和热实质上是阴阳偏盛偏衰的具体表现。阳盛则热，阴盛则寒，阳虚则外寒，阴虚则内热。辨明寒热，对指导临床治疗有着重要的意义，是制定护理药原则“寒者热之”“热者寒

考点提示

寒热是辨别疾病性质的两个纲领。

之”的重要依据。

（一）寒证

寒证是指感受寒邪，或阴盛阳虚所表现的证候。多因外感阴寒邪气；或因内伤久病，阳气耗伤；或过服生冷寒凉，阴寒内盛所致。

【临床表现】恶寒喜暖，面色苍白，肢冷踡卧，口淡不渴，痰、涎、涕清稀，小便清长，大便稀溏，舌淡苔白而润滑，脉迟或紧等。

【护治原则】寒者热之。

【护理措施】

（1）注意观察患者的面色、寒热喜恶、肢体温凉、口渴与否、舌象、脉象等情况；注意观察涎、涕、痰、尿、便的分泌物、排泄物的情况。

（2）室温应适度偏高，居处宜向阳、安静、通风。患者注意防寒保暖。

（3）饮食宜温热，忌生冷。如表寒证，可选用辛温之葱、姜煮水，驱邪外出；虚寒证，可用温补之品，以助阳散寒。但辛温燥热药，多用伤阴，故中病即止。药宜温服。

（二）热证

热证是指感受热邪或阳盛阴虚，人体的机能活动亢进所表现的证候。多因外感火热之邪，或寒邪化热入里；或因七情过激，郁而化热；或饮食不节，积蓄为热；或房室劳伤，劫夺阴精，阴虚阳亢所致。

【临床表现】恶热喜冷，口渴喜冷饮，面红目赤，烦躁不宁，痰、涕黄稠，吐血衄血，小便短赤，大便干结，舌红苔黄而干燥，脉数等。

【护治原则】热者寒之。

【护理措施】

（1）严密观察发热程度及汗出、神志、食欲、二便、斑疹、出血、舌苔、脉象等情况。

（2）患者应卧床休息，保持室内凉爽通风。及时擦汗，勤更衣，避免受凉。

（3）饮食宜清凉，忌食辛辣之品；并适当补充水液。寒凉药宜冷服或微温服，中病即止，不可过服、久服。

（4）热证患者情绪易于激动，应注意安抚其情绪，以利于治疗。

（三）寒证与热证的鉴别

寒证与热证的鉴别（表7-2）。

表7-2　寒证热证鉴别表

证型	面色	四肢	寒热	口渴	二便	舌象	脉象
寒证	苍白	不温	恶寒喜热	不渴	小便清长大便稀溏	舌淡苔白润	迟
热证	红赤	灼热	恶热喜冷	口渴喜冷饮	小便短赤大便干结	舌红苔黄干	数

三、虚实辨证与施护

虚实是辨别邪正盛衰的两个纲领。通过虚实辨证，我们可以掌握病者邪正盛衰的情况，为治疗及护理提供依据。实证宜攻，虚证宜补，只有辨证准确才能攻补适宜，免犯实实虚虚之误。

扫码“看一看”

（一）虚证

考点提示

虚实是辨别邪正盛衰的两个纲领。

虚证是指人体正气虚弱而邪气不盛所表现的证候，包括阴、阳、气、血、津液及脏腑等亏虚所致的各种病证。虚证的形成有先天不足和后天失调两个方面，但以后天失调为主。先天不足多因父母素体虚弱，禀赋不足。后天因素如饮食失调、七情劳倦、产后失养、年老体衰、房室过度，或久病以及失治、误治损伤正气等。

【临床表现】阳气虚证多见面色淡白或萎黄，精神萎靡，身疲乏力，心悸气短，形寒肢冷，自汗，大便滑脱，小便失禁，舌淡胖嫩，脉虚沉迟。阴血虚证多见五心烦热，消瘦，颧红，口咽干燥，潮热盗汗，舌红少苔，脉细数。

【护治原则】虚则补之。

【护理措施】

（1）观察患者的神志、面色、形态、汗出、疼痛性质、二便、舌象、脉象等。如精神不振，面色淡白，少气乏力，畏寒肢冷，腹痛喜按，大便溏薄，小便清长，舌淡嫩，脉微或沉迟无力，为虚寒证；心烦不眠，口燥咽干，潮热盗汗，大便干结，舌红，脉细数，为虚热证。

（2）室内环境宜安静，空气清新，光照充足，温湿度适宜。生活规律。病重者应静卧休养，避免过度疲劳。

（3）根据病证类型，给予相应的饮食调护，以加强营养。阳气虚者，宜温补，如肉、蛋等，忌生冷之物；阴血虚者，宜清补，如百合、银耳等，忌辛辣、油炸、煎炒等动火伤阴之品。

（4）虚证患者病程长，多有抑郁、恼怒、悲观等不良情绪，需要进行情志护理，多鼓励患者乐观、开朗，保持心情舒畅。

（5）虚证患者，长期用药，有厌药心理，故中药当浓煎，少量多次服用。

（二）实证

实证是指邪气亢盛而正气未虚所表现的证候。其成因有二：一是外感六淫疫疠及虫毒等邪气；二是脏腑功能失调，以致痰饮、水湿、瘀血、宿食等病理产物停留体内所致。由于病邪的性质及部位不同，而有各自不同的证候表现。

【临床表现】发热，腹胀痛拒按，胸闷烦躁，甚至神昏谵语，呼吸气粗，痰涎壅盛，大便秘结；或下利、里急后重，小便不利，或淋沥涩痛，舌质苍老，舌苔厚腻，脉实有力。

【护治原则】实则泻之。

【护理措施】

（1）注意观察患者神色、寒热、疼痛性质、二便、汗出、脉象等情况。注意用药的时间和用量，为防止用药太过伤及正气，应邪去药止。

（2）室内环境，清洁安静，空气清新，温湿度适宜。患者宜卧床休息。

（3）饮食宜清淡、易消化，忌辛辣刺激肥腻之品。腹痛者，节制饮食。

（4）实证患者一般起病急，病情较重，多伴有精神紧张、心理压力大，要尽早对患者耐心、细致的进行解释，解除思想压力，增强信心，使其情绪稳定，配合治疗。

（5）实证多采用泻实祛邪之法，服药后应加强观察。如用泻下药治疗大便秘结，应中病即止，以免伤及正气。

（三）虚证与实证的鉴别

虚证与实证的鉴别（表7-3）。

表7-3　虚证实证鉴别表

证型	病程	精神	疼痛	声音	大便	小便	舌象	脉象
虚证	长	萎靡不振	喜按	声低息微	稀溏或滑泄	清长或失禁	舌胖淡嫩	细弱
实证	短	兴奋躁动	拒按	声高气粗	秘结或下利	不利或淋沥涩痛	舌质苍老苔厚	实大有力

四、阴阳辨证与施护

阴阳是概括证候类别的两个纲领。它可以概括其他三对纲领，故又是八纲辨证的总纲，即表、热、实属阳，里、虚、寒属阴。一般来说，凡是表现为兴奋、亢进、明亮、火热的多属阳证，凡是表现为抑制、衰减、晦暗、寒冷的多属阴证。阴证与阳证，是机体阴阳的相对平衡被打破，导致阴阳偏盛偏衰的结果，故调整阴阳为其护治原则。

> **考点提示**
> 阴阳是概括证候类别的两个纲领。

（一）阴证

阴证，是指表现为抑郁、沉静、衰退、暗晦等一系列病变症状或体征的证候。如里证、寒证、虚证可概属于阴证的范围。

【临床表现】面色暗淡，精神萎靡，身重蜷卧，形寒肢冷，倦怠无力，语声低怯，纳差，口淡不渴，大便腥臭，小便清长，舌淡胖嫩，脉沉迟或弱或细涩。

【护治原则】温补阳气。

【护理措施】见本章节虚证、寒证内容。

（二）阳证

阳证，是指表现为兴奋、躁动、亢进、明亮等一系列病变症状或体征的证候，如表证、热证、实证可概属于阳证的范围。

【临床表现】面色偏红，发热，肌肤灼热，神烦，躁动不安，语声粗浊或骂詈无常，呼吸气粗，喘促痰鸣，口干渴饮，大便秘结或臭秽不堪，小便短赤，舌质红绛，苔黄黑生芒刺，脉象浮数，洪大，滑实。

【护治原则】清热泻火。

【护理措施】见本章节热证、实证内容。

（三）阴证与阳证的鉴别

阴证与阳证的鉴别（表7-4）。

表7-4　阴证阳证鉴别表

证型	精神	面色	寒热	口渴	语声气息	二便	舌象	脉象
阴证	萎靡不振	苍白或晦暗	畏寒肢冷	口淡不渴或渴喜热饮	声低气微	尿清便溏	舌淡苔白润	沉迟无力
阳证	烦躁不安	面红	肌肤灼热	口渴喜冷饮	声高气粗	尿赤便秘	舌红苔黄	洪滑数有力

扫码“学一学”

第二节 脏腑病辨证施护

脏腑辨证是以藏象学说为基础，根据脏腑的生理功能、病理表现，将四诊所获得的临床资料进行分析归纳，从而判断疾病所在脏腑及其病性的一种辨证方法。脏腑辨证是中医临床各科的诊断基础，是辨证施护体系中的重要组成部分。

一、心与小肠病辨证与施护

心的主要生理功能为主血脉，主神志。心与小肠互为表里。小肠的生理功能是受盛化物、泌别清浊。心的病变主要表现为血液运行障碍和神志活动异常的临床表现。小肠病变主要的表现为泌别清浊功能失常的临床表现。

（一）心与小肠病辨证（表7-5）

表7-5 心与小肠病辨证

证型	病机	临床表现
心气虚证	心气不足 鼓动无力	心悸、胸闷气短，自汗，活动时加重，面白无华，体倦乏力，舌淡苔白，脉细弱或结代
心阳虚证	心阳虚衰 虚寒内生	心悸怔忡，胸部憋闷或痛，畏寒肢冷，气短乏力，自汗，面色㿠白，舌淡胖，苔白滑，脉微或沉迟无力或结代
心血虚证	心血亏虚 心失濡养	心悸怔忡，头晕，健忘，失眠，多梦，面白无华，四肢无力，指甲苍白，唇舌色淡，苔白，脉细无力
心阴虚证	心阴亏损 虚热内扰	心悸怔忡，失眠多梦，五心烦热，颧红，潮热，盗汗，舌红少津，脉细数
心血瘀阻证	心脉瘀阻 不通则痛	心胸憋闷或隐痛不适，痛处固定，时作时止，痛引肩背、手臂内侧，面色唇甲青紫，舌质紫暗或有瘀斑，脉涩或结代
心火亢盛证	心火内炽 循经上炎	心胸烦热，失眠多梦，口渴思饮，面赤，或口舌生疮，或见吐血、衄血，甚或狂躁谵语，舌尖红赤，苔黄，脉数
痰火扰心证	痰火互结 扰乱心神	面赤，发热，气粗，口苦，喉间痰鸣，咯痰色黄，狂躁谵语，舌红，苔黄腻，脉滑数，或见失眠心烦，或见神志错乱，哭笑无常，狂躁妄动，甚则打人骂人
小肠实热证	心热下移 小肠	心烦口渴，口舌生疮，小便赤涩，尿道灼痛，尿频，尿急，甚至尿血，小腹拘急疼痛，舌红苔黄，脉数

（二）护理措施

（1）注意观察有无心悸和心胸憋闷疼痛，疼痛发作的时间、诱发因素，疼痛的部位、性质、持续时间等伴随症状。尤其要注意观察面色和手足有无青紫现象。注意对神志、睡眠、二便、汗液、舌苔和脉象的观察。注意有无烦躁失眠、意识错乱、神昏谵语等神志改变。脉象有无结代脉。

（2）病室及环境必须保持安静，避免室内外噪音，尤其是突发性噪音。轻者可适当活动，重者应卧床休息。心阴虚失眠者要注意劳逸结合，避免用脑过度。注意寒温，及时增减衣物，心阳虚者不可贪凉或汗出当风，以免感受外邪。保持大便通畅，便干者应遵医嘱给予缓泻剂或顺时针按摩脐腹部，病重者应使用便盆，避免久蹲用力导致意外发生。

（3）应注意调摄情志，避免情志过极和外界不良刺激。

（4）饮食应定时定量，忌过饥过饱，尤其晚餐忌过饱。食物以清淡为主，宜多食蔬菜瓜果等易消化食物，忌辛辣、肥甘、浓茶、咖啡、烟酒等刺激性食物。心阳虚、心气虚者，忌食生冷瓜果及其他凉性食物，宜温补之品。心阴虚、心血虚者，忌食辛辣烟酒及其他热性食物，宜滋阴养血之品。痰火内盛者，宜食清淡化痰之品，忌食肥甘油腻生痰助湿之品。心血瘀阻者，应控制食量，忌饱食，宜清淡少油化瘀之品，如瘦肉、鱼类等，少食动物油脂。心火炽盛者，宜食清热泻火食物，忌食辛辣煎炸之品。心阳暴脱，痰火扰心而神志不清者，应禁食。

二、肺与大肠病辨证与施护

肺主气，司呼吸，通调水道，朝百脉，主治节。肺与大肠互为表里。大肠主传导，排泄糟粕。肺的病变主要表现在气失宣降和水液代谢异常方面的临床表现。大肠病变主要表现为传导失常的临床表现。

（一）肺与大肠病辨证（表7－6）

表7－6　肺与大肠病辨证

证型	病机	临床表现
肺气虚证	肺气不足 宣降无力	咳喘无力，气短，声音低微，动则益甚，痰液清稀，神疲乏力，面白无华，自汗畏风，易于感冒，舌淡苔白，脉虚弱
肺阴虚证	肺阴不足 失于清肃	干咳无痰，或痰少而黏，或痰中带血，口咽干燥，形体消瘦，颧红，潮热，盗汗，舌红少津，脉细数
风寒束肺证	风寒袭肺 肺卫失宣	咳嗽，咯痰稀薄色白，鼻塞流清涕，恶寒重，发热轻，无汗，头身疼痛，苔薄白，脉浮紧
风热犯肺证	风热犯肺 肺卫失宣	咳嗽痰黄，鼻塞黄涕，口渴，咽喉肿痛，恶风发热，舌尖红，苔薄黄，脉浮数
痰湿阻肺证	痰湿阻肺 肺失宣降	咳嗽痰多，色白易咯，胸闷气喘，喉中痰鸣，舌淡苔白腻，脉滑
痰热壅肺证	痰热互结 壅闭于肺	咳嗽，咯痰黄稠量多，痰中带血，或咯吐脓血腥臭痰，喘促息粗，甚则鼻翼煽动，胸痛，发热，口渴，烦躁，尿黄，便秘，舌红苔黄腻，脉滑数
大肠湿热证	湿热蕴结 传导失司	腹痛，里急后重，泄泻秽浊，或下痢脓血，肛门灼热，小便短赤，发热口渴，舌红苔黄腻，脉滑数
肠燥津亏证	肠失濡润 传导失职	大便秘结，甚则如羊屎，艰涩难下，数日一行，腹胀作痛，或可于左少腹触及包块，口干，或口臭，或头晕，舌红少津，苔黄燥，脉细涩

（二）护理措施

（1）注意观察咳嗽、气喘发作的时间、性质、程度、诱因、缓解方法等。注意观察痰的色、质、量及气味。注意观察咯血的先兆，咯血的色、质、量及伴随的神志、面色、呼吸、汗出、脉象等情况。

（2）患者尤其应该重视天气变化，随时增减衣被。风寒束肺者应保暖，室温宜偏高。邪热犯肺者，室温宜低。阴虚肺燥者，室内可适量洒水使空气凉润。自汗、盗汗者或服药发汗后，应及时擦干汗液，汗出湿衣者应及时更衣，避免外邪侵袭。平时宜加强身体锻炼，增强机体抵抗力。

（3）饮食以清淡、易消化为宜，如新鲜蔬菜、水果、稻米等，忌食辛辣、油腻黏滞、煎炙动火之品，忌烟酒。少量咯血可给予流质饮食，咯血量大则应禁食。痰热者可食萝卜、梨、甘蔗、西瓜等清热化痰生津之品，忌辛辣滋腻。痰湿者可食山药、薏苡仁等，忌食油腻、甜黏食物。寒痰者忌食生冷水果及饮料。阴虚肺热者可食绿豆、百合等养阴清热食物，忌辛辣、油腻之品。肺热壅盛者可予果汁及清凉饮料。肺气虚者宜食瘦肉、禽蛋、猪肺等以补肺气，并食山药等以健脾益胃，培土生金。大肠湿热者可用大蒜预防，或以马齿苋、绿豆煎汤饮用。

（4）避免情志刺激，保持情绪开朗平和。病重者，咳喘、胸闷而痛苦异常时，在积极治疗原发病的同时，还应采取安慰、诱导、转移等方法进行情志护理。

（5）痰多者应积极排痰，每天空心拳拍背2～3次，由下而上，由外到内，每次15分钟，促进排痰。大量咯血者，患者应卧床休息，头偏向一侧，以防窒息。有血块在喉部时，应鼓励患者轻轻咳出，不要吞咽。

三、脾与胃病辨证与施护

脾的主要生理功能是主运化，主统血。脾与胃互为表里。胃的生理功能是主受纳、腐熟水谷，其气主降。脾的病变主要表现在运化失调、升举无力和脾不统血的临床表现。胃的病变以胃失受纳腐熟和胃失和降为主的临床表现。

（一）脾与胃病辨证（表7－7）

表7－7　脾与胃病辨证

证型	病机	临床表现
脾气虚证	脾气不足 运化失职	食少纳呆，腹胀，饭后尤甚，便溏，面色萎黄，少气懒言，四肢倦怠消瘦，舌淡苔白，脉缓弱
脾气下陷证	中气下陷 无力升举	脘腹重坠作胀，食后加重，便意频频，肛门重坠，或长期下痢不止，重则脱肛，内脏或子宫下垂，或小便混浊如米泔，少气无力，肢体倦怠，食少便溏，头晕目眩，舌淡苔白，脉虚弱
脾阳虚证	脾阳虚衰 失于温运	脘腹胀满，食少纳呆，腹痛，喜温喜按，畏寒肢冷，口淡不渴，或周身浮肿，大便溏薄，或白带量多质稀，舌质淡胖，苔白滑，脉沉迟无力
脾不统血证	脾气虚弱 无力统血	各种慢性出血，如鼻衄，齿衄，肌衄，便血，尿血，或月经过多，崩漏，伴有食少便溏，少气懒言，神疲乏力，面白萎黄，舌淡，脉细弱
寒湿困脾证	寒湿内盛 脾阳受困	脘腹痞闷胀痛，纳呆便溏，恶心欲吐，口淡无味，头身困重，或肢体浮肿，小便短少，妇女白带过多，舌淡胖，苔白腻，脉濡
湿热蕴脾证	湿热内蕴 脾失健运	腹部痞闷，纳呆呕恶，口粘，肢体困重，面目皮肤发黄，或身热不扬，汗出热不解，便溏不爽，小便色黄，舌红苔黄腻，脉濡数或滑数
胃阴虚证	胃失濡润 阴虚内热	胃脘隐痛，饥不欲食，口燥咽干，大便干结，形体消瘦，或脘腹痞闷，呃逆干呕，舌红少津，脉细数
胃火炽盛证	胃火炽盛 胃失和降	胃脘灼痛，嘈杂吞酸，甚或食入即吐，消谷善饥，渴喜冷饮，或牙龈肿痛溃烂，齿衄，口臭，小便短赤，大便秘结，舌红苔黄，脉滑数
食滞胃脘证	食滞胃脘 胃失和降	脘腹胀满，甚则疼痛，嗳气吞酸，或呕吐酸腐饮食，吐后胀痛得减，厌食，矢气酸臭，大便溏泄，泄下物酸腐臭秽，舌苔厚腻，脉滑

（二）护理措施

（1）观察患者饮食、腹胀、腹痛、呕吐、二便、舌苔、脉象等情况。对出血者注意观察出血的质、量、色及患者神色、脉象的变化，并注意出血先兆。对呕吐者，注意观察呕吐的时间、次数，呕吐物的性状、颜色、量等情况。观察胃痛的性质、时间、程度、部位以及诱发因素。观察进食、二便情况。

（2）室内环境整洁，空气清新，寒温适宜。呕吐后应及时清除呕吐物，并开窗通风。中气不足及脾阳虚衰患者应注意休息，避免劳累。

（3）脾胃患者的饮食护理十分重要。应养成良好的饮食习惯，饮食宜清淡、细软易消化，宜少食多餐，定时定量，忌暴饮暴食。胃脘痛时常常拒食，不必勉强，待痛止后再渐进食。脾胃虚弱者宜食益气健脾之品，如山药、大枣、蛋类、瘦肉等，忌食油腻、生冷、坚硬等壅滞气机、不易消化之品。湿热蕴脾者宜食清热化湿之品，如赤小豆、冬瓜、绿豆等，忌食酒、辛辣、肥甘油腻之品，以免助湿生热。寒湿困脾者宜食健脾化湿之品，如山药、扁豆、薏苡仁等。胃寒者饮食宜温，忌食生冷瓜果，宜食生姜红糖水，酌加生姜、胡椒等辛温之品于调料中。胃阴虚及胃热者可多饮梨汁、甘蔗汁滋阴清热，或用石斛、麦冬煎汤代茶饮。气滞者忌食南瓜、山芋、土豆等壅阻气机之物，可用玫瑰花代茶饮。

（4）针对患者的情绪变化，积极施行情志护理，脾在志为思，针对“苦思难释”者可劝慰、开导患者，或转移其注意力。郁怒悲伤时暂停进食。

（5）注意服药方法，一般药宜温服，服后安卧。呕吐、吐血及腹痛严重时暂缓服汤剂。呕吐较轻时服汤剂者可采取浓煎少量多次频服的方法。呕血渐止，需服汤剂者，药液温度不可过高，以免刺激导致出血。注意服药时间，开胃药、制酸药宜饭前服，消导药宜饭后服，通便药宜空腹服。

（6）便血、吐血量多时，应卧床休息、禁食，稳定患者情绪，消除其恐惧心理。便溏、泄泻者，应保持肛门及会阴部清洁，便后用软纸擦拭，温水清洗。

四、肝与胆病辨证与施护

肝的主要生理功能是主疏泄，主藏血。肝与胆互为表里。胆的主要生理功能是贮藏和排泄胆汁，主决断。肝的病变主要表现为肝失疏泄，肝不藏血的临床表现。胆的病变以胆汁排泄障碍、情志异常及消化异常的临床表现。

（一）肝与胆病辨证（表7－8）

表7－8　肝与胆病辨证

证型	病机	临床表现
肝气郁结证	肝失疏泄 气机郁滞	胸胁或少腹胀闷窜痛，胸闷，喜太息，情志抑郁或易怒，或咽有梗塞感，或颈部瘿瘤，或有癥瘕痞块，妇人见乳房胀痛、痛经、月经不调、甚至闭经，舌质紫或有瘀斑，脉沉弦涩。病情轻重多与情绪变化相关
肝火上炎证	肝火炽盛 气火上逆	头晕胀痛，面红目赤，或双目肿痛，耳鸣耳聋，口苦口干，急躁易怒，失眠或多恶梦，胁肋灼痛，或吐血，衄血，便秘，尿黄，舌红苔黄，脉弦数
肝血虚证	肝血不足 肝失濡养	面白无华，眩晕耳鸣，夜眠多梦，视物模糊，双目干涩，夜盲，肢体麻木，筋脉拘挛，爪甲不荣，月经量少或闭经，舌质淡，脉细
肝阴虚证	肝阴不足 肝失濡润	头晕耳鸣，两目干涩，视物模糊，面部烘热，胁肋隐痛，烦躁失眠，五心烦热，潮热盗汗，咽干口燥，舌红少津，脉弦细数
肝阳上亢证	肝肾阴虚 肝阳偏亢	眩晕耳鸣，头目胀痛，面红目赤，急躁易怒，头胀痛，口苦，咽干，小便黄，大便秘结，舌红苔黄，脉弦数
肝风内动证	肝阳亢逆 无制动风	眩晕欲仆，头摇、头痛，肢体麻木，项强肢颤，步履不稳，或见卒然昏倒，不省人事，口眼㖞斜，半身不遂，舌强语謇，喉中痰鸣，舌红，脉弦
寒凝肝脉证	寒凝肝脉 气血凝滞	少腹牵引睾丸坠胀冷痛，遇寒加重；或见阴囊收缩引痛，痛引少腹，形寒肢冷，小便清长，便溏，舌淡苔白，脉沉或迟
肝胆湿热证	湿热蕴结 疏泄失职	胁肋部胀痛灼热，或有痞块，口苦，厌食腹胀，呕恶，或见身目发黄，发热，阴囊湿疹，睾丸肿大热痛，外阴瘙痒，带下黄臭，小便色黄，大便不爽，舌红苔黄腻，脉弦数
胆郁痰扰证	胆失疏泄 痰热内扰	头晕目眩，耳鸣，惊悸不宁，烦躁不安，失眠多梦，口苦，恶心呕吐，胸闷胁胀，舌红，苔黄腻，脉弦滑

（二）护理措施

（1）观察患者神志、面色、胁痛、黄疸、眩晕、痉厥等情况。注意患者头痛、眩晕、抽搐的程度，发作和缓解的时间。注意观察有无肢体麻木及活动障碍，有无口角歪斜、言语謇涩等。

（2）室内环境安静，光线、温湿度适宜。肝阴虚及肝阳上亢、肝火上炎的患者多喜凉爽，故室温宜低。应保证患者的休息和睡眠，根据病情做适当活动。眩晕重者应卧床休息，变换体位时动作宜缓。

（3）患者饮食宜清淡，慎食油腻，忌辛辣刺激及动火之品，忌酒。郁怒之时不宜进食，以免气食交阻。肝气郁结者宜食疏肝理气之品，如金橘等。肝火上炎者，要保护肺阴，以防木火刑金，多食梨、百合等养阴之品，或以决明子煎汤代茶饮，以清肝明目；忌食生热动风之品。肝风内动者宜多饮菊花茶，忌食公鸡、鹅、猪头肉等动风之品。肝血不足者宜多食补血食物，如动物肝脏、大枣及血肉有情之品。肝胆湿热者宜多食清热利湿之品和清淡素食，忌食甜腻、辛辣、肥甘之品；平素多饮水。

（4）肝为刚脏，性喜条达，恶抑郁恼怒，积极开展情志护理，通过语言开导、以情制情等方法，消除不良情绪，使精神舒畅，心情愉悦，体内气机通畅则有益于肝病的康复。

（5）神昏、抽搐者，取平卧位，可刺激人中、合谷等穴急救。同时去除假牙，头偏向一侧，防止痰液、呕吐物等阻塞导致窒息，勿随意搬动。上下牙齿之间放置牙垫，防止咬伤舌头。勿强压肢体，以免损伤筋骨，肢体保持功能位置。床边两侧应加装安全护栏。

五、肾与膀胱病辨证与施护

肾的主要生理功能是藏精，主水，主纳气。肾与膀胱互为表里。膀胱的生理功能是贮尿和排尿。肾的病变以生长发育、生殖机能、水液代谢异常的临床表现。膀胱的病变以小便异常及尿液改变为主的临床表现。

（一）肾与膀胱病辨证（表7－9）

表7－9　肾与膀胱病辨证

证型	病机	临床表现
肾气虚证	肾气亏虚 固摄无权	腰膝酸软，耳鸣耳聋，神疲乏力，尿频清长，或尿后余沥不尽，或夜尿增多，小便失禁，男子滑精早泄，女子胎动易滑，白带清稀，舌淡苔白，脉沉弱
肾阳虚证	肾阳亏虚 失于温煦	腰膝酸软，畏寒肢冷，下肢为甚，神疲乏力，面白无华或面色黧黑，头晕耳鸣，男子阳痿，女子宫寒不孕，五更泄泻，完谷不化，或浮肿，腰以下为甚，按之凹陷不起，甚或腹部胀满，心悸咳喘，舌淡胖，脉沉弱
肾阴虚证	肾阴亏损 虚热内生	腰膝酸软，眩晕耳鸣，形体消瘦，口咽干燥，五心烦热，颧红盗汗，失眠多梦，男子遗精早泄，女子经少或经闭，溲黄便干，舌红少津，脉细数
肾精不足证	肾精不足 生化无力	小儿生长发育迟缓，囟门迟闭，骨骼痿软，智力低下；男子精少不育，女子经闭或不孕；成人早衰，眩晕健忘，智力减退，发脱齿落，神倦乏力，舌淡苔白，脉细弱
肾不纳气证	肾气虚衰 摄纳失司	久病咳喘，呼多吸少，气不得续，动则喘息益甚，自汗，神疲乏力，声音低微，腰膝酸软，舌淡苔白，脉沉细无力
肾虚水泛证	肾阳虚衰 水湿泛滥	水肿，按之凹陷不起，腰以下尤甚，尿少，腰膝酸软，形寒肢冷，或心悸气短，喘咳痰鸣，舌淡胖嫩，苔白滑，脉沉细
膀胱湿热证	湿热蕴结 气化不利	尿频、尿急，尿涩而痛，小腹拘急胀痛，尿少黄赤、浑浊或有砂石，或尿血，或发热腰痛，舌红苔黄腻，脉数

（二）护理措施

（1）注意观察面色、寒热、眩晕、耳鸣耳聋、腰痛、舌苔、脉象、呼吸、有无水肿及小便的色、质、量的变化等情况。

（2）室内特别要求卫生洁净，冷暖适宜。患者要注意休息，避免劳累，尤应节制房事，顾护真元。肾阳虚者应注意保暖，室温宜略高，随气候变化增减衣服，防止感受外邪。肾阴虚者室温宜略低，空气宜湿润。肾不纳气者室内空气宜清新，避免烟雾、灰尘及异味刺激。水肿者注意皮肤护理，避免皮肤破损。长期卧床者，防止褥疮发生。注意个人卫生，保持会阴部清洁，每日用温开水清洗外阴，勤换内衣。

（3）注意以血肉有情之品补养为佳。因“咸入肾”，食盐宜少。忌发物和酸辣刺激之品。肾阳虚者宜温补，可食羊肉、核桃等助阳，忌苦寒生冷之品；肾阴虚者宜食甲鱼、鸭肉等补肾填精，忌辛燥之品。阴虚火旺者宜多食苦瓜等寒凉蔬菜及甲鱼、蛋类等滋阴降火之品。肾不纳气者宜食核桃、芝麻、动物肾脏等补肾纳气。膀胱湿热者宜多饮水或绿茶，饮食宜清淡，多吃新鲜蔬菜及水果，忌食辛辣及戒烟酒。发热者每次饭后用淡盐水或甘草金银花水漱口，保持口腔清洁。

（4）补肾药宜文火久煎，于饭前空腹温服。服用清热利尿药时，宜凉服，汤剂水量宜多，应频饮以增加尿量，增强利尿之功效。

（5）做好心理疏导，以解除忧虑，同时避免惊恐等精神刺激。

目标检测

选择题

A1/A2 型题

1. 关于表里辨证，错误的认识是
   A. 疾病由表入里，病情加重
   B. 疾病由里出表，病情缓解
   C. 表里是辨别病变部位的两个辨证纲领
   D. 皮毛属表，经络属里
   E. 表里是辨别病情轻重的两个辨证纲领
2. 下列症状，不属于阴证的是
   A. 倦怠无力　　B. 语声低怯
   C. 口淡不渴　　D. 大便臭秽
   E. 脉沉迟
3. 虚证的临床表现，除外哪一个
   A. 精神萎靡、身疲乏力　　B. 形寒肢冷、自汗
   C. 大便滑脱、小便失禁　　D. 口咽干燥、潮热盗汗
   E. 呼吸气粗、痰涎壅盛
4. 患者体倦，气短自汗，易感冒，皮毛不泽，多属于
   A. 肺气失宣　　B. 肺气虚损
   C. 脾气虚弱　　D. 肾气虚损
   E. 肺阴亏虚

5. 智力减退，动作迟钝，两足痿弱，主要见于

A. 脾气虚衰，纳食减少
B. 肺失宣发，津液不布
C. 肝血不足，筋脉失养
D. 肾精亏损，脑髓失养
E. 胃阴不足，纳食减少

6. 患者下肢浮肿两月余，伴面色萎黄，食纳不香，腹部时而胀满，大便次数尚正常，但大便不成形，下肢浮肿，按之凹陷，下午明显。证属

A. 肺不行水
B. 脾失运化
C. 肝失疏泄
D. 肾失蒸化
E. 三焦失利

7. 肝气上逆病理表现，主要可见

A. 咳嗽、喘促
B. 嗳气、呃逆
C. 头胀痛、面红目赤
D. 恶心呕吐
E. 眩晕欲仆

8. 孙某，女，40 岁，心悸怔忡，头晕，健忘，失眠，多梦，面白无华，四肢无力，指甲苍白，唇舌色淡，苔白，脉细无力。拟诊为

A. 心阴虚
B. 心血虚
C. 肝血虚
D. 心气虚
E. 肾阴虚

9. 患者咳嗽，咯痰稀薄色白，鼻塞流清涕，恶寒重，发热轻，无汗，头身疼痛，苔薄白，脉浮紧。拟诊为

A. 痰湿蕴肺
B. 燥热犯肺
C. 风寒束肺
D. 风热犯肺
E. 肺阴虚

10. 患者食少纳呆，腹胀，饭后尤甚，便溏，面色萎黄，少气懒言，四肢倦怠消瘦，舌淡苔白，脉缓弱。拟诊为

A. 脾气虚弱
B. 脾胃虚寒
C. 寒湿困脾
D. 湿热蕴脾
E. 胃阴虚

11. 患者，女，35 岁，面白无华，眩晕耳鸣，夜眠多梦，双目干涩，爪甲不荣，月经量少或闭经，舌质淡，脉细。拟诊为

A. 心阴虚
B. 心血虚
C. 肾阴虚
D. 心气虚
E. 肝血虚

12. 某男，腰膝酸软，神疲乏力，尿频清长，尿后余沥不尽，夜尿增多，伴滑精早泄，舌淡苔白，脉沉弱。拟诊为

A. 肾阳虚
B. 肾气虚
C. 肾阴虚
D. 肾精不足
E. 肾不纳气

（毕桂芝）

扫码“练一练”

第八章

护理原则

学习目标

知识要点

1. 掌握中医“治未病”的基本概念。
2. 理解未病先防的具体措施。
3. 归纳护理原则的内容。
4. 描述正护、反护的内容。

技能要点

能够应用预防与护理原则理论对患者进行健康指导。

中医护治原则是建立在中医整体观念和辨证施护基础上，是中医治疗疾病原则在护理学上的应用，临床根据不同的护理原则采取相应的护理措施。护理原则的主要内容有预防为主、扶正祛邪、护病求本、调整阴阳、三因制宜等。

第一节　预防为主

预防就是指采取一定的措施，防止疾病的发生和发展，从而维护身心健康，达到延年益寿的目的。中医历来十分重视疾病的预防，《黄帝内经》最早提及“治未病”的思想，《素问·四气调神大论》言：“圣人不治已病治未病，不治已乱治未乱，……夫病已成而后药之，乱已成而后治之，譬犹渴而穿井，斗而铸锥，不亦晚乎。”这种强调“防患于未然”的防重于治的思想对后世医学的发展有着重要的意义。中医“治未病”包括未病先防和既病防变两个方面的内容。

考点提示

中医“治未病”包括未病先防和既病防变两个方面的内容。

扫码“学一学”

扫码“看一看”

一、未病先防

未病先防，是指在疾病发生之前，采取一定的预防措施，以防止疾病的发生和发展。正气不足是疾病发生的内在因素，邪气是疾病发生的重要条件，因此，培养正气，增强体质以提高机体抗病的能力及防止病邪侵害，是预防工作的重要方面。

（一）培养正气，增强体质

1. 调摄精神　精神情志活动与人体生理功能、病理变化有着密切的联系。保持乐观情绪，避免不良情绪的刺激，可达到提高机体的抗病能力，预防疾病的发生，如《黄帝内经》所言："恬淡虚无，真气从之，精神内守，病安从来"。

2. 加强锻炼　经常锻炼身体，可促进血脉流通，气机调畅，关节滑利，筋骨强健，进而促进健康，延年益寿。锻炼时应注意运动量要适度，循序渐进，持之以恒。

3. 起居有节，劳逸适度　合理作息能保养精气，增强脏腑功能，《素问·上古天真论》言"其知道者，法于阴阳，和于术数，食饮有节，起居有常，不妄作劳，故能形与神俱，而尽终其天年，度百岁乃去"。

4. 顺应自然　人与环境有着密切的联系，四时气候变化、地理环境变迁必然会影响人体，使之发生相应的生理和病理反应，《灵枢·邪客》有"人与天地相应也"之说，因此，顺应自然规律，使机体的内外环境协调统一，可以培护正气，防止疾病的发生。

（二）防止病邪侵害

病邪是导致疾病发生的重要原因，未病先防除了培养正气、增强体质外，还要注意避免各种病邪的侵害。

1. 慎避外邪　《黄帝内经》有"虚邪贼风，避之有时"之说，即指对四时异常气候和有害于人体的外界致病因素应慎避之。

知识拓展

"治未病"思想防治亚健康：运用"治未病"思想防治亚健康的关键是通过对亚健康状况和影响因素进行分析，给予健康教育，使人们提高自我保健意识，建立健康的生活方式，践行养生之道。

2. 药物预防　药物预防对于某些疾病具有简便易行，且行之有效的特殊的作用，如用艾叶、苍术、雄黄等烟熏以消毒防病；贯众、板蓝根、青叶预防流感；用茵陈、贯众等预防肝炎；用马齿苋预防菌痢等。

二、既病防变

既病防变，是指如果疾病已经发生，则应争取早期诊断、早期治疗以防止疾病的发展与传变。既病防变包括早期诊治和控制传变两个方面。

（一）早期诊治

疾病初期，病情轻浅，正气未衰，此时积极治疗，比较容易治愈。倘若不及时治疗，病邪就会由表入里，病情由轻而重，正气受到严重耗损，以致病情危笃难以治疗。《素问·阴阳应象大论》言："邪风之至，疾如风雨。故善治者治皮毛，其次治肌肤，其次治筋脉，其次治六腑，其次治五脏。治五脏者，半死半生也"，说明外邪侵袭人体如果不及时诊治，病邪就有可能由表传里，步步深入，以致侵犯内脏。因此，防治疾病一定要做到早期诊断、早期治疗。

（二）控制传变

在防治疾病的过程中，一定要掌握疾病发生发展规律及其传变途径，先安未受邪之地，才能有效防止其传变。《难经·七十七难》言：“上工治未病，中工治已病者，何谓也？然：所谓治未病者，见肝之病，则知肝当传之于脾，故先实其脾气，无令得受肝之邪”。肝属木，脾属土，肝木能乘脾，故临床上治疗肝病常配合健脾的方法，就是既病防变原则的具体应用。

扫码“学一学”

第二节　扶正祛邪

疾病的演变过程，从邪正关系来说是正气与邪气双方互相斗争的过程，邪正斗争的胜负，决定着疾病的转归和预后。邪胜正则病进，正胜邪则病愈。通过扶正祛邪，改变邪正双方力量的对比，使其有利于疾病向痊愈方向转化。所以扶正祛邪是指导临床治疗护理的一个重要法则。

一、扶正祛邪的概念

扶正即扶助正气，可采用扶助正气的药物或者护理措施，以达到战胜疾病，恢复健康的目的。祛邪即祛除病邪，可采用祛除邪气的药物或者其他护理措施，以祛除病邪，达到邪去正复，恢复健康的目的。

运用扶正祛邪原则时要认真细致地观察和分析正邪双方消长盛衰，并根据正邪在矛盾斗争中的地位，决定扶正与祛邪的先后和主次，以“扶正而不留邪，祛邪而不伤正”为原则。

二、扶正与祛邪的应用

（一）扶正与祛邪单独使用

1. 扶正　扶正法适用于以正气虚为主要矛盾，而邪气不盛的虚性病证，如气虚、血虚、阴虚、阳虚的患者。补气、养血、滋阴、温阳等护理措施均属扶正法。

2. 祛邪　祛邪法适用于以邪实为主要矛盾，而正气未伤的实性病证，如痰浊、食积、便秘、水肿等病证。化痰、消食、攻下、利水、发汗等护理措施均属祛邪法。

（二）扶正与祛邪合并使用

1. 先祛邪后扶正　也称为先攻后补。适用于虽然邪盛正虚，但正气尚可耐攻，以邪气盛为主要矛盾的病证。如瘀血所致的崩漏证，因瘀血不散，出血不止，故应先活血化瘀，然后再进行益气补血。

2. 先扶正后祛邪　也称为先补后攻。适用于正虚邪实，正气虚衰不耐攻的病证。如阴水病，病程迁延，正气虚衰为主要矛盾，应先扶正，待正气适当恢复，能耐受攻伐时再泻其邪。

3. 扶正与祛邪并用　也称为攻补兼施。该法适用于正虚邪实，但二者均不甚盛的病证。但在具体应用时还要分清是以正虚为主还是以邪实为主。正虚较急较重者，应以扶正为主，兼顾祛邪；邪实较急重，则以祛邪为主，兼顾扶正。

第三节　护病求本

护病求本，是指护病时必须寻求疾病的根本原因，并针对根本原因进行护理。“本”和

扫码“学一学”

“标”是一个相对的概念，是中医学用以说明病变过程中各种矛盾的主次关系。从邪正双方来说正气是本，邪气是标；从病因与症状来说病因是本，症状是标；从疾病先后来说，旧病、原发病是本，新病、继发病是标。护病求本主要内容有正护与反护、同病异护与异病同护、标本缓急等。

一、正护与反护

（一）正护

正护，是采用逆疾病的证候性质而护理的一种护理原则，又称逆护法。适用于疾病的本质和现象相一致的病证。常用的正护法有寒者热之、热者寒之、虚则补之、实则泻之。

1. 寒者热之 是指用温热护理法护理寒性病证的方法。如脾胃虚寒证出现肠鸣腹泻、便质清稀等，用干姜、肉桂等温热药宜温服，饮食上多用温热性质食物，注意保暖等。

2. 热者寒之 是指用寒凉护理法护理热性病证的方法。如里热证出现发热、口渴、面红等，应用连翘、栀子等寒性药物时宜冷服，饮食上多用寒凉性质食物，注意通风降温。

3. 虚则补之 是指用补益护理法护理虚性病证的方法。如气虚证出现精神萎靡、体倦乏力、懒言少动、自汗等，用药宜选择补益药，注意休息，调摄情志以保养正气。

4. 实则泻之 是指用祛邪泻实护理法护理实性病证的方法。如血瘀证出现女性月经不调、痛经、舌暗有瘀斑、脉细涩等，用药宜选择活血化瘀药，适量饮用黄酒，避免寒冷刺激。

> **考点提示**
>
> 正护法包括寒者热之、热者寒之、虚则补之、实则泻之。

（二）反护

反护，是采用顺从疾病的假象而护理的一种护理原则，又称从护法。适用于疾病的本质与临床表现不完全相符的病证。常用的反护法有热因热用、寒因寒用、塞因塞用、通因通用。

案 例

李某，男，35岁。面色苍白、精神萎靡、畏寒蜷卧、小便清长、下利清谷、脉微欲绝，但身反不恶寒、面颊泛红、口渴喜热饮。请分析该患者应采用哪种护理原则？

1. 热因热用 是指用温热护理法护理具有假热症状和体征病证的方法。适用于真寒假热证，即阴寒内盛，格阳于外，形成内真寒外假热的证候。如“阴盛格阳”出现虚烦、口渴、面赤、脉大等假热症状，宜选择干姜、附子等温热药物，注意保暖等。

2. 寒因寒用 是指用寒凉护理法护理具有假寒症状和体征病证的方法。适用于真热假寒证，即里热炽盛，格阴于外，形成内真热外假寒的证候。如“阳盛格阴”出现身热、口渴、大汗、四肢逆冷等假寒症状，宜选择石膏、知母等寒凉药物，注意通风，多饮水等。

> **考点提示**
>
> 反护法包括热因热用、寒因寒用、塞因塞用、通因通用。

3. 塞因塞用 是指用补益护理法护理具有闭塞不通的虚证的方法。适用于因虚而致闭塞不通的真虚假实证。如脾气虚弱证出现脘腹胀满、便秘等症，宜选择党参、白术、茯苓等健脾益气的药物，注意休息，多食用扁豆、山药等。

4. 通因通用 是指用通利护理法护理具有实性通泄症状的病证的方法。适用于真实假虚证。如饮食积滞证出现腹痛、泄泻、大便夹有不消化食物等症，用药宜选山楂、麦芽、神曲等消食导滞，饮食应清淡、易于消化。

二、同病异护与异病同护

同一种疾病在发展过程中，由于病邪性质不一、人体反应各异、发展阶段不同，可能出现多种证；不同疾病在发展过程中也会出现同一性质的证候，因此，在护理中要掌握同病异护与异病同护的原则。

（一）同病异护

同病异护，是指根据同一种疾病在不同的发展阶段所表现出的不同的证候，制定相应的护理措施，即“同病异证异护”。如感冒有风寒证与风热证之不同，风寒证以辛温解表为主，护理时注意保暖，用药宜温服；风热证以辛凉解表为主，护理时注意多饮水，用药宜凉服。

（二）异病同护

异病同护，是指根据不同的疾病在病理变化过程中，出现相同的证候，采用相同的护理措施，即“异病同证同护”。如脱肛、子宫脱垂虽属两种疾病，当辨证均属于中气下陷证时，皆可选用补中益气药物，注意休息，避免负重，适当锻炼，多食山药、莲子等益气健脾之品。

三、标本缓急

“标”与“本”是个相对的概念，用于说明病变过程中各种矛盾的主次关系，一般而言，本是疾病的主要矛盾，如正气、病因等；标是疾病的次要矛盾，如邪气、症状等。随着疾病的病理变化，疾病的“标”与“本”的主次关系也会相应发生变化。在护理时，则应遵循“急则护标”“缓则护本”以及“标本同护”的原则。

（一）急则护标

急则护标，是指标病或标症急骤，可能危及生命时，采取先处理标病或标症的方法。如大失血病变，无论属于哪种出血都以出血为标，出血之因为本，故常以止血治标为首务，待血止病情缓和，再护其本。

（二）缓则护本

缓则护本，是指标病或标症不急或经处理后已缓解的情况下，针对疾病本质所采取的护理措施，一般适用于慢性疾病。如肺肾两虚之喘证，在夏季缓解期用温阳益气的艾灸护理，以壮阳气之本。

（三）标本同护

标本同护，是指标本错杂并重时，采用标本同时护理的方法。如脾虚气滞证，脾虚为本，气滞为标，饮食宜选择大枣、山药、茯苓等健脾益气护本外，还可用木瓜、陈皮等理气行滞以护标，标本同护可取得相辅相成之功。

第四节　调整阴阳

疾病的发生是人体阴阳的相对平衡遭到破坏，出现偏盛偏衰的结果，因此，阴阳失调是疾病发生发展的内在根据。调整阴阳，是针对机体阴阳偏盛偏衰的变化，采取损其有余、补其不足，使阴阳恢复相对的协调平衡。正如《素问·至真要大论》言：“谨察阴阳所在而调之，以平为期”。

扫码“学一学”

一、损其有余

损其有余，又称损其偏盛。是指对阴或阳一方亢盛、有余的病证，采用“实则泻之”的护理方法。

（一）抑其阳盛

抑其阳盛，是指“阳盛则热”所致的实热证，出现高热、烦躁、面赤、脉数等，当以“热者寒之”的护理方法，宜用寒凉药物、食物，多饮水，通风降温。

（二）损其阴盛

损其阴盛，是指“阴盛则寒”所致的实寒证，出现畏寒、四肢不温、脘腹冷痛、脉沉紧等，当以“寒者热之”的护理方法，宜用温热药物、食物，注意保暖。

二、补其不足

补其不足，又称补其偏衰。是指对阴或阳的一方偏衰、不足的病证，采用“虚则补之”的护理方法。

（一）阳病治阴

阳病治阴，是指“阴虚则热”所出现的虚热证，即阴虚不能制阳，出现潮热、盗汗、五心烦热、脉细数等，采用“壮水之主，以制阳光”的护理方法，宜用麦冬、百合、石斛等养阴药物及银耳、绿豆、海参等清补食物，忌辛辣、油炸等辛燥伤阴之品。

（二）阴病治阳

阴病治阳，是指“阳虚则寒”所出现的虚寒证，即阳虚不能制阴，出现畏寒肢冷、面色苍白、神疲乏力、自汗、脉微等，采用“益火之源，以消阴翳”的护理方法，宜用鹿茸、巴戟天等养阳药物及羊肉、狗肉等温阳食物，注意防寒保暖，忌生冷、瓜果等伤阳之品。

此外，临床上护理阳虚证或阴虚证时，根据阴阳互根的理论，在助阳剂中佐以滋阴药或滋阴剂中适当加补阳药，即所谓“阴中求阳”“阳中求阴”。正如《景岳全书》言：“善补阴者，必于阴中求阳，则阳得阴助而生化无穷；善补阳者，必于阳中求阴，阴得阳升而泉源不竭”。

第五节　三因制宜

扫码“学一学”

疾病的发生、发展与转归与气候变化、地理环境、体质差异、性别年龄等关系密切，必须根据具体情况具体分析，区别对待，因时制宜、因地制宜、因人制宜，实现个体化护理。

一、因时制宜

（一）概念

四时气候的变化对人体的生理功能、病理变化均有一定的影响。因时制宜护理是指根据不同季节气候的特点，采取适宜的护理方法。

（二）应用

一年四季有寒热温凉的变迁，护理疾病时要考虑当时的气候条件。如春夏季节，气候温热，阳气升发，人体腠理疏松，汗出较多，即使外感风寒，也不可选用发汗力强的辛温发散之品，以免开泄太过，损伤津气，应给清凉饮品以补充津液；秋冬季节，气候寒凉，阴盛阳衰，人体腠理致密，汗出较少，可适当重用辛温发散之品，可食热粥以助汗，使邪从汗解。正如《素问·六元正纪大论》言："用温远温，用热远热，用凉远凉，用寒远寒。"

> **考点提示**
>
> 三因制宜包括因时制宜、因地制宜、因人制宜。

二、因地制宜

（一）概念

不同的地理环境、生活习惯可直接影响人体的生理功能、病理变化。因地制宜护理是指根据不同地理特点，采取适宜的护理方法。

（二）应用

由于地理环境及生活习惯不同，人体的生理活动和病变特点也有区别，所以护理措施亦应有所差异。如我国西北地区，地势高而寒冷，气候寒冷干燥少雨，病多寒多燥，护理时要注意保持室内适宜温度和湿度，防寒保暖，多饮生津透表或温热性饮品；东南地区，地势低而温热，气候温热湿润多雨，病多热多湿，护理时要注意保持室内空气流通，避居湿地，多食祛湿利尿食物或清淡饮品。

三、因人制宜

（一）概念

患者的年龄、性别、体质、生活习惯也接影响人体的生理功能、病理变化。因人制宜护理是指根据患者年龄、性别、体质、生活习惯等不同特点，采取适宜的护理方法。

（二）应用

1. 年龄　不同年龄阶段人体的生理功能和病变特点不尽相同。如小儿生机旺盛，生理特点是"稚阴稚阳"，生活不能自理，其病多因饥饱不匀，寒温失调，病后病情变化较快，故护理上应密切观察病情变化，注意营养均衡，适调寒温，慎用峻剂和补剂；老年阶段脏腑功能衰退，阴阳气血俱虚，患病多虚证或正虚邪实，注意选择益气养血或扶正补虚之品，不可攻伐太过。

2. 性别　男女性别不同，生理、病理特点各异。女性应注意有经、带、胎、产的护理，如月经期应注意休息，做好个人卫生，避免激烈运动等；妊娠期禁用或慎用峻下、破血、滑利或有毒药物；产后针对气血亏虚及恶露情况，选用益气活血之品。男子有遗精、滑精、阳痿、早泄等病证，护理时注意引导患者节制房事，保养肾精。

3. 体质　由于先天禀赋和后天调养不同，人的体质有强弱、寒热、阴阳之偏，即使患同一种疾病，护理用药亦当有所区别，如阳盛或阴虚之体慎用温热食物和药物，阳虚或阴盛之体慎用寒凉食物和药物。

综上所述，因时、因地、因人制宜的护理原则，充分体现了中医护理疾病的整体观念和辨证施护的特点，在临床上应用时要灵活掌握。

目标检测

选择题

A1/A2 型题

1. 逆疾病的证候性质护理的原则为

A. 正护法　B. 反护法　C. 扶正法　D. 祛邪法　E. 因人制宜法

2. 顺从疾病假象的护理的原则为

A. 正护法　B. 反护法　C. 扶正法　D. 祛邪法　E. 因人制宜法

3. 气虚外感患者，应采用的治疗护理原则是

A. 护理其本　B. 护理其标　C. 标本同护　D. 先护标后护本　E. 先护本后护标

4. 护病求本的护理原则不包括

A. 调整阴阳法　B. 急则护其标法　C. 异病同护法　D. 缓则护其本法　E. 标本同护法

5. 用护理寒性病证的方法，护理具有假寒症状病证的方法为

A. 热因热用　B. 寒因寒用　C. 塞因塞用　D. 通因通用　E. 急因急用

6. 脾气虚弱证出现脘腹胀满、便秘，护理法则为

A. 虚则补之　B. 实则泻之　C. 塞因塞用　D. 通因通用　E. 热因热用

7. 大出血患者，应以止血为首要目的，血止后，再针对病因求护其本，此属于

A. 同病异护　B. 异病同护　C. 标本兼护　D. 急则护标　E. 缓则护本

8. 下列属于“三因制宜”的是

A. 同病异治　B. 异病同治　C. 审因论治　D. 辨证论治　E. 因地制宜

9.“见肝之病，当先实脾”属于

A. 未病先防　　B. 既病防变

C. 调整阴阳　　D. 因时制宜

E. 标本兼护

10. 患者见四肢厥逆，下利清谷，脉微欲绝，舌淡苔白，但身不恶寒，口渴，面红如妆，辨证为真寒假热证，采用的护理原则是

A. 正护　　B. 调整阴阳

C. 三因制宜　　D. 扶正祛邪

E. 反护

11. 患者产后大出血见汗出如珠，虚烦，小便极少，脉细数无力，采用的护理原则是

A. 寒因寒用　　B. 塞因塞用

C. 急则护标　　D. 缓则护本

E. 标本兼护

扫码“练一练”

（张亚军）

第九章

中医一般护理

学习目标

知识要点

1. 描述食忌、体质的基本概念。
2. 归纳起居护理的基本原则；归纳饮食调理的基本原则。
3. 说明起居护理的基本方法；说明饮食调理的常用方法。
4. 知道常用食物的性味与功效；知道饮食调理的种类。
5. 归纳情志护理的基本原则；理解七情致病的预防方法。

技能要点

1. 能够应用中医一般护理理论对气虚证患者进行起居护理指导；对脾虚证患者进行饮食护理指导；对肝阳上亢证患者进行情志护理及体质调护。
2. 能够运用情志护理方法指导患者防护疾病。

中医护理除了针对患者疾病的辨证施护外，还特别注重对患者常用的一般护理方法。中医一般护理包括起居护理、饮食调理、体质调护、情志护理等。一般护理实施恰当与否，直接影响疾病的转归和预后。

扫码“学一学”

第一节　起居护理

案　例

患者，男性，48岁，企业高管。平时工作繁忙，吸烟，嗜酒，有慢性胃炎病史。请给患者提供生活起居护理方案。

起居护理是指在患者患病期间，护理人员针对患者的病情分别给予环境的特殊安排和生活上的护理照看。起居护理的目的在于促进机体内外阴阳的平衡，恢复和保养正气，增强机体抵御外邪的能力，为疾病的治疗和康复创造良好的条件。

人体的患病过程，即是正邪相争的过程，若正盛邪衰，则疾病逐渐痊愈；若邪盛正衰，则疾病继续发展。合理的起居护理能够帮助患者提升正气，抗御邪气，有利于疾病的康复。

一、起居护理的原则

知识链接

"天人相应"："天人相应"现代的解释是自然界（大宇宙、宏观整体）和人（小宇宙、微观个体）是互相感应、互为反应、互为映照，即指人体与大自然有相似的方面或相似的变化。其主要精神是揭示在预防疾病及诊治疾病时，应注意自然环境等诸因素与疾病的关系。例如在辨证论治时，必须注意因时、因地、因人制宜等。

起居护理的基本原则概括起来，主要有顺应四时、起居有常、调和阴阳、慎避外邪、形神共养、劳逸适度六个方面的内容。

（一）顺应四时

《黄帝内经》指出："人以天地之气生，合四时之法成""人与天地相应"。中医学认为，人与自然界是一个有机的整体，人体与自然界是息息相关的。因此，在护理工作中，应根据自然界四时变化规律来指导患者的生活起居。

自然界有春、夏、秋、冬四季变化，春夏属阳，秋冬属阴，其气候规律一般为春温、夏热、长夏湿、秋燥、冬寒。人体的生理活动也会随着季节的变化而改变。善于养生者就要使人体与四季变化相适应，保持人与自然环境的协调统一，以祛病延年。起居护理，首先必须从顺应一年四时阴阳的变化规律入手，制定出不同的护理方法。

春季气候变化较大，老年人、小儿和身体虚弱的人，要随时增减衣被，注意保暖，切忌过早地脱衣减被，衣服更不可骤减，提倡"春捂"。春季万物复苏，人体也要顺应自然，相应延长活动时间。春天的正常睡眠，应是"夜卧早起"，相对秋冬作息，晚上可稍晚一些睡觉，不睡懒觉，否则不利于肝气升发，反而容易春困，引起疲倦乏力、精神萎靡等不适。

夏季气候炎热，作息安排宜晚睡早起，中午适当午休，要注意保护阳气，即所谓的"春夏养阳"。因为夏季气候炎热，可以等暑热之气消散后，人的气息也比较平和时再睡觉，时间比其他季节稍晚，但也不宜太迟，一般在晚上 11 时左右。古人提倡的子午觉非常符合夏季养生。子午觉是古人的睡眠养生法之一，即每天于子时、午时入睡，以达颐养天年的目的。子时是晚 11 时至次日凌晨 1 时，午时是中午 11 时至下午 1 时。中医认为，子午之时是阴阳交接、极衰极盛的时候，体内气血阴阳极不平衡，应该要静卧休息，让气血慢慢恢复正常。尤其是子时为一天中阴气最盛、阳气衰弱的时候，也是中医的经脉运行到肝、胆的时间，在这个时间段及时休息，最能养阴，睡眠质量最好，睡眠效果也最好，可以起到事半功倍的作用。

秋季自然界的阳气逐渐收敛，早睡早起正是此时的养生之道。秋季总的气候特点是干燥，即"秋燥"，故应注意滋阴润燥，即"秋冬养阴"。同时适当进行耐寒锻炼，提倡"秋冻"。

冬季阴气极盛，阳气潜伏，应早睡晚起，待日出之后再进行户外活动，以防外寒伤阳。我国唐代著名医家孙思邈在《千金要方·道林养性》中说："凡人卧，春夏向东，秋冬向西。"就是说睡眠的方位以春夏二季，头向东，脚朝西为宜；秋冬二季，头向西，脚朝东为宜，而不宜头向北卧。从季节来看，春夏属阳，秋冬属阴；从方位上讲，东方属阳，西方属阴。春夏之际阳气升发旺盛，秋冬之际阳气收敛潜藏，而阴气盛，故春夏季节头向东卧以顺应阳气，秋冬季节头向西卧以顺应阴气，符合中医“春夏养阳，秋冬养阴”的养生原则。

（二）起居有常

起居有常是指作息和日常生活的各个方面要合乎自然界以及人体生理的正常规律和状态。中医养生的一个基本要求是起居有常，即起居作息、日常生活要有规律。我国历代医家十分强调人们的日常生活要有规律，且积累了丰富的养生经验。只有生活规律，起居有常，才能保持良好的健康状态。如果不能遵循正常、科学的生活规律，轻则引起人体正气虚弱，重则可引发诸多疾病。正如《素问·上古天真论》所指：“上古之人，其知道者，法于阴阳，和于术数，饮食有节，起居有常，不妄作劳，故能形与神俱，而尽终其天年，度百岁乃去；今时之人不然也，以酒为浆，以妄为常，醉以入房，以欲竭其精，以耗散其真，不知持满，不时御神，务快其心，逆于生乐，起居无节，故半百而衰也”。因此，对患者的作息起居，日常活动要按照客观规律进行规范，制定合理的作息制度，这是保证患者顺利康复的重要条件之一。

（三）调和阴阳

人体强调阴阳平衡，如果阴阳平衡被打破，人体就处于亚健康状态；如果阴阳严重的不平衡，人体就会患病、早衰，甚至死亡。阴阳平衡是生命活力的根本。如果阴阳平衡，那么人的气血充足，精力充沛，五脏安康。

因此治疗和护理疾病，要注意是调理阴阳，维持机体自身及机体与自然界之间的阴阳平衡。在临床护理疾病时，应从平衡阴阳这一角度，根据患者阴阳偏盛偏衰的病理变化情况去制定护理措施，进行生活起居护理。在患者的日常起居、生活习惯、饮食调护、治疗和康复环境等各个方面贯彻平衡阴阳的思想，以达到“阴平阳秘，精神乃治”的境地。如阳虚者就要采阳，晴天的时候，到南方、到东方、到向阳的地方，让阳气充分地营养身体；而阴虚者冬寒易过，夏热难受，故在炎热的夏季应注意避暑。

（四）慎避外邪

疾病的发生一般有正气与邪气两方面的原因。中医学虽然强调正气的主导地位，但并不排除邪气的重要作用，认为邪气的入侵是导致疾病发生的直接因素。患病之人正气虚弱，更易于感受风、寒、暑、湿、燥、火六淫和疫疠之气等外邪的侵袭。因此，“虚邪贼风，避之有时”就是中医护理的一个基本原则。在临床护理中应指导患者根据四季气候寒凉温热的变化而采取相应措施，避免外界不良气候环境等因素的影响。在反常气候或遇到传染病流行时，要注意避之有时，或及时采取其他措施提高机体防御变化的适应力，以避免外邪的侵袭。老年人、小儿、孕妇及素体虚弱之人应远离人多嘈杂之地。

（五）形神共养

形是神的物质基础，神是形的外在表现，形神之间有着密切的关系，二者不可偏废。所谓养形，主要是指通过适当的休息和活动，提供充足的营养和良好的医疗条件，对人体五脏六腑、气血津液、四肢百骸、五官九窍等形体进行摄养和护理；所谓养神，主要是指对人的精神调养，应以各种方式来调节患者的情志活动，在精神上为其提供愉快的氛围，以达到怡情快志、心平气和的境地，从而使其能保持最佳的精神状态，有利于疾病的康复。

因此，在起居护理中，不仅要注意形体的保养，还要注意精神的摄养。要做到形神共养，相辅相成，以达到形体强健，精神充沛，形与神俱佳的良好状态。

（六）劳逸适度

葛洪《抱朴子内篇》说："不欲甚劳，不欲甚逸。"劳逸适度是指应合理地安排各种日常活动，包括体力活动、脑力活动。

人的体力活动包括劳动和运动两个方面。坚持劳动和运动，可以调畅气机、流通血脉、滑利关节，从而增强机体的抗病能力。但如劳累过度，超出了自身的承受能力，也会引起机体损伤，影响健康，如所谓"久立伤骨，久行伤筋"。过度安逸则易使气血郁滞，从而诱发多种疾病，如所谓"久卧伤气，久坐伤肉"。

人的情志活动也是如此。一定限度内的情志活动包括脑力劳动和娱乐是正常和必要的，但如果超出限度，出现情志活动过于激烈或持续时间过久，则同样会引发各种疾病。

中医护理认为，任何活动均应坚持适中有度的原则，不宜太过或不及，否则就会造成人体阴阳失衡的状态，从而导致疾病的发生。

二、起居护理的方法

（一）遵循科学的生活规律

1. 制定合理的作息时间　患者需要静心修养，培养正气，以达到早日康复的目的，故其生活起居应有规律。要因时、因地、因人、因病制定不同的作息时间，作息时间多因季节而异。《素问·四气调神大论》曰："春三月……夜卧早起，广步于庭，被发缓形，以使志生，……此春气之应，养生之道也。"指出人们春季起居应该晚睡早起。早晨起床，披散长发，舒缓形体，在庭院中信步漫行；晚睡，多沐浴春日暖暖的阳光，使身心感到舒畅，以顺应春回大地阳气升发。

《千金要方·道林养性》说："冬时天地气闭，血气伏藏，人不可作劳汗出，发泄阳气，有损于人也。"寒冷的冬季是万物收藏的季节，阴寒盛极，阳气闭藏，不应扰动阳气，应早睡晚起，日出而作，以保证充足的睡眠，利于阳气潜藏，阴精蓄积。

2. 保证充足的休息和睡眠　患者应有充足的休息，避免过多的工作和活动，重患者应卧床休息，一般每日睡眠时间不应少于 8～10 小时。若睡眠不足，易耗伤正气，故有"服药千朝，不如独眠一宿"之说。要督促患者早上按时起床，午间休息 1～2 小时，晚间按时就寝，形成一定的生活规律。更要避免昼息夜作，阴阳颠倒。同时，睡眠也不宜过长，否则会使人精神倦怠，气血郁滞。

3. 进行适当的活动和锻炼　在病情允许的情况下，凡能下地活动的患者每天都要保持适度的活动，以促进气血流畅，筋骨坚实，神清气爽，增强抗御外邪的能力，有利于机体功能的恢复。尤其对脑力劳动者，适当的运动，更有利于疾病的康复。若托病而偏于安逸，则易使气血郁滞，不仅不利于病情的康复，甚至还能诱发新病。

患者的活动要遵循相因相宜的原则，根据不同的病证、病期、体质、个人爱好以及客观环境等进行安排。一般来说，虚证、体弱的患者，应以静为主，辅以轻度活动；实证或急性病患者，在病情严重时应静卧休息，待症状减轻以后，可循序渐进地恢复活动；慢性病患者，症状不重时，可在病情允许情况下，到户外作适当运动，如散步、打太极拳等，以增强体质。

4. 节制性生活 在治疗疾病的过程中，患者必须节制房事，以防耗损肾精，加重病情，某些病情较重的患者，应禁房事。

（二）创造良好的康复环境

良好的环境有助于患者的治疗和康复。护理人员应为患者创造一个安静、整洁、舒适、安全的有利于治疗和休息的环境。

1. 病室舒适安静 病室的安排应适合病情。如寒证、阳虚患者，应安置在向阳温暖的房间；热证、阴虚患者可安排到背阳凉爽的病室，使患者感到舒适。病室应保持安静，避免噪音，因为噪音可使患者产生烦躁、惊悸等情绪，对人体的身心健康十分有害，不利于病情的康复。特别是心气虚的患者更应注意，以免其因突然的声响而心悸不已。

2. 病室光线适宜 一般病室要求光线充足，以使患者感到舒适愉快。但根据病情的不同，也应适当调节。热证、肝阳亢盛、肝风内动的患者，光线宜稍暗；寒证、风寒湿痹证患者，光线要充足。

3. 病室通风整洁 保持空气新鲜是病室应有的基本条件之一。室内应经常通风，及时排除秽浊之气。应根据季节和室内的空气状况而决定每日通风的次数和每次持续的时间。但每天至少通风 1 ~2 次。阳虚和易受风邪侵袭者，在通风时应注意不使其直接当风，避免对流风。病室的整洁有利于患者的康复。室内布置应力求简单、整齐，易于清洁消毒。地面和家具、用品等应每日清洁。

4. 病室温、湿度适宜 病室应保持适宜的温度，一般以 18℃ ~20℃ 为宜。阳虚和寒证患者多畏寒肢冷，室温宜稍高；阴虚和热证患者多躁热喜凉，室温可稍低。病室的湿度以 50% ~60% 为宜。阴虚证和燥热患者，湿度可适当偏高；阳虚证、湿证患者，湿度宜偏低。

（三）顺应四时阴阳变化

1. 依气候变化护理 中医学认为外感六淫是致病的重要因素，而患病之人由于正气虚弱，更易受到外邪的侵袭。因此，要注意气候的变化对患者的影响。除病室内应有适宜的温度外，还要注意随时给患者增减衣服。患者的衣着应宽松舒适，透气吸汗，外出活动时更要避免着凉或中暑。

2. 依季节变化护理 季节的交替变化也使人体的生理活动随之变化。所以，《内经》强调“故智者之养生也，必须四时而避寒暑”。要做到春防风，夏防暑，长夏防湿，秋防燥，冬防寒。

春天乃阳气生发、万物以荣的季节，应注意养阳。人们应该早起健身，抒发气机，吸取新鲜空气，使心情舒畅，以利于吐故纳新，气血通畅。但初春天气寒暖不一，应防止风寒侵袭，注意随时加减衣服。

夏天是阳气旺盛、万物繁茂的季节，阳气易于发泄，故也应注意养阳。人们应该晚卧早起，注意保持心境平和欢畅。由于暑湿较重，白昼当阴居避暑，夜间不贪凉夜露。健身宜于清晨或傍晚进行，以免伤阳。

秋天是万物成熟的季节，人体阳气逐渐内收，阴气渐长，应以“收养之道”为主，人们应注意收敛精气。由于燥气较甚，昼夜温差悬殊，还应注意冷暖，保养阴津。

冬季阴寒盛极，阳气闭藏，天气寒冷。人们应注意养精固阳，防寒保暖，饮食宜热，情志勿过，早起锻炼以待日光为宜。

3. 依昼夜变化护理　对于昼夜晨昏的阴阳变化，人体也必须与之适应。患者患病时，阴阳失去平衡，适应能力较弱，因此对昼夜的变化反应就特别敏感。如温度昼暖夜寒，在冬季夜间应注意保暖，夏季虽然暑热，但是夜间仍然比白天气温低，应注意不可袒胸露腹而受凉。有些患者的病情往往昼轻夜重，所以在临床护理工作中应加强夜间的观察及巡视。

扫码“学一学”

第二节　饮食调理

知识拓展

"食养"："食养"即指中医饮食养生，也称"食补"，是泛指利用饮食来达到营养机体、增进健康的活动。《素问·五常政大论》所说的"谷肉果菜，食养尽之"，这是食养概念较早的记载。按历代中医中药有关文献统计，常用食养作用有聪耳、明目、乌发、生发、增力、益智、安神、健肤、美容、轻身、固齿、肥人、强筋、壮阳、种子（助孕）、益寿等。因此"食养"在提高机体健康和预防保健方面有着重要意义。

"民以食为天"，饮食是维持人体健康和生命活动必不可少的重要物质基础，是人体五脏六腑，四肢百骸得以濡养的源泉。中医学十分重视饮食与人体健康的关系，认为科学的食谱和良好的饮食习惯，是健康长寿的关键。对于患病之人，饮食的调护更是疾病治疗中必不可少的辅助措施。《黄帝内经》指出，"大毒治病十去其六……谷肉果蔬，食养尽之。"认为若能合理地选择饮食，将十分有利于疾病的治疗和康复。

饮食调理是指在治疗疾病的过程中，或在对健康人的保健方面，进行营养和膳食方面的护理和指导。

食物与中药同源，也同中药一样，具有四气五味和升降浮沉等特性，因而许多食物具有治病、补虚的作用。利用饮食调护配合治疗，是中医护理的一大特色。饮食调护得当，可以缩短疗程，提高疗效。反之，则可以导致病情加重，病程延长，疾病反复，甚至产生后遗症。尤其是慢性疾病和重病恢复期的饮食调护，对于疾病的康复更是具有举足轻重的作用。

一、食物的性味和功效

食物同药物一样，具有寒、凉、温、热四性，辛、甘、酸、苦、咸五味和升、降、浮、沉的作用趋向，只是其性能不如药物强烈。在饮食调理中，一般按照下列方法将常用食物分类，以便辨证选用。

（一）热性食物

热性食物具有温里祛寒、益火助阳的功用，适用于阴寒内盛的实寒证。热性食物多辛香燥烈，容易助火伤津，凡热证及阴虚者应忌用，如白酒、生姜、葱、蒜、花椒等。

表 9-1　常用热性食物性味功用简表

品名	性味	功用	宜忌
狗肉	甘、咸，热	补中益气，温肾壮阳	宜：脾肾阳虚，腰膝酸软，夜尿频频 忌：热证，阴虚，出血性疾病，妊娠
辣椒	辛，热	温中散寒，健胃消食	宜：寒凝腹痛吐泻，纳少，风寒湿痹 忌：热证，阴虚火旺，目疾，疖肿，痔疮，一切血证，妊娠
大蒜	辛，热	温中消食，解毒	宜：外感疫毒，风寒，痢疾，纳呆 忌：阴虚火旺者慎用
胡椒	辛，热	温中下气，消痰，解毒	宜：虚寒胃痛，肺寒痰多，肉积不化 忌：阴虚内热，血证，痔疮，妊娠
花椒	辛，温	温中散寒，止痛，杀虫	宜：虚寒腹痛，蛔虫腹痛 忌：阴虚火旺，妊娠
桂皮	辛、甘，热	温中补阳，散寒止痛	宜：脘腹寒痛 忌：热证，阴虚内热，咽痛，妊娠
白酒	辛、甘、苦，热	舒筋通络、活血化瘀，御寒，行药势	宜：气滞，血瘀，风寒湿痹 忌：热证，阴虚内热，血证，妊娠

（二）温性食物

温性食物具有温中、补气、通阳、散寒、暖胃等功用，适用于阳气虚弱的虚寒证或实寒证较轻者。这类食物比热性食物平和，但仍有一定的助火、伤津、耗液倾向，凡热证及阴虚有火者应慎用或忌用。

表 9-2　常用温性食物性味功用简表

品名	性味	功用	宜忌
糯米	甘，温	补中益气，暖脾胃	宜：脾胃气虚，胃寒疼痛，气短多汗 忌：热证及脾不健运者
高粱	甘，温	温中健脾，涩肠止泻	宜：脾胃虚弱，便溏腹泻 忌：湿热中满腹胀
饴糖	甘，温	补中益气，缓急止痛，润肺止咳	宜：虚寒腹痛，倦怠纳少，肺虚咳喘忌：湿热内郁，痰热咳嗽
鸡肉	甘，温	健脾补虚，益气养血	宜：体虚，气血不足，阳虚，纳呆 忌：实热证、痼疾忌公鸡肉
牛肉	甘，温	补中益气，健脾养胃	宜：脾胃虚弱，气血亏虚 忌：痼疾、疥疮等皮肤病
羊肉	甘，温	益气补虚，温肾助阳	宜：阳虚畏寒，气血不足 忌：外感时邪，阴虚火旺，疮疡疖肿
牛乳	甘，微温	补虚生津，益肺养胃	宜：气血不足，阴虚劳损，日常进补 忌：酸牛奶不宜多饮
鲫鱼	甘，温	健脾益气，利尿消肿	宜：水肿，腹水，产后乳少 忌：便秘，皮肤瘙痒，痘疹
海参	甘、咸，平	养血润燥，补肾益精	宜：精血亏损，浮肿，阳痿，遗精 忌：痰湿内盛，便溏，腹泻
虾	甘，温	益肾壮阳，通乳，托毒	宜：阳虚，产后乳少，宫寒不孕 忌：热证，各种皮肤病
蕲蛇肉	甘、咸，温	祛风，活络，定惊	宜：风湿痹痛，肢体麻木

续表

品名	性味	功用	宜忌
桂圆肉	甘，温	补益心脾，养血安神	宜：气血不足，失眠，健忘 忌：痰火，湿滞，中满气壅，疖疹
大枣	甘，温	补中益气，养血安神	宜：中气不足，气血两虚 忌：湿盛脘腹胀满，热盛
荔枝	甘、酸，微温	益心肾、养肝血	宜：久病体弱，呃逆，腹泻 忌：素体热盛及阴虚火旺者
山楂	酸、甘，微温	消食化积，散瘀行滞	宜：食滞，泻痢，瘀血内积 忌：脾胃虚弱，龋齿
胡桃仁	甘，温	补肾温肺，润肠通便	宜：虚寒咳喘，肾虚腰痛，肠燥便秘 忌：痰热咳嗽，阴虚火旺，便溏
板栗	甘，温	健脾养胃，补肾强筋	宜：肾虚腰膝无力，脾虚泄泻 忌：痞满，疳积，食滞
杨梅	甘、酸，温	生津解渴，和胃消食	宜：伤暑口渴，腹胀，吐泻 忌：痰热
橘子	甘、酸，温	开胃理气，止渴润肺	宜：食欲不振，恶心呕吐，妊娠恶阻 忌：易上火，不能多吃
桃子	甘、酸，温	生津润肠，活血消积	宜：便秘 忌：痈肿，疮疖
杏子	甘、酸，温	润肺定喘，生津止咳	宜：咳嗽，口渴 忌：痈疖
大葱	辛，温	解表散寒，通阳	宜：外感风寒，头痛鼻塞 忌：狐臭者不宜食用
韭菜	辛，温	温中行气，温肾	宜：呕吐呃逆，便秘，阳痿 忌：阴虚内热，胃热，目疾，疮疡
南瓜	甘，温	补中益气，除湿解毒	宜：消渴，肺痈，咳喘，腹水 忌：气滞湿阻，腹胀，纳差
生姜	辛，温	发散风寒，温中止呕	宜：风寒感冒，胃寒呕吐，解鱼蟹毒 忌：热证，阴虚发热
小茴香	辛，温	祛寒止痛，理气和胃	宜：下腹冷痛，胃寒胀痛、呕吐 忌：阴虚火旺、胃热
食醋	酸、苦，温	散瘀止血，解毒，消食	宜：胃酸过少，过食鱼腥，瓜果中毒 忌：胃酸过多，外感风寒，筋脉拘急
红糖	甘，温	补血，活血，散寒	宜：虚寒腹痛，产后恶露未尽 忌：糖尿病，龋齿

（三）寒性食物

寒性食物具有清热、泻火、解毒等功用，适用于发热较高，热毒深重的里实热证。寒性食物易损伤阳气，故阳气不足、脾胃虚弱患者应慎用。如苦瓜、莴苣、茶叶、绿豆等。

表 9－3　常用寒性食物性味功用简表

品名	性味	功用	宜忌
豇豆	甘，微寒	健脾和胃，补肾	宜：脾胃虚弱，吐泻下痢，遗精带下 忌：气滞便秘
梨	甘、酸，寒	清热生津，止咳消痰	宜：肺热咳嗽，醉酒，热病津伤便秘 忌：便溏，寒咳，胃寒呕吐，产后

续表

品名	性味	功用	宜忌
橙子	甘、酸，微寒	宽胸止呕，解酒，利水	宜：热病呕吐，二便不利，伤酒 忌：脾阳虚者不可多食
柚子	甘、酸，寒	健胃消食，生津，解酒	宜：口渴，食滞，消化不良，醉酒 忌：风寒感冒，脾胃虚寒
柑子	甘，微寒	生津止咳，利尿，解酒	宜：热病口渴，咳嗽多痰，便秘，酒伤
柿子	甘、涩，寒	清热润肺，止渴	宜：咯血，痔疮出血、大便秘结 忌：慢性胃炎、消化不良及外感风寒咳嗽者；体弱多病者、产妇、月经期间女性；胆结石患者忌食或少食
香蕉	甘，寒	清肺润肠，解毒	宜：热病伤津，痔疮，习惯性便秘 忌：便溏，慢性肠炎
桑葚	甘，寒	滋阴补血，生津润肠	宜：血虚眩晕，失眠，须发早白，肠燥便秘 忌：脾虚便溏
甘蔗	甘，微寒	清热和胃，生津润燥	宜：热病口渴，大便燥结，血证，醉酒，燥咳，呕吐反胃，妊娠恶阻 忌：脾虚便溏
西瓜	甘，寒	清热解暑，生津止渴	宜：中暑，高热烦渴，泌尿系感染，口舌生疮，高血压 忌：中焦虚寒，产后少吃
荸荠	甘，寒	清热化痰，消积	宜：高血压，咽喉肿痛，便秘，口舌生疮，热咳，月经过多 忌：便溏、血虚者少吃
黄瓜	甘，微寒	清热利水，止渴	宜：热病烦渴，水肿 忌：脾胃虚寒者
冬瓜	甘，微寒	清热解毒，利水消痰	宜：水肿胀满，小便不利，消渴，暑热 忌：脾肾阳虚，久病滑泻
苦瓜	苦，寒	清热解毒，祛暑	宜：中暑发热，热病口渴，目赤肿痛 忌：脾胃虚寒者不宜多食
竹笋	甘，寒	利膈下气，清热痰，解油腻	宜：肥胖，食滞腹胀，伤酒 忌：病后，产后，易复发疾病
莲藕	甘，寒	清热生津，凉血散瘀	宜：热病烦渴，热淋，出血证 忌：寒证忌用，脾胃虚弱者宜熟食
番茄	甘、酸，微寒	生津止渴，健胃消食	宜：热病发热，口渴，食欲不振 忌：泌尿系结石，脾胃虚寒少吃
海带	咸，寒	软坚散结，利水	宜：瘿瘤，瘰疬结核，水肿 忌：脾胃虚寒者不可多吃
紫菜	甘、咸，寒	清热利尿，化痰软坚	宜：淋巴结核，肺脓疡，甲状腺肿大 忌：皮肤病，化脓性炎症

（四）凉性食物

凉性食物具有清热、养阴等功用，适用于发热、痢疾、痈肿以及目赤肿痛、咽喉肿痛等里热证。凉性食物较寒性食物平和，但久服仍能损伤阳气，故阳虚、脾气虚弱患者应慎用。如李子、芒果、柠檬、梨等。

表9－4　常用凉性食物性味功用简表

品名	性味	功用	宜忌
大麦	甘、咸，凉	和胃，消积，利水	宜：小便淋漓疼痛，消化不良 忌：哺乳妇女忌麦芽

续表

品名	性味	功用	宜忌
小麦	甘，凉	养心益肾，健脾和胃	宜：失眠健忘，虚热盗汗
小米	甘，凉	和中益肾，除湿热	宜：脾胃虚热，失眠，产后
柠檬	酸，凉	生津止渴，祛暑，安胎	宜：热病口渴，妊娠恶阻，高血压 忌：风寒表证，溃疡病
枇杷	甘、酸，凉	润肺，止渴，下气	宜：热病口渴，干咳 忌：脾虚便溏
芒果	甘、酸，凉	止渴生津，消食，止咳	宜：热病口渴，干咳 忌：热病后期，饱食后
李子	甘、酸，凉	舒肝解郁，生津止渴	宜：消渴引饮，阴虚发热 忌：脾胃虚弱者
罗汉果	甘，凉	清肺润肠	宜：燥咳，便秘，百日咳 忌：风寒湿痰咳嗽
萝卜	甘、辛，凉	消食下气，清热化痰	宜：食积气胀，咳嗽痰多，解酒 忌：脾胃虚寒，忌与人参同服
丝瓜	甘，凉	清热解毒，凉血通络	宜：胸胁疼痛，乳痈，筋脉挛急 忌：脾胃虚寒
菠菜	甘，凉	养血止血，润燥止渴	宜：血虚头晕，两目干涩，便秘，痔疮便血 忌：脾虚泄泻，泌尿系结石
芹菜	甘、苦，凉	清热凉血，平肝息风	宜：肝阳上亢，头痛头晕，失眠 忌：消化不良
黄花菜	甘，凉	养血平肝，利水消肿	宜：头晕，水肿，各种血证，乳少 忌：不宜生食
豆腐	甘，凉	益气和中，生津润燥，清热解毒	宜：热性体质、口臭口渴、肠胃不清、热病后调养 忌：痛风病患者要少食
茶叶	苦、甘，凉	清头目，醒精神，解烦渴，利小便，消食积，解毒	宜：风热上犯，头晕目昏；暑热烦渴，饮酒过度，小便短赤，水肿尿少；油腻食积，消化不良；湿热腹泻、痢疾。 忌：脾胃虚寒、神经衰弱失眠者慎用

（五）平性食物

平性食物没有明显的寒凉或温热偏性，因而不致积热或生寒，故为人们日常所习用，也是患者饮食调养的基本食物。但因其味有辛、甘、酸、苦、咸之别，因而其功效也有不同，应根据患者的病情和体质灵活选用。如大豆、玉米、豆浆、猪肉、鸡蛋、花生等。

表 9－5　常用平性食物性味功用简表

品名	性味	功用	宜忌
黄豆	甘，平	健脾宽中，益气，润燥消水	宜：诸虚劳损，便秘，消渴 忌：素体痰盛者少吃
黑豆	甘，平	益气止汗，利水活血	宜：水肿，多汗，肾虚腰痛，血虚目暗 忌：炒熟性温热，不易消化，不可多食
赤小豆	甘，平	利水消肿，解毒排脓	宜：水肿，小便不利，热毒痈疮 忌：不宜过食
扁豆	甘，平	健脾和中，消暑化湿	宜：暑天吐泻水肿
豆浆	甘，平	补虚润燥	纳呆，阴虚燥热，皮肤粗糙

续表

品名	性味	功用	宜忌
玉米	甘，平	和中开胃，除湿利尿	宜：腹泻，水肿，小便不利，黄疸
粳米	甘，平	健脾和胃，除烦止渴	宜：脾胃虚弱，纳呆，泄泻，乏力
红薯	甘，平	补中和血，益气生津	宜：湿热黄疸，习惯性便秘 忌：中焦痞满，胃酸过多
猪肉	甘，平	补气养血，益精填髓	宜：体质虚弱，营养不良，肌肤枯燥
鸭肉	甘、咸，平	滋阴养胃，利水消肿	宜：阴虚内热 忌：脾虚便溏，外感风寒
鸡蛋	甘，平	滋阴养血，养血安神	宜：气血不足，失眠烦躁
鹌鹑	甘，平	健脾益气	宜：气血不足，营养不良，食欲不振
甲鱼	甘，凉	滋阴凉血，养筋添髓	宜：阴虚体弱，精气不足，症瘕 忌：脾胃阳虚
燕窝	甘，平	养阴润燥，补中益气	宜：气阴两虚，肺虚咳喘，疳积
蜂蜜	甘，平	补脾润肺，润肠通便	宜：脾虚食少，肺虚燥咳，肠燥便秘 忌：湿热痰滞，胸腹痞满，便溏泄泻
葡萄	甘、酸，平	补血强智，健胃生津，益气逐水，滋肾宜肝	宜：妊娠贫血、肺虚咳嗽、心悸盗汗、风湿痹痛、水肿 忌：多食易生内热，或致腹泻
苹果	甘、酸，平	补心益气，生津和胃	宜：便秘，慢性腹泻，食欲不振
芝麻	甘，平	补益肝肾，养血通便	宜：精血亏虚，须发早白，便秘 忌：脾虚便溏，腹泻
菠萝	甘、酸，平	清暑解渴，消食利尿	宜：中暑发热烦渴，咳嗽痰多，高血压，消化不良 忌：胃溃疡、过敏者慎用
花生	甘，平	补脾润肺，养血和胃	宜：气血亏虚，脾胃失调，体弱便秘 忌：腹泻便溏，炒花生不宜多食
莲子	甘、涩，平	补脾固涩，养心益肾	宜：脾虚泄泻，肾虚遗精、带下 忌：便秘，中焦痞满
山药	甘，平	健脾益气，补肺益肾	宜：脾虚便溏，肺虚咳喘，带下，消渴 忌：湿盛中满，肠胃积滞
土豆	甘，平	健脾益气	宜：食欲不振，体弱，便秘 忌：发芽、腐烂发青的土豆禁食
蘑菇	甘，平	健脾开胃，透疹	宜：食欲不振，久病体弱，麻疹不透
香菇	甘，平	益脾气，托豆疹	宜：脾胃虚弱，神疲乏力，麻疹不透 忌：麻疹后，产后，病后
芋头	甘、辛，平	消疠散结，益脾胃，调中气	宜：少食乏力，淋巴结核，痈毒 忌：芋头生食有小毒热食不宜过多，易引起闷气或胃肠积滞
胡萝卜	甘，平	健脾除疳，益肝明目，和胃下气，利膈宽肠	宜：脘闷气胀，便秘，高血压，夜盲症、干眼症，食欲不振，皮肤粗糙者 忌：脾胃虚寒者忌食
黑木耳	甘，平	补血活血，补气和血，清胃涤肠	宜：气血不调，肢体麻木，产后血虚，痔疮下血 忌：脾虚便溏腹泻
银耳	甘，平	滋阴润肺，生津止咳，养胃生津，强精补肾，补气和血，嫩肤美容，延年益寿	宜：气阴两虚，阴虚火旺，咳喘，口咽干燥，月经不调，黄褐斑 忌：风寒咳嗽

（六）补益类食物

补益类食物具有益气、养血、壮阳、滋阴的功效。根据其寒凉温热的不同，分为温补、清补和平补三类：

1. 清补类食物　清补类食物一般具有寒凉性质，有清热、泻火、解毒的功效，适用于阴虚证或热性病需进行补养和调护者。寒证和素体阳虚者应慎用。如鸭、鹅、甲鱼、豆腐、莲子、冰糖等。

2. 温补类食物　温补类食物一般具有温热性质，有温中、助阳、散寒的功效，适用于阳虚证、寒证或久病体弱，禀赋不足者。热证和阴虚火旺者慎用或禁用。如羊肉、狗肉、核桃、桂圆等。

3. 平补类食物　所谓“平”，是指此类食物没有明显的寒凉或温热偏性，适用于各类患者，尤其常用于疾病的恢复期，也适用于正常人的补益。如鸡蛋、猪肉、鸡肉、银耳等。

考点提示

温补类食物适用于阳虚证、寒证或久病体弱、禀赋不足的人群；清补类食物适用于阴虚证或热性病证人群；平补类食物适用于各类患者及正常人群。

（七）发散类食物

发散类食物即发物，是指容易诱发某些疾病或加重已发疾病的食物。通常情况下，发物对大多数人不会产生副作用或引起不适，只是在特殊条件下，对某些特殊体质的人产生作用。一般认为的发物有以下几类：

1. 食用菌类　主要有蘑菇、香菇等，易诱发或加重皮肤病、疮疡肿毒。

2. 海腥类　主要有带鱼、黄鱼、鲳鱼、蚌肉、虾、螃蟹等水产品，这类食品易诱发哮喘、荨麻疹、湿疹、下焦湿热、疮疡肿毒等病症。

3. 蔬菜类　主要有竹笋、芥菜、南瓜、韭菜等，这类食物易诱发皮肤疮疡肿毒。

4. 禽畜类　主要有公鸡、鸡头、猪头肉、鹅肉、鸡翅、鸡爪等，这类食物易触发肝阳头痛、肝风眩晕等宿疾，易诱发或加重皮肤疮疡肿毒。

此外，属于发物的还有酒酿、白酒、豌豆、黄大豆、豆腐、豆腐乳、蚕蛹及葱、蒜等。有时还将荤腥膻臊之类食品一概视为发物。

二、饮食调理的原则

（一）饮食有节，按时定量

饮食要有节制，不可过饥过饱。过饥可使气血来源不足，过饱则易损伤脾胃之气。进食要有规律，应养成良好的饮食习惯，三餐应定时、定量，遵循“早吃好，午吃饱，晚吃少”的原则，切忌暴饮暴食，养成良好的饮食习惯。

（二）调和四气，谨和五味

饮食应多样化，合理搭配，不可偏食。《素问·藏气法时论》中说：“五谷为养，五果为助，五畜为益，五菜为充，气味合而服之，以补精益气”。即人体的营养应来源于粮、肉、菜、果等各类食品，所需的营养成分应多样化。只有做到饮食的多样化及合理搭配，才能摄取到人体必须的各种营养，维持气血阴阳的平衡。若对饮食有所偏嗜或偏废，易使体内营养比例失调，从而影响健康，发生疾病。

（三）食宜清淡，吃忌厚味

荤素搭配是饮食的重要原则，也是长寿健康的秘诀之一。饮食应以谷物、蔬菜、瓜果等素食为主，辅以适当的肉、蛋、鱼类，不可过食油腻厚味。由于各种性味的食物过量之后会引起体内阴阳平衡失调，所以，应注意饮食性味不要过重，尤其应避免过度嗜咸和嗜甜。

（四）卫生清洁，习惯良好

饮食不洁可导致胃肠疾病或加重原有病情。食物要新鲜、干净，禁食腐烂、变质、污染的食物及病死的家禽和牲畜；食物应软硬恰当，冷热适宜；进食时宜细嚼慢咽，不可进食过快或没有嚼烂就下咽；不要一边进食一边干其他事情；食后不可即卧，应做散步等轻微活动，以帮助脾胃的运化；晚上临睡前不要进食。

（五）辨证施食，相因相宜

饮食调护应注意患者的体质、年龄、证候的不同，以及季节、气候、地域的差异，把人与自然界有机地结合起来进行全面分析，做到因证施食、因时施食、因地施食和因人施食。

三、饮食调护的种类

食物的品种很多，除某些干鲜果品和蔬菜可以直接食用外，大部分食品均需经过加工和烹调后才宜食用，从而形成了种类繁多的食品制作方法和丰富多彩的饮食种类。在中医临床中，主要使用以“汤羹”类为主结合其他种类来进行饮食调护。

（一）汤羹

以水和食物一同煎煮或蒸炖而成，可根据食物的滋味、性能加入适当的佐料，食用时除饮汤外，同时吃其中的食物。汤羹有汤和羹之分，较稠厚的为羹，清稀的为汤。所用食物主要是有滋补作用的肉、蛋、鱼、海味、蔬菜、水果等，以补益为主要用途。

（二）粥食

以米、麦、豆等粮食单独或同时加入其他食物煮成，为半流质食品。粥食是常用的饮食之一，尤其适用于脾胃虚弱者。

（三）主食

以米、面等富含淀粉的食物为主要原料做成的各种米饭、糕点、小吃等食物。

（四）膏滋

以补益性食物加水煎煮，取汁液浓缩至一定稠度，然后加入蜂蜜、白糖或冰糖，制成半固体状，一般以补益为主要用途。

（五）散剂

将干果、谷物等食物晒干或烘干，研磨成细粉末，以沸水调食或用开水送服。

（六）菜肴

是指具有治疗作用的各类荤素菜肴的总称，种类繁多，制法各异。有蒸、煮、煎、炒、炸、烩、烧、爆、炖、煨、渍、腌、凉拌等多种。根据其性味和制法的差别，而有不同的作用。

（七）饮料

是指酒、乳、茶、果汁、菜汁等。依各类饮料的性味和调制方法的不同而有不同的作用。

四、常用饮食调理方法

我国人民在长期与疾病做斗争的过程中，创造了许多利用饮食治疗疾病和调护、保养身体的方法，常用的主要有以下几种。

（一）汗法

即解表法，是一种通过发汗以疏散外邪，解除表证的方法，主要适用于外感初起，病邪侵犯肌表所表现出的一系列病证，症如恶寒发热、头身疼痛等。常用食物有葱、姜等。

（二）下法

即泻下法，是用具有通便作用的食物通泻大便或祛除肠内积滞的方法。主要适用于病后、产后和年老体虚，气血不足，肠燥便秘者。常用食物有蜂蜜、桑葚、香蕉、植物果仁、菜泥等。

（三）温法

即温里法，是用温热食物振奋阳气，祛除里寒的一种方法。多用于里寒证或素体阳虚之人，证如肢体倦怠、四肢不温、腹痛吐泻等。常用食物有辣椒、酒、花椒、姜、羊肉等。

（四）清法

即清热法，是用寒凉性食物清除内热，泻火解毒的一种方法。多用于实热证或素体阳盛之人。证如发热、烦渴、口舌生疮、小便短赤等。常用食物有西瓜、梨、藕、黄瓜、苦瓜、绿豆、茶等。

（五）消食法

也称消导法，是用具有消食健胃作用的食物开胃消食的一种方法。适用于脾胃升降失调，饮食不化之证。证如嗳腐吞酸、脘痞腹胀、厌食、呕恶等。常用食物如山楂、萝卜、大蒜、醋等。

护理应用

张某，男，23岁。生活中有经常熬夜、饮酒、嗜食辛辣、高温瑜伽等习惯，最近出现口渴、双眼干涩、皮肤干燥、大便秘结等症状，如何进行饮食调理。

（六）补法

即补益法，是用具有补益作用的食物以补气养血，滋阴助阳，强身健体的一种方法。适用于气虚、血虚、阴虚和阳虚等证。根据病情的不同需要，分为适用于阳虚、气虚的温补，适用于阴虚的清补和通用于各类虚证以及正常人进补的平补三类。常用食物有羊肉、桂圆肉、甲鱼、鸡、鸭、海参、木耳等。

五、饮食宜忌

中医饮食宜忌，习称“食忌”“食禁”。中医“食忌”内容十分丰富，认为常人与患者的饮食内容不应该是一个固定的模式，应因人、因地、因时、因病而有所不同。它实际是在强调饮食的针对性，得当则为宜，失当则为忌，在生活和临床中要做到“审因用膳”。因此，在生活和临床中品评饮食的营养价值，不论是用于食补，还是用于食疗，都不应从珍、奇、名、贵出发，而应着眼于其使用是否得当。

（一）饮食宜忌的基本原则

1. 辨证施食 即食物的性味应适用于病情的需要。食物有寒热温凉补泻之分，病情也有虚实寒热之别。辨证施食时注意虚证应补益，实证宜疏利，寒证宜温热，热证宜寒凉。

2. 辨药施食 患者所服药物均具有各自的性味、功效，为有利于更好地发挥药效，患者饮食的性味，一般应与所服药物的性味一致，忌与所服药物的性能相反，以免降低药效。如食物与所服药物的性味相同，甚至还可增强药物的效能，加速病情的康复。

3. 因人施食 人的体质有强弱不同，年龄有老少之分，故饮食宜忌也应有区别。如体胖之人多痰湿，宜食清淡、化痰之物，忌肥甘厚腻之品，以免助湿生痰；体瘦之人多阴虚，宜多食滋阴生津，养血补血之物，忌辛辣动火之品，以免伤阴；老年人脾胃虚弱，食宜清淡，忌油腻、硬固、黏腻食物，以免伤及脾胃；妇女妊娠期和哺乳期忌辛辣温燥食品，以免助阳生火，影响胎儿或乳儿；小儿气血未充，脏腑娇嫩，尤应注意饮食的调理。

4. 因时施食 四时季节的变化，对人体的生理功能产生不同的影响，因此，饮食宜忌也有所不同。春季气候由寒转暖，阳气生发，食宜清温平淡；夏季阳气亢盛，天气炎热，食宜甘寒，但应忌生冷不洁食物；秋季阳收阴长，燥气袭人，食宜滋润收敛，忌辛燥温热；冬季阳气潜藏，阴气盛极，最宜温补，忌生冷寒凉。

（二）饮食宜忌的主要方法

清代章杏云所著《调疾饮食辨》中云：“患者饮食，藉以滋养胃气，宣行药力，故饮食得宜足为药饵之助，失宜则反与药饵为仇。”患者服中药时有些食物对所服之药有不良的影响，则应忌服，也有某些食物可以增进药物作用的发挥。《伤寒论》中指出服药时忌生冷、黏腻、肉、面、五辛、酒、酪、臭物等。服药期间对某些食物的禁忌，前人称为服药禁忌，也就是通常所说的忌口。

1. 热证 热证是机体感受热邪，或阳盛阴虚所引起的一类病证。阳热偏盛，伤阴耗液，故宜清热、生津、养阴，食寒凉性和平性食物，忌辛辣、温热之品。

2. 寒证 寒证是机体感受寒邪，或阳虚阴盛所引起的一类病证。阴寒偏盛，阳气亏虚，故宜温里、散寒，助阳，宜食温热性食物，忌寒凉、生冷之品。

3. 虚证 虚证是指阴阳气血亏虚。宜补虚益损，食补益类食物。阳虚者宜温补，忌用寒凉；阴虚者宜清补，忌用温热；气血虚者可随病证的不同辨证施食。然虚证患者多脾胃虚弱，进补时不宜食用滋腻、硬固之品，食物以清淡而富于营养为宜。

4. 实证 实证是指邪气过盛。饮食宜疏利、消导。应根据病情之表里寒热和轻重缓急辨证施食，采取急则治标、缓则治本和标本兼治的总体原则进行饮食调护，一般不宜施补。

5. 外感病证 宜饮食清淡，可食葱、姜等辛温发散之品，忌油腻厚味。

6. 其他 各类血证、阴虚阳亢证、目疾、皮肤病、痔瘘、疮疖、痈疽等病证忌辛热食物，如葱、蒜、生姜、胡椒、花椒、辣椒、白酒等；肝阳肝风患者忌吃鹅、公鸡、鲤鱼、猪头等；患有疔、疮、痈疡及各种皮肤病及可能复发的痼疾者，忌食发散类、海腥类食物，如带鱼、黄鱼、虾、蟹、蚌、淡菜、紫菜、母猪肉、猪头，及一切病死兽肉等，以免诱发旧病，加重新病。

7. 孕期和产后饮食禁忌 孕期饮食禁忌，是指怀孕期间孕妇应忌食或尽量避免食用对胎儿不利的饮食物，又称“忌食养胎”。《时病论》说：“清肠之槐花，去寒之姜、桂，利湿之米仁，……皆为犯胎之品，最易误投，医者不可不敬惧乎”。根据饮食物对胎儿的不同影响，归纳起来，主要有活血类食物、滑利类食物、大辛大热类食物、酒类饮料以及其他有关食物。

孕妇产后，瘀血内停，不宜进食酸涩收敛类食物，如乌梅、莲子、芡实、柿子、南瓜等，以免不利恶露排出；亦不宜进食辛辣发散和渗利小便类食物，以防加重产后气血虚弱。

产妇多表现阴血亏虚，或瘀血内停等症象。另一方面产妇还要以乳汁喂养婴儿。因此，产后的饮食原则应以平补阴阳气血，尤以滋阴养血为主，可进食甘平、甘凉类粮食、畜肉、禽肉和蛋乳类食品，慎食或忌食辛燥伤阴、发物、寒性生冷食物。

第三节 体质调护

扫码“学一学”

一、体质的基本概念

体质，即机体素质。是指人体秉承先天遗传、受后天多种因素影响，所形成的与自然、社会环境相适应的功能和形态上相对稳定的固有特性。

中医体质调护是在中医理论指导下，研究人类生命规律，寻找增强生命活力、预防疾病的方法，同时探索衰老的机制以及益寿延年的原则与理论，是中国医药文化之精粹。根据不同的体质，科学地调理身体的阴阳，顺应四季交替变化，达到阴阳平衡，气血畅通，健康长寿，是中医体质调护的最终目的。

二、体质的分类

体质分类的命名，采取的是以人体生命活动的物质基础（阴、阳、气、血、津液）的偏颇失衡为主的分类方法。分类命名的理论依据也大都是依据人体脏腑经络、气血阴阳津液在非正常状态下的差异表现并结合中医学的病因病机理论而提出来的，便于理解和应用。中医将人们的体质分成平和质、气虚质、阳虚质、阴虚质、痰湿质、湿热质、血瘀质、气郁质、特禀质等九种不同的基本类型。

扫码“看一看”

三、体质调护方法

由于先天禀赋有强弱，饮食气味有厚薄，方位地势有高下，贫富贵贱苦乐各不相同，从而导致了个体差异。《景岳全书·杂证谟》云：“人之自生至老，凡先天之有不足者，但得后天培养之力，则补天之功，亦可居其强半”，说明了中医学体质调护的重要性。体质调护的方法内容主要有食物调护、药物调护、精神调护及自然调护等。

（一）平和体质

平和体质是指人体阴阳平衡、气血充和、脏腑功能正常的体质状态。平和体质之人因先天禀赋良好，后天调养得当，因此其在神色、形态脏腑功能及心理特征等方面均表现良好，即所谓“阴平阳秘”，是功能较协调的体质。如后天调养得宜，无暴力外伤或慢性病患，则其体质不易改变，易获长寿。

1. 体质特点 身体强壮，胖瘦适度，或虽胖而不臃滞，虽瘦而有精神；身体强健，面色润泽，双目有神，性格开朗，唇色红润，毛发乌黑，精力充沛，胃纳良好，夜眠安和，二便调畅，舌质淡红，舌苔薄白；对自身调节和对外适应能力强，不易感受外邪，即使患病，往往可自愈或易于自愈。

2. 调护原则 平补阴阳，未病先防。

3. 调护方法

（1）饮食调养 在平衡膳食的基础上，可根据四时气候、生活条件、地理区域等不同而选择适宜的饮食，以维护机体的阴阳平衡。日常生活中，应尽量选择平性或稍具温、凉之性的食品或采用相反的食性来调节食物的寒温之性。在不同季节也可根据气候特点进行饮食调养，如炎夏可以食用西瓜、绿豆等清热消暑；寒冬可适当进食羊肉、狗肉等助阳散寒，但不可过量。

（2）药物调养 可根据年龄长幼、性别的不同适当进补，在不同时期服用适当的药物，如在更年期这一体质转变时期，可根据体质特点酌服补益肾阴肾阳之剂，如八味肾气丸、六味地黄丸等。

（3）精神调养 平和体质之人心理特征较为稳定，适应环境的能力和抗病能力较强。应和畅性情，当精神受到刺激或情志变化时应及时调摄不良情绪，谨防七情过极。

（4）起居调摄 应做到“起居有常”，能够顺应四时季节的变化，保持良好的起居作息习惯，并注意劳逸结合，以提高机体适应能力，保持充沛精力。

（5）体育锻炼 平和体质应时常参加体育锻炼，选择适合自己的运动项目，如跑步、游泳、骑自行车、爬山等。

（二）气虚体质

气虚体质主要是由于一身之气不足而致气息低弱、脏腑功能状态低下为主要特征的体质状态。气虚多因饮食失调，水谷精微不充，大病久病，年老体弱以及劳累过度致脏腑机能减弱，气的化生不足而造成。

1. 体质特点 全身疲乏无力，精神萎靡不振，少气懒言，语言低微，自汗怕动，舌质淡而胖嫩，脉虚无力等。如《幼科准绳·幼科》言：“凡气虚之证，初发身热，手足厥冷，乍凉乍热，精神倦怠，面色白，饮食减少，四肢倦而卧睡安静。”此外，此种体质之人多性格内向，平素易感冒，抗病能力弱，易患内脏下垂、虚劳等病。

2. 调护原则 补气养气。

3. 调护方法

（1）饮食调养 饮食是补气的最重要方法。《灵枢·五味》云：“谷不入，半日则气短，一日则气少矣”。对于气虚体质的人来说，一是要注意常吃补气的食物，如粳米、糯米、小米、山药、马铃薯、大枣、胡萝卜、香菇、鸡肉、鹅肉、兔肉、鹌鹑、牛肉、狗肉、青鱼、鲢鱼等。二是适当服用药膳，因气虚者多脾胃虚弱，饮食不宜过于滋腻。

（2）药物调养 气虚当补其气，忌苦寒克伐之品。常用的补气中药有人参、黄芪、白术、大枣、山药等。气虚之人平素宜常服金匮薯蓣丸。偏于脾气虚，宜选四君子汤，或参苓白术散；偏于肺气虚，宜选补肺汤；偏于肾气虚，多服肾气丸。中成药可选用玉屏风口服液。应把握好剂量，不可峻补，并可佐以少量理气行滞之品。

> **考点提示**
>
> 气虚体质特点表现为全身疲乏无力、精神萎靡不振、少气懒言、语言低微、自汗、舌质淡而胖嫩、脉虚无力等。

（3）精神调养 阳气不足者精神上易出现悲哀的情绪，常表现出情绪不佳，易于悲哀，故必须加强精神调养，培养豁达乐观的生活态度，保持稳定平和的心态，不宜思虑或悲伤太过。

（4）起居调摄　气虚者由于卫阳不足，易于感受外邪，应注意保暖，不可劳汗当风，不可过于劳作，以免更伤正气。

（5）体育锻炼　气虚之人可选择运动量较小的方式进行锻炼，如广播操、太极拳、散步、慢跑及按摩四肢及胸腹等。气功可练“六字决”中的“吹”字功。由于体质虚弱不耐劳动，故应防止过度运动疲劳。

（三）阳虚体质

阳虚体质主要指因阳气不足而以形寒肢冷等虚寒现象为主要特征的体质状态。阳气对维持人体各项功能活动正常有着十分重要的作用，阳气虚，不能卫外，难以抵御恶劣气候对人体的影响，免疫功能低下，易感冒或发生其他疾病，反复不愈。

1. 体质特点　形体白胖或面色淡白无华，恶寒喜暖，倦怠乏力，手足不温，口淡唇白，喜热饮食，自汗，小便清长，大便溏薄，舌质胖嫩，色淡苔白滑，脉弱或沉迟无力；性格内向，耐夏不耐冬，易感受湿邪。其人患病则易从寒化，可见畏寒蜷卧，四肢厥冷；或腹中绵绵作痛，喜温喜按；或身面浮肿，小便不利；或腰脊冷痛，下利清谷；或阳痿滑精，宫寒不孕；或胸背彻痛，咳喘心悸；或夜尿频多，小便失禁。

2. 调护原则　温补阳气。

3. 调护方法

（1）饮食调养　阳虚者当壮其元阳，多食有温阳壮阳作用的食品，如羊肉、狗肉、鹿肉、鸡肉、韭菜等以温补脾肾阳气。根据“春夏养阳”的法则，夏日三伏，每伏可食羊肉附子汤一次，配合天地阳旺之时，以壮人体之阳。不宜多吃寒凉食物或油腻之品。

（2）药物调养　可采用“益火之源，以消阴翳”的方法以扶阳抑阴。常用的补阳中药有菟丝子、鹿茸、肉苁蓉、海狗肾、冬虫夏草、仙茅、杜仲等。偏心阳虚者，宜用桂枝加附子汤；偏脾阳虚者，选理中汤；偏肾阳虚者，宜服金匮肾气丸。还应注意“阴中求阳”，亦即在补阳时，适当加用养阴之品，如熟地、山萸肉等使“阳得阴助而升化无穷”。同时当兼顾脾胃，养后天以济先天。

（3）精神调养　阳虚是气虚的进一步发展，故阳气不足者多亦可见气虚之象。阳气不足者精神上易出现悲哀的情绪，故必须加强精神调养，要善于调节自己的情感，学会自我排解，多听音乐，多交朋友，多参加社会活动，去忧悲、防惊恐、和喜怒，消除不良情绪的影响。

（4）起居调摄　阳虚体质多形寒肢冷，喜暖怕凉，耐春夏不耐秋冬，尤应重视环境调摄，提高人体抵抗力。冬季应“避寒就温”，暖以温食以养护阳气，夏季则“不厌于日”，可多进行日光浴以培补阳气，同时不要强力劳作，以免大汗伤阳，阳气外泄，更不可肆意贪凉饮冷。对于年老及体弱之人，夏季不要在外露宿，避免电扇直吹，亦不要在树荫下停留过久。

（5）体育锻炼　中医认为“动则生阳”，阳虚体质之人宜每天进行 1 ~ 2 次体育锻炼，具体项目因体力而定，散步、慢跑、打乒乓球、游泳等都是适宜的体育活动。锻炼不宜于阴冷天气或潮湿之处进行，而应选择温暖天气户外进行。

（四）阴虚体质

阴虚体质是指由于濡养人体的阴液亏乏而阴虚内热为主要特征的体质状态。“阴者，藏精而起亟也。”阴精，是化生元气的基本物质。精盈则生命力强，不但能适应四时气候的变化，抗御外邪的侵袭，而且还能延迟衰老；精亏不能制阳，阳热相对偏亢，则适应能力减弱，抵御外邪的能力减退，而诸病所由生，机体易衰老。

1. 体质特点 形体消瘦，面色多潮红或颧红，常有灼热感，手足心热，口燥咽干，唇红微干，心中时烦，多喜饮冷，便干尿黄，不耐春夏，舌红少苔或无苔，脉细弦或细数。

2. 调护原则 滋养阴液。

3. 养生方法

（1）饮食调养 饮食宜清淡，远肥腻厚味及燥烈之品，可多食芝麻、糯米、蜂蜜、乳品、甘蔗、鱼类等甘寒性凉之品以滋补机体阴气，对于葱、姜、蒜、韭、椒等辛味之品则应少食。应遵循《素问·四气调神大论》“秋冬养阴”的原则，于秋冬季进补营养粥糜，如沙参粥、百合粥、山药粥等，还可于冬天适当服食温热之品，如牛肉、羊肉、狗肉等，取阳生阴长之义。

（2）药物调养 可采用“壮水之主，以治阳光”的方法，选用滋阴清热、滋补肝肾之品，滋阴以制阳，使虚火降而阳归于阴。常用的补阴中药有生地黄、沙参、麦冬、石斛、龟板、枸杞、玉竹、黄精、桑葚、女贞子等。由于阴虚又有肾阴虚、肝阴虚、肺阴虚之分，用药时要辨证论治，如肺阴虚者，宜服百合固金汤；心阴虚者，宜服天王补心丸；肾阴虚者宜服六味地黄丸；肝阴虚者，宜服一贯煎。但此类药物多滋腻，久服易伤脾阳，脾胃虚弱者应慎用。

护理应用

患者，女，30岁，护士。因为护理工作经常熬夜，体形消瘦并见性情急躁、面色潮红、手足心热、口燥咽干、两目干涩、眩晕时作、便干尿黄、舌红少苔、脉细数。综合辨体为阴虚体质，请给出体质调护方法。

（3）精神调养 阴虚体质之人性情较急躁，常常心烦易怒，其精神调养应遵循《内经》中“恬淡虚无”“精神内守”之养神大法。平时应加强自我修养，养成冷静、沉着的性格。工作中对非原则性问题少与人争执，尽量少参加争胜负的文娱活动，以免情志受激。

（4）起居调摄 阴虚体质之人形多瘦小，瘦人多火，常手足心热，口咽干燥，畏热喜凉，冬寒易过，夏热难受，故在炎热的夏季应注意避暑。“秋冬养阴”对阴虚体质之人更为重要。居住环境宜选择安静、朝南之所。注意调节工作、生活的规律性，每天保证充足睡眠时间，尽量避免熬夜紧张劳累等以藏养阴气。同时应戒烟限酒以免燥热内伤。

（5）体育锻炼 阴虚体质之人在体育锻炼方面以调肝养肾为主。不要参加过于激烈的运动，以免出汗过多，损伤阴液。钓鱼、太极拳、八段锦、内养操较为适合，气功宜固精功、保健功、长寿功等，着重咽津功法，也可习练“六字决”中的“嘘”字功以涵养肝气。

（五）痰湿体质

痰湿体质是指由于先天禀赋、过食肥甘等导致痰湿积聚，以黏滞重浊表现为主要特征的体质状态。

1. 体质特点　平素身体肥胖，或嗜食肥甘，神倦嗜睡，身重懒动，头重如裹，口中黏腻或便溏，或食量较大，多汗，舌体胖，舌苔多滑腻，脉濡或滑，既畏热又怕冷，适应能力差。若病则胸脘痞闷，咳喘痰多；或食少，恶心呕吐，大便溏泄；或四肢浮肿，按之凹陷，小便不利或浑浊；或头身重困，关节疼痛重着，肌肤麻木不仁；或妇女白带过多。此种体质之人性格偏温和，易患消渴、中风、眩晕、咳喘等病证。

考点提示

痰湿体质是指由于先天禀赋、过食肥甘等导致痰湿积聚，以黏滞重浊表现为主要特征的体质状态，多见于肥胖者。

2. 调护原则　化痰除湿。

3. 调护方法

（1）饮食调养　饮食上切勿过饱，少食肥甘厚味以防生痰助湿，可多吃容易消化的软食，酒类也不宜多饮。多吃些具有宣肺、益肾、健脾、利湿、化痰的食物，如白萝卜、荸荠、紫菜、海蜇、洋葱、枇杷、白果、大枣、扁豆、薏苡仁、红小豆、蚕豆等。同时，应注意限制食盐的摄入。

（2）药物调养　湿为阴邪，其性黏滞，药物方面，当用温药调理，但需防温热太过，水液受灼。常用中药如杏仁、贝母、薏苡仁、紫菀、半夏、茯苓、橘红、厚朴、苍术等。若因肺失宣降，津失输布，液聚生痰者，当宣肺化痰，可选二陈汤；若因脾不健运，湿聚成痰者，当健脾化痰，可选六君子汤，或香砂六君子汤；若肾虚不能制水，水泛为痰者，当温阳化痰，可选金匮肾气丸。

（3）精神调养　痰湿体质之人多性格温和，善于忍耐。可适当增加社会活动，培养兴趣爱好，开阔眼界，合理安排休闲活动，以调畅气机，舒畅情志，改善体质。

（4）起居调摄　湿性重浊，易阻滞气机，伤及阳气，因此不宜居住于潮湿环境，在阴雨季节应注意减少户外活动，避免遭受风寒潮湿侵袭，可经常进行日光浴。

（5）体育锻炼　痰湿体质之人，多形体肥胖，身重易倦，故应长期坚持体育锻炼，中小强度较长时间的全身运动较为适宜，如哑铃、拉力器、投掷、跳跃、散步、慢跑、球类、武术、八段锦、五禽戏等，均可选择。活动量应逐渐增强，让疏松的皮肉逐渐变得结实致密。

体质虽是相对稳定的个体特征，但可受诸多后天因素如环境、年龄、饮食起居、疾病等的影响而发生改变。因此，在临床护理工作中，要结合不同情况对体质调护方法予以调整，不能一成不变，否则不仅起不到保健延年的作用，反而会对健康不利。

（六）湿热体质

1. 体质特点　形体偏胖或苍瘦，平素面垢油光，易生痤疮粉刺，舌质偏红，苔黄腻，容易口苦口干，身重困倦。心烦懈怠，眼睛红赤，大便燥结，或黏滞，小便短赤，男易阴囊潮湿，女易带下增多，脉象多见滑数。易患疮疖、黄疸、火热等病证。对湿环境或气温偏高，尤其夏末秋初，湿热交蒸气候较难适应。

2. 调护原则　清热利湿。

3. 调护方法

（1）饮食调养　湿热体质人群在饮食上尽量做到不吃辛辣油炸的食物，尽量少吃一些大热大补的食物，比如辣椒、生姜、大葱、大蒜等。狗肉、鹿肉、牛肉、羊肉、酒等温热食物也要少吃。减少韭菜、烧烤、油炸、干炒等甘温滋腻的食物的摄入。宜食用清热化湿食品，如薏苡仁、莲子、藕、茯苓、赤小豆、蚕豆、绿豆、鸭肉、鲫鱼、冬瓜、丝瓜、苦瓜、黄瓜、西瓜、藿香、佩兰等。而且多吃富含膳食纤维的果蔬能有助保持大小便通畅，防止湿热郁积。

（2）药物调养　适合湿热体质服用的中医药膳、药茶有绿豆藕、荷叶茶等。口苦、口干者嘱其每日按摩合谷、太冲、行间三穴5分钟，每日以山楂、生石膏、薄荷等比例代茶饮。身重困倦者嘱其每周应用薏苡仁、芡实熬粥口服1～3次，并每周适当汗蒸1次，以微汗出为宜。大便黏滞不畅者嘱其规律饮食，饥饱有度，勿暴饮暴食，并嘱其早晚顺时针揉腹100下，自上而下推任脉100下。大便燥结者嘱其每日以大黄、甘草等比例代茶饮，每日按摩支沟、天枢两穴5分钟。小便短黄者嘱其每日以淡竹叶、甘草、薄荷等比例代茶饮，平素适当增加梨、冬瓜、萝卜等含水分较多食物的摄入，减少瓜子、烧烤、油炸等含水分较少食物的摄入。

（3）精神调养　情绪的剧烈波动也会对湿热体质人群的健康产生一定的负面影响。为了避免出现这种状况，在日常工作、学习和生活中，湿热体质人群应该在闲暇之余尝试各种不同的文化活动，如写作、书法、插花、雕刻等。从中选择自己感兴趣的内容进行长期培养。在文化活动中，湿热体质人群内心的焦躁、不安等负面情绪可以得到有效缓解，长此以往，湿热体质人群将逐渐从各类文化兴趣活动中习得控制自身情绪的能力，进而实现保障自身身体健康的目的。

（4）起居调摄　起居对湿热体质的患者影响较重，尤应注意在夏季勿过贪空调之寒凉，过寒会使湿热郁闭于内。在起居方面要注意忌出汗后直吹空调，可以多冲热水澡，使汗出透为佳。亦不能居住于多湿热的环境中，因同气相求，会加重湿热体质的偏颇程度。

（5）体育锻炼　湿热体质人群更适宜通过跆拳道、长跑、攀岩等高强度的运动项目实现养身锻炼目的。从季节特征来看，由于夏季的多雨湿润环境特征并不符合湿热体质人群对环境的要求。因此，在夏季利用锻炼方式养生的过程中，湿热体质人群应该尽量选在空气湿度较低、温度较低的每日傍晚或每日早晨开展锻炼。当人们通过长期的锻炼形成体育锻炼习惯之后，湿热体质人群的身体健康状况会因为运动过程得到一定程度的改善。

（七）血瘀体质

瘀血体质是指由于先天禀赋、后天损伤导致以血行不畅或瘀血内阻的血瘀表现为主要特征的体质状态。形成瘀血体质的基本病机为气血瘀滞，与长期七情不调、伤筋动骨、久病不愈促生瘀血有关；因气虚、气滞、血寒等原因，使血行不畅而凝滞；或因外伤及其他原因造成内出血，不能及时消散或排出，则生瘀血。

1. 体质特点　面色晦滞，眼睑暗黑，口唇色暗，肌肤甲错，易出血，舌紫暗或有瘀点，脉细涩或结代。若病则上述特征加重，可有头、胸、胁、少腹或四肢等处刺痛，口唇青紫，或腹内有癥瘕积块，妇女痛经、经闭、崩漏等。

2. 调护原则　疏肝活血化瘀。

3. 调护方法

（1）饮食调养　可多吃活血养血的食品，如桃仁、油菜、慈姑、黑大豆、山楂、红糖等具有活血化瘀作用的食物，或可食用山楂粥等。酒可少量常饮，以有益血液循环。

(2) 药物调养 可选用活血养血之品，如丹参、川芎、当归、红花、益母草、地榆、续断、菟丝子等以活血祛瘀，疏利通络。代表方可选用桃红四物汤、大黄蛰虫丸等，但应注意切勿不分轻重，动辄破瘀攻逐，虽取快于一时，却致瘀去而正伤。

(3) 精神调养 瘀血体质之人常心烦、急躁、健忘或忧郁苦闷，应培养爱好，多交朋友，培养乐观的情绪。精神愉快则气血和畅，营卫流通，经络气血运行正常，有利血瘀体质的改善。反之苦闷忧郁则可加重血瘀倾向。

(4) 起居调摄 血得寒则凝，得温则运。瘀血体质之人应避免寒冷刺激，注意保暖。日常注意动静结合，以促进血液运行，不可贪图安逸，以免加重气血瘀滞。也可在晚上洗热水澡以使全身血脉通畅。

(3) 体育锻炼 瘀血体质之人应加强体育锻炼，活动以助气血运行为原则，如太极拳、八段锦、动桩功、长寿功、甩手操、保健按摩、各种舞蹈、跳绳、踢毽子等。

(八) 气郁体质

气郁体质是指由于先天禀赋、精神刺激等导致气机郁滞，以性格不稳、敏感脆弱表现为主要特征的体质状态。如长期气机郁滞，常可损及人体肝、心、脾、肺等脏。

1. 体质特点 面色苍暗或萎黄，平素性情急躁易怒，易于激动，或郁郁寡欢，胸闷不舒，时欲太息，舌淡红，苔白，脉弦。若病则胸胁胀痛或窜痛；或乳房小腹胀痛，月经不调，痛经；或咽中梗阻，如有异物；或气上冲逆，头痛眩晕；或腹痛肠鸣，大便泄利不爽；或颈项瘿瘤；或胃脘胀痛，泛吐酸水，呃逆嗳气。易患郁证、脏躁、百合病、梅核气等，对精神刺激适应力差，不喜阴雨天气。

2. 调护原则 疏肝理气解郁。

3. 调护方法

(1) 饮食调养 气郁体质之人宜多食能行气的食物，如佛手、荞麦、萝卜、大蒜、高粱皮、刀豆、香橼等。适当补肝血，亦可少量饮酒，以疏通血脉，提高情绪。

(2) 药物调养 药物治疗以疏肝理气为主，常用药物有香附、乌药、佛手、川楝子、小茴香、青皮、郁金等。代表方为逍遥散、柴胡疏肝散、越鞠丸等。应注意理气不可过燥，养阴不可过腻，用药不宜峻猛。若气郁引起血瘀，还当配伍活血化瘀之品。

(3) 精神调养 气郁体质之人性格内向，神情常处于抑郁状态，应培养开朗乐观的性格。根据《内经》“喜胜忧”的原则，应主动寻求快乐，多参加社会活动及集体文娱活动，常看喜剧或听相声，以及激励意义的电影、电视，勿看悲剧。多听一些轻松、开朗、激动的音乐。多读积极鼓励作用、展现美好生活前景的书籍。在名利上不计较得失，知足常乐。学会自我调控和驾驭好情绪，在戒怒的同时应学会适当宣泄。

(4) 起居调摄 气郁体质之人应穿着宽松衣物，平时多参加户外活动及外出旅游，既欣赏自然美景，呼吸新鲜空气，又能沐浴阳光，调剂精神，使心胸愉快，气血流通，解气机之郁结，消除多愁善感的抑郁状态，从而增强体质。

(5) 体育锻炼 气郁体质之人可通过大强度、大负荷的锻炼来鼓动气血，疏发肝气。气功方面以强壮功、保健功、站桩功为宜，着重锻炼呼吸吐纳功法，使脉气在全身运行，有助于经络畅通透达，以开导郁滞。

(九) 特禀体质

1. 体质特点 表现为一种特异性体质，多指由于先天性和遗传因素造成的一种体质缺陷，包括先天性、遗传性的生理缺陷，先天性、遗传性疾病，过敏反应，原发性免疫缺陷等。特禀体质有多种表现。比如有的人即使不感冒也经常鼻塞、打喷嚏、流鼻涕，容易患哮喘，容易对药物、食物、气味、花粉等过敏；有的人皮肤容易起荨麻疹，皮肤常因过敏出现紫红色瘀点、瘀斑，皮肤常一抓就红，并出现抓痕。

2. 调护原则 祛风抗敏，益气固本。

3. 调护方法

（1）饮食调养 这类人在饮食上宜清淡、均衡，粗细搭配适当，荤素配伍合理。多食益气固表的食物，少吃荞麦（含致敏物质荞麦荧光素）、蚕豆、白扁豆、牛肉、鹅肉、鲤鱼、虾、蟹、茄子、酒、辣椒、浓茶、咖啡等，避免辛辣食物，以及腥膻发物或含致敏物质的食物。

（2）药物调养 因特禀体质多与遗传因素有关，易发过敏性疾病，因此扶正固本乃图本之治，“抗敏”是治标之法。一般选用玉屏风散、二至丸、过敏煎。过敏体质者也可以配合中药药膳进行综合调治。

固表粥：乌梅15g，黄芪20g，当归12g，放砂锅中加水煎开，再用 小火慢煎成浓汁，取出药汁后，再加水煎开后取汁，用汁煮粳米100g成粥，加冰糖趁热食用。具有固表止汗、预防感冒的功效。

葱白红枣鸡肉粥：粳米100g，红枣10枚（去核），连骨鸡肉100g。分别洗净；姜 切片：香菜、葱切末。锅内加水适量，放入鸡肉、姜片大火煮开。然后 放人粳米、红枣熬45分钟左右。最后加入葱白、香菜，调味。可用于过敏性鼻炎见鼻塞、喷嚏、流清涕等。

醋姜汤：姜50g，醋半碗，红糖100g。上三味同烧汤，去渣温饮。每次1小杯，每日2～3次。此汤能够活血消肿、散寒止痒。适用于因食鱼蟹等引起的荨麻疹瘙痒难忍者。

（3）起居锻炼 对于常见的过敏体质者来说，只要做好日常预防和保养工作，避免食用各种致敏食物，就能减少发作机会。在日常生活中，要保持室内清洁通风。被褥、床单要经常洗晒。室内装修后不宜立即搬进居住，应打开窗户，让油漆、甲醛等化学物质气味挥发干净后再搬。春季室外花粉较多时，要减少室外活动时间。不宜养宠物，以免对动物皮毛过敏。还要保持充足的睡眠，积极参加体育锻炼，增强体质。天气寒冷时，锻炼也要注意防寒保暖。

扫码“学一学”

第四节 情志护理

案例

患者，女性，48岁，企业公关部经理，工作中人事繁杂，出现心情抑郁，情绪不宁，胸部满闷，胸胁胀痛，舌淡苔薄，脉弦。诊为郁证。请运用情志护理方法指导患者进行护理。

情志护理是指在护理工作中，以中医基础理论为指导，注意观察了解患者的情志变化，掌握其心理状态，设法防止和消除患者的不良情绪状态，使患者能在最佳心理状态下接受治疗和护理，从而达到预防和治疗疾病目的一种方法。

中医学认为人的精神情志活动，与人体的生理功能、病理变化有着紧密的联系，中医学把喜、怒、忧、思、悲、恐、惊七种情绪称为“七情”。正常情况下，“七情”是人体对外界事物的正常生理反应，不会成为致病因素，但若长期的精神刺激或刺激程度过大，超过了人体生理功能所能调节的范围，则可导致人体的阴阳失调，气血紊乱，经络脏腑功能失常而发病。因此，强调“养生莫若养性”，“善医者先医其心，而后医其身，而后医其未病”对疾病治疗与护理有着极为重要的作用。

一、情志护理的原则

（一）诚挚体贴

患者的心理状态和行为有异于常人，常常会产生紧张、恐惧、焦虑、悲哀、寂寞、苦闷等不良情绪。此时患者迫切需要医护人员的关怀和温暖，护理人员应“视人犹己”，以诚恳热情的态度去关心体贴患者，以仁爱之心爱护患者，以取得患者的信任；注意自身的衣着打扮、言谈举止，努力做到有亲和力；保持病房内外环境的安静、整洁、舒适、美化等。从而使护理对象产生安定和乐观的情绪，保持良好的精神状态，增强战胜疾病的信心。

（二）平等待人

患者在医护人员面前只有疾病的轻重缓急之分，没有贫富贵贱之别，医护人员应平等对待每一个患者，尊重患者，做到不利于患者康复的话不说，不利于患者康复的事情不为。只有患者积极配合医护人员的治疗和护理，建立起和谐的护患关系，才有利于患者的身心康复。

（三）因人施护

《灵枢·寿夭刚柔》指出：“人之生也，有刚有柔，有弱有强，有短有长，有阴有阳。”每个患者的先天禀赋、后天因素、社会环境、生活方式等不同，以及情感、意志、兴趣、能力等心理活动有别，对疾病会产生不同的情绪变化。医护人员应详细收集患者体质、性格、年龄、性别等病情资料，正确分析病情病证，因人因病，辨证施护。

1. 体质差异 体质秉承先天、受后天多种因素影响而成，护理时应根据体质差异，采用针对性的护理措施。如平和体质应和畅性情，谨防七情过极；气郁体质应培养开朗乐观的性格，以达“喜胜忧”；其他体质应做到“恬淡虚无”，以调畅气机，舒畅情志，改善体质。

2. 性格差异 性格的差异与人的意志勇怯密切相关。一般而言，性格活泼开朗的人，心胸宽广，善于与人交流，遇事心平气和，不容易生病；性格内向抑郁的人，感情脆弱，心胸狭窄，遇事情绪容易波动或闷闷不乐，容易酿成疾病。因此，医护人员对患者的性格特征要有所了解，耐心细致，正确引导。

3. 年龄差异 儿童脏腑娇嫩，形气未充，神气怯弱，易为惊、恐致病；青壮年血气方刚，精力旺盛，又处于各种复杂环境的情绪体验中，多易为怒、思致病；中年人脏腑气血由盛转弱，加之承担的社会及家庭责任较大，多易为思、忧致病；老年人脏腑气血虚衰，常有孤寂感，多易为忧、悲、思致病。因此，医护人员要认真了解患者的年龄差异，有针对性地做好情志护理。

4. 性别差异 男子属阳，以气为主，表现为感情粗犷，热情豪放，多易为大喜、大怒致病；女子属阴，以血为主，表现为感情细腻脆弱，更易受情志影响而患病，多易为忧郁、悲伤致病。正如《外台秘要》所言：“女属阴，得气多郁。”因此，医护人员应针对性别差异，有的放矢，减轻患者的心理压力。

二、情志护理的方法

不同的情志变化可以直接影响不同的脏腑功能，从而产生不同的疾病，正如《灵枢·口问》强调“悲哀忧愁则心动，心动则五脏六腑皆摇。”因此，加强情志护理对疾病的康复有重要的意义。临床上应根据患者的具体情况选择合适的情志护理方法，以取得最佳疗效。

（一）说理开导法

说理开导法是指通过正面的说理，使患者认识到情志对人体健康的影响，进而使患者能自觉地调和情志，积极配合治疗，早日康复。

说理开导法要在关心患者的基础上，建立起良好的护患关系，取得患者的信任，针对患者不同的症结，通过言语疏导，做到有的放矢，动之以情，晓之以理，明之以法，从而达到改变患者身心状态。《灵枢·师传》概括说理开导法为“告之以其败，语之以其善，导之以其所便，开之以其所苦。”“告之以其败”是向患者指出疾病的性质、原因、危害，病情的轻重，使患者认真对待疾病，既不轻视，也不恐慌；“语之以其善”是告知患者只要与医护人员配合，及时治疗，有可能恢复健康；“导之以其所便”是告诉患者调养和治疗的具体措施；“开之以其所苦”，是指帮助患者解除消极的心理状态，克服内心的苦闷、焦虑、恐惧等不良情绪，以利于疾病的康复。

（二）释疑解惑法

释疑解惑法是指针对患者存在的心理疑惑，通过一定的方法，帮助患者去除思想包袱，解除疑虑，增强战胜疾病的信心。

心存疑惑是多数患者的心理现象，特别是性格内向、抑郁沉闷的患者更为突出，这些患者对自己的病情一知半解，导致精神紧张，疑虑重重，因此医护人员要及时解除患者对病情的各种疑惑，介绍与疾病有关的医学知识，消除其存在的误解和疑虑，以提高病愈信心，促进康复。

（三）移情易性法

移情异性法是指通过一定的方法和措施，转移患者的注意力，使其思想焦点转移到他处，从而摆脱不良情绪，有助于疾病的康复。

有些患者得病后，常将注意力集中于所患之疾病，过度担心思虑，产生紧张、焦虑、忧愁、苦闷、恐惧等不良情绪，进而影响病情。因此，医护人员应分散或转移患者对疾病的过度注意力，摆脱消极情绪。移情易性的方法很多，应根据患者的自身素质、兴趣爱好、家庭条件等，采用如音乐歌舞、琴棋书画、交友揽胜、种花垂钓等方法，起到培养情趣、陶冶情操的作用。正如《理瀹骈文》所言：“七情之病者，看书解闷，听曲消愁，有胜于服药者矣。”

（四）发泄解郁法

发泄解郁法是指通过发泄、哭诉等方法，使患者的忧郁、悲伤等不良情绪得以宣泄，达到释情开怀、身心舒畅的作用。

知识链接

文挚舍身怒齐王：齐闵王患忧郁症，请名医文挚诊治，文挚诊察后认为只有用激怒的方法才能治好该病，于是冒死三次失约于齐王，之后前来诊病也毫不顾及礼节，处处冒犯，齐王气极大骂文挚，郁闷得以宣泄，忧郁症痊愈。这是利用情志相胜法治病最早的记载。

患者忧郁、悲伤等不良情绪不能宣泄，对疾病的康复极为不利，故有“郁则伤神，危害匪浅”之说，“郁则发之”即指患者只有将内心的郁闷宣泄而出，郁结之气才能舒畅。因此，医护人员应引导患者疏泄情志，化郁为畅。但哭泣不宜过久，以免伤及正气。

（五）以情胜情法

以情胜情法是指根据五行的相克规律，有意识的以一种情志抑制另一种情志，使不良情绪淡化或消除，从而保持良好精神状态的方法，又称为情志相胜法、情志制约法。

《素问·阴阳应象大论》有“怒伤肝”“喜伤心”“思伤脾”“忧伤肺”“恐伤肾”理论，指根据五行的相克规律，朱丹溪提出：“怒伤，以忧胜之，以恐解之；喜伤，以恐胜之，以怒解之；忧伤，以喜胜之，以思解之；思伤，以怒胜之，以喜解之；恐伤，以思胜之，以忧解之；惊伤，以忧胜之，以恐解之；悲伤，以恐胜之，以怒解之。”以情胜情法是中医学独特的情志治疗护理方法，虽然在临床上仍有重要的应用价值，但绝不可机械的生搬硬套，而应具体问题具体分析和解决。

（六）心理暗示法

心理暗示法是指护理人员运用语言、情绪、行为等给患者以暗示，从而减轻或消除患者的精神负担，增强其战胜疾病的信心。

临床上针对某些患者对疾病治疗失去信心，存在顽固偏见，正面说理开导患者不易接受，可通过针药暗示已经解除病因，达到治疗目的，必要时还可予安慰剂治疗。

（七）顺情从欲法

顺情从欲法是顺从患者的意志、意愿、情绪，尽量满足其合理的要求，以释却患者心理病因的一种情志护理方法。

医护人员对于某些患者，特别是情志意愿不遂所引起的心身疾病的患者，应满足其合理需求，如舒适清洁的环境、适当的营养、有效的诊治、和蔼的态度等，以顺从其意志和情绪，以利于患者保持良好的情绪，有助于身心健康。

三、预防七情致病的方法

谨防七情致病，必须清静养神、修身养性、保持乐观、平和七情、慎避惊恐等，才能有利于健康长寿和疾病的防治。

（一）清静养神

清静养神是指心无邪思杂念、清心静欲。金元四大家刘完素有“心乱则百病生，心静则万病悉去”之说，清静养神的关键就在于保持内心清静安宁，方能精神内守，形体充养。医护人员应提醒患者保持清静的心态，使其少思少虑，排除杂念；还要给患者创造能够清静养神的有利条件，如提供安静的环境，避免过强噪声，制定合理的探视制度等，避免外界事务对患者心神的不良刺激；患者自己应学会“节喜怒、静六欲”，做到宁静、豁达、乐观，一切顺其自然，避免情绪波动。只有做到戒躁戒怒，少思少虑，劳神有度，乐观随和，才能促进身心健康。正如《素问·上古天真论》所言：“恬淡虚无，真气从之，精神内守，病安从来。”

（二）修身养性

古人有“仁者寿”之说，认为养生与道德品质、性格修养是密不可分的，修身养性有利于促进神志安定内守，心境清静平和，气机调畅，气血调和，脏腑功能旺盛，从而有益于身心健康。道德高尚之人多豁达开朗，宽厚仁慈，精神饱满，具有良好的心理素质和精神状态；道德低下、个性狭隘之人多用神不当，情志失常，致使神气耗伤，气血紊乱，阴阳失衡，脏腑受损而导致疾病。

（三）保持乐观

保持乐观的情绪可使胸怀舒畅，心神安和，气血调畅，从而助正抗邪，增强抗病能力，防止疾病发生。要保持乐观开朗，应培养开朗的性格，做到心胸宽广，知足常乐，学会倾诉宣泄，自我调节，积极参加丰富多彩的文娱活动，从而陶冶情操，颐养心情，舒畅情怀。

（四）平和七情

“七情”是人的心理活动对外界刺激的适度反应，正常范围内一般不会致病，但若过激或持续时间过长，超过人体生理承受范围，则会引起脏腑功能失调而致病。故应学会调节不良情绪，谨防七情过激。

1. 以理胜情 以理胜情是指考虑问题应符合客观规律，克服不理性的冲动，有意识的调控自身情绪，做到思虑有度，喜怒有节，使情志活动保情持在适度范围内。

2. 以耐养性 以耐养性是指遇到不称心的事情能够忍耐得住，不急躁，不愤怒，正确、冷静的对待和处理不顺意的事情，学会自我安慰，及时摆脱不良情绪的刺激。

3. 思虑有度 思虑有度是指思虑必须适度有节，做到劳逸结合。《类修要诀·养生要诀》有“少思虑以养其神”之说，要讲究科学用脑，控制用脑时间，注意适时运动调剂心神和脑力。

4. 慎避惊恐 慎避惊恐是指惊恐对人体危害较大，应注意预防与避免。过度的惊恐可导致气机紊乱，心神失守，肾气不固。应有意识的锻炼和培养坚强、勇敢的性格，以预防惊恐致病；尽量避免接触易造成惊恐的因素或环境，以杜绝惊恐的发生。

目标检测

选择题

A1/A2 型题

1. 热证、肝阳亢盛患者的起居护理是

A. 室温宜稍高　　B. 在通风时采用对流风

C. 湿度可适当偏低　　D. 光线宜稍暗

E. 增加户外运动

2. 桂圆是

A. 热性食物　　B. 温性食物

C. 发散类食物　　D. 平性食物

E. 清补类食物

3. 具有清热生津，和胃降逆功效，用于治疗反胃，朝食暮吐，暮食朝吐的食物是

A. 西瓜　　B. 甘蔗

C. 番茄　　D. 木耳

E. 橄榄

4. 有催乳作用的食物是
A. 栗子　　B. 花生
C. 大枣　　D. 鲫鱼
E. 枸杞子
5. 可用于包括妇科出血在内的属热病出血证的是
A. 茄子　　B. 莲藕
C. 番茄　　D. 芹菜
E. 韭菜
6. 下列适用于寒证咳嗽者食用的是
A. 罗汉果　　B. 枇杷
C. 梨　　D. 芥菜
E. 紫菜
7. 下列关于白萝卜的叙述不正确的是
A. 可助消化，增食欲　　B. 可促进胃肠蠕动，通利大便
C. 有止咳化痰作用　　D. 能缓解煤气中毒患者症状
E. 脾胃虚弱宜多食
8. 能下气回乳的健脾消食食物是
A. 山楂　　B. 白萝卜
C. 麦芽　　D. 南瓜
E. 鸡内金
9. 蜂蜜不适宜用于
A. 高血压患者　　B. 一岁以下婴儿
C. 便秘者　　D. 胃炎患者
E. 神经衰弱者
10. 禽类动物中，营养价值比鸡肉好，被人称为“动物人参”，具有健脾消积，滋补肝肾作用的是
A. 鸭肉　　B. 鸡蛋
C. 鹅肉　　D. 鹌鹑
E. 麻雀
11. 预防七情致病的方法不包括
A. 清静养神　　B. 修身养性
C. 适量饮酒　　D. 保持乐观
E. 平和七情
12. 平素面色晦滞，口唇色暗，肌肤甲错，常有出血倾向，皮肤局部有瘀斑，舌质有瘀斑，脉细涩，该患者属
A. 气郁体质　　B. 血瘀体质
C. 血虚体质　　D. 阳虚体质
E. 气虚体质
13. 患者，男，65 岁，眩晕耳鸣，头目胀痛，面红目赤，血压 150/95mmHg，以下哪项

不宜食用

A. 鸭肉　　B. 白菊花

C. 芹菜　　D. 泥鳅

E. 人参

扫码“练一练”

（生活起居护理、饮食调理、情志护理、体质调护：朱美香）

（情志护理：张亚军）

第十章

方药知识及用药护理

学习目标

知识要点

1. 描述中药的性能。
2. 说明中药配伍关系、方剂的组方原则。
3. 归纳中药配伍禁忌、方剂的组成变化。
4. 了解中药的毒性、常用中药剂型、常用中药类型及代表药、药膳的定义及分类。

技能要点

1. 能够正确煎煮中药汤剂。
2. 能够指导患者有效地服用中药汤剂。
3. 能够根据用药“八法”正确实施护理。

中药与方剂是历代医家在长期医疗实践中丰富经验的总结，其基本作用是通过扶正祛邪，调和阴阳，协调和恢复脏腑的功能从而促进人体健康。中药与方剂是中医治疗疾病的基本手段。护理人员应掌握中药与方剂的基础知识，以及用药的相关护理，正确做到因药施护，确保疗效，从而提供优质护理。

第一节　中药与方剂基础知识

扫码“学一学”

一、中药基础知识

（一）中药的性能

“性”即药物的性质，“能”即药物的效能，中药的性能是对中药作用的基本性质和特征的高度概括，主要包括四气、五味、归经、升降浮沉及毒性等。

1. 四气　指药物的寒、热、温、凉四种不同的属性，是从药物作用于机体所发生的反应和对疾病所产生的治疗效果而作出的概括性归纳。

在四气中，温次于热，凉次于寒，故温、热属阳，寒、凉属阴。寒凉药有清热泻火、凉血解毒之功效，能减轻或消除热证、阳证。温热药有温里散寒、化瘀通脉、回阳救逆之功效，能减轻或消除寒证、阴证。

此外，还有一类药物性平和、起效慢、寒热偏向不明显，称为平性药。因平性药药性未超出寒、热、温、凉四性范围，故药物属性仍称四气，而不称五气。

2. 五味 指辛、甘、酸、苦、咸五种不同的药物滋味。药味的确定，一则根据口尝身受的结果，二则根据临床治疗中反映出来的效果。

辛："能散、能行"，有发散、行气、活血、开窍、化湿的作用。常用于表证、气滞、血瘀、窍闭、湿浊内阻等证。

甘："能补、能和、能缓"，有补益、和中、缓急的作用。常用于虚证、脾胃不和、拘急疼痛等证。

酸："能收、能涩"，有收敛、固涩的作用。常用于虚汗、久泄、遗精、遗尿、出血等证。

苦："能泄、能燥"，有燥湿、通泄下降的作用。常用于实热证、热结便秘、肺气上逆咳喘等证。

咸："能下、能软"，有软坚散结、泻下通便的作用。常用于瘰疬、瘿瘤、燥热便秘等证。

除上述五味外，尚有淡、涩两味。淡"能渗、能利"，有渗湿、利尿的作用。常用于水肿、小便不利等证，因味道不明显，故淡附于甘。涩同"酸"，有收敛、固涩的作用，故不另立，但酸能生津开胃，涩则不能。

《内经・至真要大论》："辛甘发散为阳，酸苦通泄为阴""咸味通泄为阴，淡味渗湿为阳"，即辛、甘、淡味药物属阳，酸、苦、咸味药物属阴。

3. 升降浮沉 是针对药物作用于人体的不同趋向而言，升与降、浮与沉，均是相对的。

升即上升、升提，趋向于上；降即下降、降逆，趋向于下；浮即上行、发散，趋向于表；沉即收敛、沉降，趋向于里。

升、浮药物的特点是向上、向外，具有升阳、举陷、发表、散寒、祛风、开窍等作用，适用于病位在上、在表者，病势下陷者。降、沉药物的特点是向下、向里，具有清热、泻火、利水、收敛、平喘、通便等作用，适用于病位在下、病势上逆者。

药物的升降浮沉与四气五味、质地及炮制方法有关。气属温、热，味属辛、甘、淡的药物，多为升、浮之品；气属寒、凉，味属酸、苦、咸、涩的药物，多为沉、降之品。花、叶类药物质轻多有升、浮作用；种子、果实、矿物、介壳类药物质重均有沉、降作用。药物经酒炒则性升，姜汁炒则性散，醋炒则能收敛，盐水炒则能下行。

4. 归经 指药物对机体某部分的选择性作用，是以脏腑、经络理论为基础的药物作用的定位。归经虽指明药物治疗的范围，应用时仍须注意与药物性味、升降浮沉相结合，同时兼顾各脏腑间的用药。

知识链接

中医"以毒攻毒"治则：在保证用药安全的前提下，采用某些有毒药物治疗某些疾病。如雄黄治疗疮，水银治疥□，砒霜治白血病等。

5. 毒性　古时认为是药物的偏性，现代认为毒性是指药物对机体所产生的不良影响及损害。毒性与副作用不同，它对人体的危害性较大，严重时可危及生命。在应用有毒中药治疗时应准确全面掌握中药的毒性，针对病变部位、体质等正确选择药物种类及剂量，中病即止；注意观察服药后的表现，如出现中毒反应要及时采取合理、有效的抢救措施，以保证患者生命安全。

（二）中药的配伍与禁忌

知识链接

单行：指用单味药物治疗疾病，如独参汤。其具有药力专一、简便立验的优点。

1. 配伍　指两种或两种以上的药物配合应用，利用药物间的协同和拮抗作用，提高药物疗效，确保安全，降低毒副作用。古人经过长期认识与实践，把中药的配伍关系概括如下：

（1）相须　即性能相似的药物相伍为用，可起协同作用，增强疗效。

（2）相使　即性能不同的药物相伍为用，能互相促进，增强疗效。

（3）相畏　即一种药的毒副作用，能被另一种药物减轻或抑制，如生南星畏生姜。

（4）相杀　即一种药物能减轻或消除另一种药物的毒副作用，如生姜杀生南星。

（5）相恶　即两种药物合用，能互相牵制而使作用降低，甚至药效丧失。

（6）相反　即两种药物合用，能产生毒性反应或副作用。

2. 禁忌

（1）配伍禁忌　即相恶和相反药物的应用禁忌。古人将中药配伍禁忌归纳为“十八反”和“十九畏”。

十八反：甘草反甘遂、芫花、大戟、海藻，乌头反贝母、栝楼、半夏、白蔹、白芨，藜芦反人参、沙参、玄参、丹参、细辛、芍药。

十九畏：硫黄畏朴硝，水银畏砒霜，狼毒畏密陀僧，巴豆畏牵牛，丁香畏郁金，川乌、草乌畏犀角，牙硝畏三棱，官桂畏赤石脂，人参畏五灵脂。

（2）胎产禁忌　凡能损害胎儿、母体或引起流产的药物，皆为胎产禁忌。妇人妊娠期及产后，禁用毒性或药性猛烈等药物，慎用活血化瘀、行气破滞及辛热滑利等药物。

知识链接

妊娠禁忌歌

蚖斑水蛭及虻虫，乌头附子配天雄。野葛水银并巴豆，牛膝薏苡与蜈蚣。
三棱芫花代赭麝，大戟蝉蜕黄雌雄。牙硝芒硝牡丹桂，槐花牵牛皂角同。
半夏南星与通草，瞿麦干姜桃仁通。硇砂干漆蟹爪甲，地胆茅根与䗪虫。

（3）药食禁忌　古称“忌口”，指某些中药与食物同食，会降低其药效或产生毒副作用，即药食相反。如常山忌葱，党参、茯苓忌醋，薄荷忌鳖肉，鳖甲忌苋菜，人参忌萝卜和茶叶，鲫鱼反厚朴、忌麦冬，荆芥忌鸡蛋和螃蟹等。

根据病情需要，寒性病和服发汗药忌生冷；热性病忌辛辣、油腻；调理脾胃药忌油腻；消肿、理气药忌豆类；止咳平喘药忌鱼腥；止泻药忌瓜果；疮疡及皮肤病忌腥膻发物等。

二、方剂基础知识

方剂是根据病情需要，在辨证基础和治法指导下，选药配伍而成的中药处方，是理、法、方、药的重要组成部分。

（一）方剂的组方原则

方剂的组成遵循“君、臣、佐、使”的组方原则。

1. 君药　又称“主药”，指方中针对主病、主因或主证起主要治疗作用的药物。

2. 臣药　又称“辅药”，指方中能够协助和加强君药作用的药物，或针对兼证起主要治疗作用的药物。

3. 佐药　指方中另一种性质的辅药。有三种类型：一是佐助药，即协助臣药治疗兼证；二是佐制药，即缓解或消除君药的毒副作用，或制约方中某些药物峻烈之性；三是反佐药，即配伍与君药性味相反的药物，促成君药发挥疗效。

4. 使药　指方中能发挥“使者”功效的药物。有双重功效：一为引经药，即引方中诸药至病所；二为调和药，即在方中发挥协同作用。

同一方剂中君药必不可少，臣、佐、使不一定一应俱全，各药量依辨证立法需要而决定，以精简有效为原则。

（二）方剂的组成变化

1. 药味加减变化

（1）随证加减　在主证、主药不变的情况下，随兼证的不同，增减其他部分药物。

（2）配伍变化　在主药不变的情况下，通过臣药和佐药的配伍变化，来改变方剂的主治功效。

（3）组方变化　增减方中药味，更换主药，导致主治功效和方名随之改变。

2. 药量加减变化　指方中药味不变，根据病情变化调整药量，使方剂的主治功效随之变化。

3. 剂型更换变化　指同一组方如剂型不同，其功效也有差异，但仅限于药力大小、起效缓急的区别。

（三）常用方剂剂型

剂型是方剂经过加工制成不同形态的制剂。

1. 传统剂型

（1）汤剂　将药物混合加水，煎煮一定时间后去渣取汁，制成的液体剂型，是中医临床使用最广泛的剂型，内服外用皆可。优点是吸收快，药效迅速，便于加减。缺点是需临时煎煮，量多味苦，不便携带。

（2）散剂　将药物研碎，和匀后制成干燥粉末剂型，供内服或外用。优点是制作简便，节省药材，剂量准确，吸收较快，服用方便（适合婴幼儿），便于携带。缺点是吸湿性大，易受潮。

（3）丸剂　将药物提取物或药物研成细末，加适量粘合剂（蜜、水、米糊、酒、醋、药汁等）制成的丸状固体剂型。优点是节省药材，易于贮藏，方便携带，服用方便。缺点是吸收较缓慢。

（4）膏剂　将药物煎熬去渣取汁，浓缩成半固体的剂型，供内服或外用。优点是剂量小，含量高，便于服用和携带。

（5）糖浆剂　将药物煎煮去渣取汁浓缩后，加入适量蔗糖溶解而制成的溶液。优点是吸收较快，服用方便，味甜量小，适合儿童。缺点是易被微生物污染使其混浊或变质。

（6）酒剂　又称药酒，以酒为溶媒，将药物纳入酒中浸制，或加温同煎，去渣取液后形成的酒制剂，供内服或外用，其功效与药物的性味有关。

（7）茶剂　将药物研成粗末状，加入适量黏合剂制成的方块状制剂，用时以开水浸泡，不定时服用。

（8）丹剂　又称丹药，用含汞或硫黄等矿物质经过高温升华精炼而成，或用名贵药材研成细末制成，没有固定剂型，有内服和外用两种。

（9）条剂　又称纸捻，为中医外科常用制剂，用桑皮纸粘着药物细末后捻成细条而成，用时插入疮口或瘘道内，有拔毒化腐功效。

2. 新型剂型

（1）片剂　将药物提取物或药物研成细粉，与辅料混合，压制成片状剂型。优点是用量准确、含量均匀、易于携带、服用方便。

（2）滴丸　将固体或液体药物与基质加热熔化混匀后，滴入不相混溶的冷凝液中，收缩冷凝而成的小丸状制剂，供内服用，以舌下含服为主。优点是速效、便于携带和服用。

（3）胶囊剂　将药物填装于空心硬质胶囊中或密封于弹性软质胶囊中制成的固体制剂。优点是能掩盖药物的不良气味，方便计量和服用。

（4）冲剂　将药物提练成稠膏，加入部分药粉或糖粉制成干燥颗粒状制剂，用时以开水冲服。优点是作用迅速、服用方便、含糖多、适合小儿。

（5）针剂　又称注射剂，将中药经过提取，精制而成的灭菌溶液，供临床注射用。优点是剂量准确，作用迅速，疗效确切，不受消化液或食物影响。

（6）气雾剂　将药物、附加剂与适宜的抛射剂共同装封于具有特制阀门系统的耐压容器中，使用时借助抛射剂的压力将内容物以雾状喷出。优点是稳定性高、速效、剂量准确、不良反应小、无局部用药刺激。

三、常用中药

（一）解表药

以发散表邪为主要功效，治疗表证为主的药物，称为解表药。根据解表药的性能特点，分为发散风寒药和发散风热药两类。

1. 发散风寒药　主治风寒表证，症见发热、恶寒、汗出、咽喉肿痛、口渴、苔薄黄、脉浮数等，常用药如麻黄、桂枝、荆芥、生姜、紫苏、防风、细辛、苍耳子等。

2. 发散风热药　主治风热表证，症见恶寒、发热、无汗、头身痛、口不渴、苔薄白、脉浮紧等，常用药如薄荷、菊花、桑叶、升麻、柴胡等。

部分药物兼能宣肺、利水、透疹、祛风湿等，用于咳喘、水肿、疹发不畅及风湿痹痛（表10－1）。

表 10－1　常用解表药简表

药名	性味归经	功效	效用特点
麻黄	辛、微苦，温； 归肺、膀胱经	发汗散寒，利水消肿，宣肺平喘	发汗力强；解表宜生用，平喘宜蜜炙
桂枝	辛、甘，温； 归心、肺、膀胱经	发汗解肌，温通经脉，助阳化气，平冲降气	走表又走里；长于助阳、温中散寒
荆芥	辛，微温；归肺、肝经	解表散风，透疹，消疮	解表散风通用药
生姜	辛，微温； 归肺、脾、胃经	解表散寒，温中止呕，化痰止咳，解鱼蟹毒	呕家圣药；解生南星、生半夏毒；解鱼蟹毒
紫苏	辛，温； 归肺、脾经	解表散寒，行气和胃	叶重在发表散寒；梗重在理气宽中，安胎
防风	辛、甘，微温； 归膀胱、肝、脾经	祛风解表，胜湿止痛，止痉	治风通用药
细辛	辛，温； 归心、肺、肾经	祛风散寒，祛风止痛，通窍，温肺化饮	治风寒、风湿所致诸痛及鼻渊鼻塞头痛之良药；寒饮伏肺之要药
苍耳子	辛、苦，温；有毒； 归肺经	散风寒，通鼻窍，祛风湿	治外感鼻塞头痛之佳品；鼻渊头痛之要药
薄荷	辛，凉； 归肺、肝经	疏散风热，清利头目，利咽，透疹，疏肝行气	善散上焦风热；入煎剂后下
菊花	甘、苦，微寒； 归肺、肝经	散风清热，平肝明目，清热解毒	疏散风热用黄菊花；平肝明目用白菊花
桑叶	甘、苦，寒； 归肺、肝经	疏散风热，清肺润燥，清肝明目	清肺止咳宜蜜炙
升麻	辛、微甘，微寒； 归肺、脾、胃、大肠经	发表透疹，清热解毒，升举阳气	善治阳明头痛；蜜炙升阳，生用透疹清热
柴胡	辛、苦，微寒； 归肝、胆、肺经	疏散退热，疏肝解郁，升举阳气	为和解少阳、疏肝解郁调经、升阳举陷之要药

（二）清热药

以清泄里热为主要功效，治疗里热证为主的药物，称为清热药。根据清热药的性能特点，分为清热泻火药、清热燥湿药、清热凉血药、清热解毒药、清虚热药五类（表 10－2）。

1. 清热泻火药　主治温病气分实热证和脏腑火热证，症见高热、汗出、烦渴、舌苔黄燥、脉洪数有力等，常用药如石膏、知母、决明子、夏枯草、密蒙花等。

2. 清热燥湿药　主治里湿热证，症见热痢、热泻、阳黄、湿疹等，常用药如黄芩、黄连、黄柏、龙胆等。

3. 清热凉血药　主治温病气分、营分、血分等实热证及血热出血证，症见斑疹隐现、出血、躁狂、神昏谵语、舌质红绛等，常用药如生地、玄参、牡丹皮、水牛角等。

4. 清热解毒药　主治实热火毒诸症，症见咽喉肿痛、热毒发斑、痈肿疮疡、热毒泻痢等，常用药如连翘、板蓝根、金银花、鱼腥草、土茯苓、白头翁等。

5. 清虚热药　主治阴虚内热证，症见骨蒸潮热、五心烦热、虚烦不寐、盗汗、舌红、少苔、脉细数等，常用药如青蒿、地骨皮等。

表 10-2 常用清热药简表

药名	性味归经	功效	效用特点
石膏	甘、辛，大寒；归肺、胃经	生用：清热泻火，除烦止渴 煅用：收湿敛疮，生肌止血	治气分高热、肺胃实热之要药；入煎剂宜打碎先煎
知母	苦、甘，寒；归肺、胃、肾经	清热泻火，滋阴润燥	善清上中下三焦之热；上能清肺润燥，中能清胃生津，下能滋阴降火
决明子	甘、苦、咸，微寒；归肝、大肠经	清肝明目，润肠通便	治目赤肿痛及目暗不明之要药；治热结肠燥便秘之佳品
夏枯草	辛、苦，寒；归肝、胆经	清肝泻火，明目，散结消肿	治肝阳眩晕、目珠夜痛及瘰疬肿结之要药
密蒙花	甘，微寒；归肝经	清热泻火，养肝明目，退翳	目疾专用药
黄芩	苦，寒；归肺、胆、脾、大肠、小肠经	清热燥湿，泻火解毒，止血，安胎	善除中上焦之湿热；清肺与大肠之火
黄连	苦，寒；归心、脾、胃、肝、胆、大肠经	清热燥湿，泻火解毒	善清心胃之火；除中焦湿热；治湿热泻痢要药
黄柏	苦，寒；归肾、膀胱经	清热燥湿，泻火除蒸，解毒疗疮	善除下焦湿热
龙胆	苦，寒；归肝、胆经	清热燥湿，泻肝胆火	善泻肝胆实火；除下焦湿热；治肝胆湿热之要药
生地	甘，寒；归心、肝、肾经	清热凉血，养阴生津	善清解营血分之热；鲜品长于清热，干品长于滋阴
玄参	甘、苦、咸，微寒；归肺、胃、肾经	清热凉血，滋阴降火，解毒散结	为清凉滋润解散之品；反藜芦
牡丹皮	苦、辛，微寒；归心、肝、肾经	清热凉血，活血化瘀	凉血不留瘀，活血不动血
水牛角	苦，寒；归心、肝经	清热凉血，解毒，定惊	治高热神昏、血热斑疹及出血常用药；锉碎先煎或冲服
连翘	苦，微寒；归肺、心、小肠经	清热解毒，消肿散结，疏散风热	疮家圣药
板蓝根	苦、寒；归心、胃经	清热解毒，凉血消斑	善凉血利咽
金银花	甘，寒；归肺、心、胃经	清热解毒，疏散风热	凡热毒或风热所致病症皆可
鱼腥草	辛，微寒；归肺经	清热解毒，消痈排脓，利尿通淋	治肺痈要药；治热淋涩痛常用药；不宜久煎
土茯苓	甘、淡，平；归肝、胃经	解毒，除湿，通利关节	治梅毒要药；治湿浊下注及湿疮湿疹之佳品
白头翁	苦，寒；归胃、大肠经	清热解毒，凉血止痢	热毒血痢之良药；阿米巴痢疾之要药
青蒿	苦、辛，寒；归肝、胆经	清虚热，除骨蒸，解暑热，截疟，退黄	为截疟要药；不宜久煎
地骨皮	甘，寒；归肺、肝、肾经	凉血除蒸，清肺降火	善治有汗骨蒸；治肺热咳嗽常用药

（三）泻下药

以通利大便、排除肠内积滞和体内积水为主要功效，能引起腹泻的药物，称为泻下药。根据泻下药的性能特点，分为攻下药、润下药和峻下逐水药三类（表 10-3）。

1. 攻下药 主治里实积滞证，如燥热便秘、宿食停积等，常用药如大黄、芒硝等。

2. 润下药 主治因年老体弱、产后血虚、病后津伤等引起的肠燥便秘，常用药如火麻仁、郁李仁等。

3. 峻下逐水药 主治里实积滞重证，如胸腹积水、水肿、痰饮积聚、喘满壅实等，常用药如甘遂、牵牛子、巴豆等。

表10－3 常用泻下药简表

药名	性味归经	功效	效用特点
大黄	苦，寒；归脾、胃、大肠、肝、心包经	泻下攻积，清热泻火，凉血解毒，逐瘀通经，利湿退黄	生用泻下作用强烈，有将军之称；入汤剂宜后下
芒硝	咸、苦，寒；归胃、大肠经	泻下通便，润燥软坚，清火消肿	内服为治实热内结、燥屎坚硬难下之要药；外用为治疮肿、痔疮肿痛常用药
火麻仁	甘，平；归脾、胃、大肠经	润肠通便	治肠燥便秘之要药
郁李仁	辛、苦、甘，平；归脾、大肠、小肠经	润肠通便，下气利水	尤治肠燥便秘兼气滞者；宜治水肿胀满、脚气浮肿兼二便不利者
甘遂	苦，寒；有毒；归肺、肾、大肠经	泻下逐饮，消肿散结	治水肿、风痰癫痫及疮毒之猛药
牵牛子	苦，寒；有毒；归肺、肾、大肠经	泻下通便，消痰涤饮，杀虫攻积	治水肿、痰饮、便秘之猛药；治食积、虫积之良药；畏巴豆
巴豆	辛，热；大毒；归肺、胃、大肠经	峻下冷积，逐水退肿，祛痰利咽，外用蚀疮去腐	制成巴豆霜以减毒

（四）祛风湿药

以祛风湿、解除痹痛为主要功效，治疗风湿痹证的药物，称为祛风湿药。风湿痹证见肢体疼痛，关节不利，筋脉拘挛等。常用药如独活、威灵仙、秦艽、五加皮、桑寄生等。部分药物兼可散寒、清热、舒筋、活络、止痛、解表、强筋骨、补肝肾等，治痹症兼肝肾不足、外感表证夹湿、头风头痛等（表10－4）。

表10－4 常用祛风湿药简表

药名	性味归经	功效	效用特点
独活	苦、辛，微温；归肾、膀胱经	祛风除湿，通痹止痛	善治少阴伏风头痛、下半身风寒湿痹
威灵仙	咸、辛，温；归膀胱经	祛风湿，通经络	治痹痛拘挛麻木之要药
秦艽	苦、辛，平；归胃、肝、胆经	祛风湿，止痹痛，退虚热，清湿热	治痹症通用药，以风湿热痹最佳
五加皮	辛、苦，温；归肝、肾经	祛风除湿，补益肝肾，强筋壮骨，利水消肿	治风寒湿痹、筋骨软弱或四肢拘挛之要药
桑寄生	苦、甘，平；归肝、肾经	祛风湿，补肝肾，强筋骨，安胎	治风湿痹痛兼肝肾不足之要药；治肝肾亏虚之腰膝酸软、胎漏、胎动不安之佳品

（五）芳香化湿药

以化湿辟浊、醒脾和胃为主要功效，治疗湿阻中焦证的药物，称为芳香化湿药。湿阻中焦证见脘腹痞满、厌食体倦、呕吐泛酸、大便溏薄、舌苔白腻等。常用药如藿香、苍术、厚朴、佩兰等（表10－5）。

表 10－5　常用芳香化湿药简表

药名	性味归经	功效	效用特点
藿香	辛，微温；归脾、胃、肺经	芳香化浊，和中止呕，发表解暑	善治湿阻中焦及阴寒闭暑
苍术	辛、苦，温；归脾、胃、肝经	燥湿健脾，祛风散寒，明目	治湿阻中焦之要药
厚朴	辛、苦，温；归脾、胃、肺、大肠经	燥湿消痰，下气除满	治湿阻、食积、气滞所致脘腹胀满之要药
佩兰	辛，平；归脾、胃、肺经	芳香化湿，醒脾开胃，发表解暑	善治湿阻中焦、脾经湿热、暑湿及湿温初期

（六）利水渗湿药

以通利水道、利尿渗湿为主要功效，治疗水湿病证为主的药物，称为利水渗湿药。水湿病证见小便不利、水肿、黄疸、腹泻、痰饮等。常用药如茯苓、泽泻、薏苡仁、车前子、滑石、茵陈、金钱草、海金沙、木通等（表 10－6）。

表 10－6　常用利水渗湿药简表

药名	性味归经	功效	效用特点
茯苓	甘、淡，平；归心、肺、脾、肾经	利水渗湿，健脾，宁心	利水渗湿之要药
泽泻	甘、淡，寒；归膀胱、肾经	利水渗湿，泄热，化浊降脂	善泻肾与膀胱之热
薏苡仁	甘、淡，微寒；归肺、脾、胃经	利水渗湿，健脾止泻，除痹，清热排脓，解毒散结	利水而不伤正，健脾而不滋腻
车前子	甘、寒；归肝、肾、肺、小肠经	利尿通淋，渗湿止泻，明目，清热，化痰	利小便，实大便
滑石	甘、淡，寒；归肺、膀胱、胃经	利尿通淋，清解暑热，外用收湿敛疮	治湿热淋痛之良药；善治暑湿、湿温
茵陈	辛、苦，微寒；归脾、胃、肝、胆经	清利湿热，退黄	治湿热黄疸之要药
金钱草	甘、淡，微寒；归肾、膀胱、肝、胆经	利湿退黄，解毒消肿，利尿通淋	治石淋要药；治湿热黄疸、肝胆结石之佳品
海金沙	甘、咸，寒；归小肠、膀胱经	清利湿热，通淋止痛	治淋证涩痛与水肿；尤治尿道涩痛
木通	苦，寒；归心、小肠、膀胱经	利尿通淋，通经下乳，清心除烦	治湿热淋痛与水肿之要药；治心火上炎、下移小肠之良药；治乳汁不下及湿热痹痛之佳品

（七）温里药

以温里祛寒、温补阳气为主要功效，治疗里寒证为主的药物，称为温里药。里寒证见脘腹冷痛、吐逆泻痢等；亡阳证见面色㿠白、汗出肢冷、下利清谷、小便清长、四肢厥冷，脉微欲绝等。常用药如附子、肉桂、干姜、吴茱萸等（表 10－7）。

表 10－7　常用温里药简表

药名	性味归经	功效	效用特点
附子	辛、甘，大热；有毒；归心、肾、脾经	回阳救逆，补火助阳，散寒止痛	回阳救逆之要药；散阴寒、除风湿、止疼痛之猛药；先煎、久煎

续表

药名	性味归经	功效	效用特点
肉桂	辛、甘，大热；归心、肝、肾、脾经	补火助阳，温通经脉，引火归元，散寒止痛	治下阳虚冷、虚阳上浮之要药；治阳虚中寒之佳品；后下；畏赤石脂
干姜	辛，热；归脾、胃、肾、心、肺经	温中散寒，回阳通脉，温肺化饮	为温中散寒之要药
吴茱萸	辛、苦，热；小毒；归脾、胃、肾、肝经	散寒止痛，降逆止呕，助阳止泻	治中寒肝逆或寒郁肝脉诸痛之佳品；经寒痛经、寒湿脚气、虚寒泄泻之要药

（八）理气药

以疏理气机、消除气滞为主要功效，治疗气滞证或气逆证为主的药物，称为理气药。气滞证或气逆证见脘腹胀痛、嗳气吞酸、恶心呕吐、胁肋胀痛、胸闷不舒、疝气疼痛、乳房胀痛、月经不调、胸闷胸痛、咳嗽气喘等。常用药如陈皮、木香、沉香、香附、薤白、枳实等（表 10－8）。

表 10－8　常用理气药简表

药名	性味归经	功效	效用特点
陈皮	辛、苦，温；归脾、肺经	理气健脾，燥湿化痰	治气滞、湿阻、痰壅之证，兼寒者最宜
木香	辛、苦，温；归脾、胃、大肠、三焦、胆经	行气止痛，健脾消食	行气调中止痛之要药；肠胃气滞有寒兼食积者最宜
沉香	辛、苦，温；归脾、胃、肾经	行气止痛，温中止呕，纳气平喘	集理气、降气、纳气为一体，温而不燥，行而不泄，无破气之害
香附	辛、微苦、甘，平；归肝、脾、三焦经	疏肝解郁，调经止痛，理气宽中	气病之总司，妇科之主帅；调经止痛之要药
薤白	辛、苦，温；归心、肺、胃、大肠经	通阳散结，行气导滞	治胸痹之要药；治胃肠气滞、泻痢后重之佳品
枳实	辛、苦、酸，微寒；归脾、胃经	破气消积，化痰除痞	治胃肠积滞及痰滞胸痹之要药

（九）消食药

以消食导滞，增进食欲为主要功效，治疗饮食积滞证为主的药物，称为消食药。饮食积滞证见脘腹胀痛、嗳腐吞酸、恶心呕吐、大便不爽等。常用药如山楂、麦芽、鸡内金等（表 10－9）。

表 10－9　常用消食药简表

药名	性味归经	功效	效用特点
山楂	酸、甘，微温；归脾、胃、肝经	消食健脾，行气化瘀，化浊降脂	善消肉食积滞
麦芽	甘，平；归脾、胃经	行气消食，回乳消胀，健脾开胃	善消淀粉性食物积滞
鸡内金	甘，平；归脾、胃、小肠、膀胱经	健脾消食，涩精止遗，通淋化石	消食运脾之要药

（十）止血药

以制止体内外出血为主要功效，治疗各种出血病证为主的药物，称止血药。出血病证见咯血、吐血、便血、尿血、衄血、崩漏及创伤出血等。常用药如三七、白茅根、大蓟、小蓟、棕榈炭、艾叶、藕节、槐花等（表 10－10）。

表 10－10　常用止血药简表

药名	性味归经	功效	效用特点
三七	甘、微苦，温；归肝、胃经	化瘀止血，消肿定痛	止血不留瘀，化瘀不伤正；治出血、瘀血诸症之良药
白茅根	甘，寒；归肺、胃、膀胱经	凉血止血，清热利尿	甘寒不伤胃，利尿不伤津；治血热妄行之要药；湿热蕴结之佳品
大蓟	甘、苦，凉；归肝、心经	凉血止血，散瘀消痈解毒	治血热出血之要药；疮痈肿毒常用药
小蓟	甘、苦，凉；归肝、心经	凉血止血，散瘀消痈解毒	善治尿血、血淋；力弱于大蓟
棕榈炭	苦、涩，平；归肝、肺、大肠经	收敛止血	专攻收敛止血；治出血无瘀者最佳
艾叶	辛、苦，温；小毒；归肝、脾、肾经	温经止血，散寒止痛，外用祛湿止痒	治虚寒性出血之要药；不宜过服、久服；阴虚火旺者慎用
藕节	甘、涩，平；归肝、肺、胃经	收敛止血，化瘀	鲜品治血热出血；炒炭治出血，寒热皆可
槐花	苦，微寒；归肝、大肠经	凉血止血，清肝泻火	治便血与痔疮出血之要药；肝热目赤头痛之良药

（十一）活血化瘀药

以疏通血脉、促进血行、消散瘀血为主要功效的药物，称为活血化瘀药。根据活血化瘀药的性能特点，分为活血止痛药、活血调经药、活血疗伤药和破血消癥药四类（表 10－11）。

1. 活血止痛药　主治气血瘀滞所致的各种痛证，常用药如川芎、郁金、乳香、没药等。

2. 活血调经药　主治血性不畅所致的月经不调、痛经、经闭、产后瘀滞腹痛，常用药如丹参、红花、桃仁、益母草、牛膝等。

3. 活血疗伤药　有消肿止痛、续筋接骨、止血生肌之功，主治骨折筋损、跌打损伤等伤科疾患，常用药如土鳖虫、水蛭等。

4. 破血消癥药　能破血逐瘀、消癥散积，主治癥瘕积聚，常用药如三棱、莪术等。

表 10－11　常用活血化瘀药简表

药名	性味归经	功效	效用特点
川芎	辛，温；归肝、胆、心包经	行气活血，祛风止痛	血中之气药；治风寒或血瘀头痛之要药
郁金	辛、苦，寒；归肝、心、肺经	活血止痛，行气解郁，清心凉血，利胆退黄	活血行气凉血之要药
乳香	辛、苦，温；归心、肝、脾经	活血止痛，消肿生肌	外伤科要药
没药	辛、苦，平；归心、肝、脾经	散瘀定痛，消肿生肌	功同乳香，性平无寒热之偏
红花	辛，温；归心、肝经	活血通经，散瘀止痛	小量活血通经，大量则破血催产；为活血祛瘀、通经止痛之要药
桃仁	苦、甘，平；归心、肝、大肠经	活血祛瘀，润肠通便，止咳平喘	治血瘀诸证之要药；常用治燥秘、肠痈、肺痈、咳喘
丹参	苦，微寒；归心、肝经	活血祛瘀，通经止痛，清心除烦，凉血消痈	“一味丹参散，功同四物汤”为祛瘀生新、凉血清心之品；妇科调经常用药；反藜芦

续表

药名	性味归经	功效	效用特点
益母草	苦、辛，微寒；归肝、心包、膀胱经	活血调经，利尿消肿，清热解毒	善治瘀血经产诸病
牛膝	苦、甘、酸，平；归肝、肾经	逐瘀通经，补肝肾，强筋骨，利尿通淋，引血下行	治腰膝酸软、筋骨无力之要药
土鳖虫	咸，寒；小毒；归肝经	破血逐瘀，续筋接骨	伤科常用药
水蛭	咸、苦，平；小毒；归肝经	破血通经，逐瘀消癥	破血逐瘀消癥之良药
三棱	辛、苦，平；归肝、脾经	破血行气，消积止痛	长于破血；与莪术配伍增强破血行气之功
莪术	辛、苦，温；归肝、脾经	行气破血，消积止痛	偏于破气

（十二）化痰止咳平喘药

以祛除痰涎、止咳平喘为主要功效的药物，称为化痰止咳平喘药。根据化痰止咳平喘的性能特点，分为化痰药和止咳平喘药两类（表 10 – 12）。

1. 化痰药 主治各种痰证，症见咳嗽痰多、痰饮喘逆等。还可治疗因痰邪所致癫痫、惊厥、痰核、瘿瘤、阴疽流注、半身不遂等证，常用药如半夏、桔梗、川贝母、旋覆花、竹沥、竹茹、天竺黄等。

2. 止咳平喘药 主治咳嗽、气喘等证，常用药如杏仁、款冬花、百部、枇杷叶、胖大海等。

表 10 – 12 常用化痰止咳平喘药简表

药名	性味归经	功效	效用特点
半夏	辛、温，有毒；归脾、胃、肺经	燥湿化痰，降逆止呕，消痞散结	治湿痰、寒痰、呕吐之要药
桔梗	苦、辛，平；归肺经	宣肺，利咽，祛痰，排脓	治咳嗽痰多、咽痛音哑、肺痈吐脓
川贝母	苦、甘，微寒；归肺、心经	清热润肺，化痰止咳，散结消痈	清润之品，治肺热燥咳，虚劳咳嗽之要药；反乌头类
旋覆花	苦、辛、咸，微温；归肺、脾、胃、大肠经	降气，消痰，行水，止呕	治肺胃气逆之要药
竹沥	甘，寒；归心、肺、肝经	清热豁痰，清心定惊	治痰热咳喘、胶结难处之要药；痰热蒙蔽清窍之佳品
竹茹	甘，微寒；归肺、胃、心、胆经	清热化痰，除烦，止呕	治胃热呕吐之要药
天竺黄	甘，寒；归心、肝经	清热豁痰，凉心定惊	治痰热惊痫与中风痰壅之要药
杏仁	苦，微温；小毒；归肺、大肠经	降气止咳平喘，润肠通便	用于咳喘兼便秘
款冬花	辛、微苦，温；归肺经	润肺下气，止咳化痰	治寒嗽最宜
百部	甘、苦，微温；归肺经	润肺下气止咳，外用杀虫灭虱	善治痨嗽及百日咳；治新久咳嗽之要药；头虱、体虱及蛲虫病之佳品

续表

药名	性味归经	功效	效用特点
枇杷叶	苦，微寒；归肺、胃经	清肺止咳，降逆止呕	善治肺热咳喘与胃热呕吐
胖大海	甘，寒；归肺、大肠经	清热润肺，利咽开音，润肠通便	清宣与润降并具

（十三）平肝息风药

以平肝潜阳、平抑肝阳、息风止痉为主要功效的药物，称为平肝息风药。根据平肝息风药的性能特点，分为平肝潜阳药和息风止痉药两类（表10－13）。

1. 平肝阳药　主治肝阳上亢证，常用药如石决明、珍珠母、牡蛎、赭石等。

2. 息肝风药　主治温热病热极生风、肝阳化风、血虚生风等证，常用药如天麻、钩藤、全蝎、蜈蚣等。

表10－13　常用平肝息风药简表

药名	性味归经	功效	效用特点
石决明	咸，寒；归肝经	平肝潜阳，清肝明目	治肝阳上亢及肝热目疾之要药
珍珠母	咸，寒；归心、肝经	平肝潜阳，安神定惊，明目退翳	生品治阳亢头痛眩晕、目赤肿痛；煅品治湿疹
牡蛎	咸，微寒；归肾、肝、胆经	潜阳补阴，重镇安神，软坚散结	生品质重；煅品性涩收敛
赭石	苦，寒；归心、肝、肺、胃经	平肝潜阳，重镇降逆，凉血止血	生品平肝降逆；煅品止血
天麻	甘，平；归肝经	息风止痉，平抑肝阳，祛风通络	对肝阳、肝风诸症，无论寒热虚实皆宜
钩藤	甘，微寒；归肝、心包经	息风定惊，清热平肝	兼治外感风热、头痛目赤、麻疹不透
全蝎	辛，平；有毒；归肝经	息风止痉，攻毒散结，通络止痛	善治头痛及风湿顽痹
蜈蚣	辛，温；有毒；归肝经	息风止痉，攻毒散结，通络止痛	药力强于全蝎；研末吞服

（十四）开窍药

以通闭开窍、苏醒神志为主要功效的药物，称为开窍药。主治因热陷心包或痰浊闭阻神窍所致闭证，症见神昏、惊痫、卒中、昏厥、口噤等。寒闭者见面青、身冷、苔白、脉迟；热闭者见面赤、身热、苔黄、脉数。常用药如麝香、冰片、石菖蒲、苏合香等（表10－14）。

表10－14　常用开窍药简表

药名	性味归经	功效	效用特点
麝香	辛，温；归心、脾经	开窍醒神，活血通经，消肿止痛	开窍醒神之良药；活血通经、止痛之佳品；不入煎剂
冰片	辛、苦，微寒；归心、脾、肺经	开窍醒神，清热止痛	治神昏窍闭之要药；热毒肿痛之良药；不入煎剂
石菖蒲	辛、苦，温；归心、胃经	开窍豁痰，醒神益智，化湿开胃	善化痰湿、开窍

续表

药名	性味归经	功效	效用特点
苏合香	辛，温；归心、脾经	开窍，止痛，辟秽	阴虚火旺者慎用；不入煎剂

（十五）补虚药

以补益正气，改善脏腑功能，增强体质以提高抗病能力为主要功效，治疗虚证为主的药物，称为补虚药。根据补虚药的性能特点，分为补气药、补血药、补阴药和补阳药四类（表 10－15）。

1. 补气药 主治气虚证，如脾气虚之神倦乏力、纳差、便溏、浮肿、脱肛；肺气虚之少气、汗出、动则喘促等，常用药如人参、黄芪、党参、西洋参、甘草、山药等。

2. 补血药 主治血虚证，证见面色萎黄、唇甲色淡、头晕眼花、心悸不寐，妇女经少、经闭、经淡或月经不调等，常用药如白芍、当归、阿胶、熟地、龙眼肉、何首乌等。

3. 补阴药 主治阴虚证，如肺阴虚之口干咽燥、干咳少痰；胃阴虚之口渴、干呕；肝阴虚之目干目涩、筋脉挛急；肾阴虚之腰膝酸软、潮热盗汗等，常用药如麦冬、南沙参、玉竹、枸杞子、石斛、女贞子等。

4. 补阳药 主治阳虚证，如肾阳虚之畏寒肢冷、尿频便稀、阳痿遗精；脾阳虚之脘腹冷痛、食少、便溏；心阳虚之胸闷心痛、喘满、汗冷、脉结代等，常用药如鹿茸、杜仲、续断、冬虫夏草、紫河车、巴戟天等。

表 10－15 常用补虚药简表

药名	性味归经	功效	效用特点
人参	甘、微苦，微温；归脾、肺、心、肾经	大补元气，复脉固脱，补脾益肺，生津养血，安神益智	补气强身之要药，补气力强，范围广；反藜芦，畏五灵脂，恶莱菔子、皂荚
黄芪	甘，微温；归肺、脾经	补气升阳，固表止汗，利水消肿，生津养血，行滞通痹，托毒排脓，敛疮生肌	善治脾虚中气下陷和气虚自汗
党参	甘，平；归脾、肺经	健脾益肺，养血生津	补气之力逊于人参
西洋参	甘、微苦，微寒；归心、肺、肾经	补气养阴，清热生津	善治心气阴两虚或阴虚津伤证，兼热者
甘草	甘，平；归心、肺、脾、胃经	补脾益气，清热解毒，祛痰止咳，缓急止痛，调和诸药	反甘遂、芫花、海藻、大戟；不宜大量久服
山药	甘，平；归脾、肺、肾经	补脾养胃，生津益肺，补肾涩精	治气虚、气阴两虚之佳品；肾虚不固之要药
白芍	苦、酸，微寒；归肝、脾经	养血调经，敛阴止汗，柔肝止痛，平抑肝阳	反藜芦
当归	甘、辛，温；归肝、心、脾经	补血活血，调经止痛，润肠通便	内科补血之佳品；妇科调经之要药；外、伤科消肿疗伤常用
阿胶	甘，平；归肺、肝、肾经	补血滋阴，润燥，止血	血肉有情之品；治血虚、阴虚诸证之要药
熟地	甘，微温；归肝、肾经	补血滋阴，益精填髓	治血虚精亏或阴液不足之要药
龙眼肉	甘，温；归心、脾经	补益心脾，养血安神	治心脾两虚或气血不足之良药

续表

药名	性味归经	功效	效用特点
何首乌	甘、苦、涩，微温；归心、肝、肾经	消痈，润肠通便，解毒，截疟	不腻不燥，滋补良药；长于治疗精血不足之须发早白
麦冬	甘、微苦，微寒；归心、肺、胃经	养阴生津，润肺清心	滋养清润之品
南沙参	甘，微寒；归肺、胃经	养阴清肺，益胃生津，化痰，益气	北沙参善治肺胃阴虚有热；南沙参能益气，祛痰
玉竹	甘，微寒；归肺、胃经	养阴润燥，生津止渴	滋阴不恋邪，治阴虚外感
枸杞子	甘，平；归肝、肾经	滋补肝肾，益精明目	善补肝肾而明目
石斛	甘，微寒；归肾、胃经	益胃生津，滋阴清热	鲜用药力强；干品入煎剂需先下
女贞子	甘、苦，微寒；归肾、肝经	滋补肝肾，明目乌发	善治肝肾亏虚所致须发早白，视物不清
鹿茸	甘、咸，温；归肾、肝经	强筋骨，益精血，调冲任，托疮毒，壮肾阳	血肉有情之品；药力峻猛，小量开始，逐渐加量
杜仲	甘，温；归肾、肝经	补肝肾，强筋骨，安胎	治肾虚腰膝酸痛或筋骨无力之要药；肝肾亏虚胎漏或胎动之佳品
续断	甘、辛，微温；归肾、肝经	补肝肾，强筋骨，续折伤，止崩漏	内科补肝肾、妇科止崩漏、伤科疗折伤之要药
冬虫夏草	甘，平；归肾、肺经	补肾益肺，止血化痰	治肺肾亏虚之要药
紫河车	甘、咸，温；归肾、肝、肺经	温肾补精，益气养血	平补气血精阳之品
巴戟天	甘、辛，微温；归肝、肾经	补肝肾，强筋骨，祛风湿	治肾阳虚衰或兼风湿之要药

（十六）安神药

以镇惊养心、安定神志为主要功效，治疗神志失常病证的药物，称为安神药。神志失常病证见心神不宁、心悸怔忡、失眠多梦及惊风、癫痫等。根据安神药的性能特点，分为重镇安神药和养心安神药两类（表 10－16）。

1. 重镇安神药　以矿物、化石、介壳类质重药物为主，重在镇定神志，主治因阳热内盛所致躁动不安、心神不宁等，常用药如磁石、朱砂等。

2. 养心安神药　以质润性补的植物种子类药物为主，重在养心滋阴，主治因心血不足所致心悸、多梦、失眠、健忘等，常用药如酸枣仁、远志、合欢皮等。

表 10－16　常用安神药简表

药名	性味归经	功效	效用特点
磁石	咸，寒；归心、肝、肾经	镇惊安神，平肝潜阳，聪耳明目，纳气平喘	与朱砂合用，善治烦躁不安、心悸失眠
朱砂	甘，微寒；有毒；归心经	清心，镇惊，安神，明目，解毒	治心火亢盛诸症要药；忌火煅
酸枣仁	甘、酸，平；归心、肝、胆经	养心安神，敛汗，宁心安神，生津	治阴血亏虚之心神不宁、失眠多梦、惊悸怔忡之要药

续表

药名	性味归经	功效	效用特点
远志	苦、辛，温；归心、肾、肺经	安神益智，交通心肾，祛痰，消肿	善治心神不安或痰阻心窍诸证
合欢皮	甘，平；归心、肝、肺经	解郁安神，活血消肿	善解郁而定神志

（十七）收涩药

以收敛固涩为主要功效的药物，治疗各种滑脱证为主的药物称为收涩药。各种滑脱证如自汗、久泻、脱肛、遗精、遗尿、带下、崩漏等。常用药如乌梅、五味子、莲子、芡实、罂粟壳、山茱萸、海螵蛸、桑螵蛸等（表 10－17）。

表 10－17　常用收涩药简表

药名	性味归经	功效	效用特点
乌梅	酸、涩，平；归脾、肺、肝、大肠经	敛肺，涩肠，生津，安蛔	善治虚热消渴；治蛔厥腹痛之要药
五味子	酸、甘，温；归肺、心、肾经	收敛固涩，益气生津，补肾宁心	上能敛肺止咳平喘，下能滋肾涩精止泻，内能生津宁心安神，外能固表收敛止汗
莲子	甘、涩，平；归脾、肾、心经	补脾止泻，止带，益肾涩精，养心安神	药食两用，补虚与固涩兼具
芡实	甘、涩，平；归脾、肾经	补脾止泻，益肾固精，去湿止带	药食两用，补而不腻，涩而不留湿
罂粟壳	酸、涩，平；有毒；归肺、大肠、肾经	敛肺，涩肠，止痛	治痛证之要药；易成瘾
山茱萸	酸、涩，微温；归肝、肾经	补益肝肾，收涩固脱	温补固涩之品，阴阳并补
海螵蛸	咸、涩，温；归脾、肾经	收敛止血，涩精止带，制酸止痛，收湿敛疮	善治崩漏带下，为妇科之良药
桑螵蛸	甘、咸，平；归肝、肾经	固精缩尿，补肾助阳	治肾阳亏虚，精滑不固之要药

（十八）涌吐药

以涌吐毒物、宿食、痰涎为主要功效的药物，称为涌吐药。主治误食毒物存留胃中，宿食停滞胃脘不化，顽痰留滞胸膈，痰涎阻塞气道等。常用药如常山、瓜蒂、藜芦等（表 10－18）。

表 10－18　常用涌吐药简表

药名	性味归经	功效	效用特点
常山	苦、辛，寒；有毒；归肺、心、肝经	涌吐痰涎，截疟	善治胸中痰饮；治疟疾寒热之要药
瓜蒂	苦，寒；有毒；归胃经	涌吐痰食，外用祛湿热	善涌吐痰热、宿食
藜芦	辛，苦，寒；有毒；归肺、胃、肝经	涌吐风痰，杀虫疗癣	善治风痰所致的癫痫、中风、喉痹

（十九）驱虫药

以驱除或杀灭寄生虫为主要功效，治疗肠道寄生虫证的药物，称为驱虫药。常用药如槟榔、使君子、雷丸等（表 10－19）。

表 10－19　常用驱虫药简表

药名	性味归经	功效	效用特点
槟榔	苦、辛，温；归胃、大肠经	杀虫，行气，消积，利水，截疟	善杀绦虫、姜片虫；兼缓泻而促排虫体
使君子	甘，温；归脾、胃经	杀虫，消积	治蛔虫、蛲虫病之佳品；小儿疳积之要药
雷丸	苦，寒；归大肠、胃经	杀虫，消积	治绦虫病之佳品；不入煎剂

（二十）外用药

以在体表施用为主的药物，称为外用药。适用于外科、皮肤科及五官科等病证。外用药多有不同程度的毒性，剂量不宜过大，不宜长期使用，亦不可大面积使用，以防中毒。根据外用药的性能特点，分为攻毒杀虫燥湿止痒药和拔毒消肿敛疮生肌药两类（表 10－20）。

1. 攻毒杀虫燥湿止痒药　有解毒疗疮、攻毒杀虫、燥湿止痒功效，用于虫蛇咬伤、湿疹、疮痈、顽癣、梅毒等，常用药如雄黄、硫黄、白矾、土荆皮等。

2. 拔毒消肿敛疮生肌药　有拔毒化腐、生肌敛疮、消肿止痛功效，用于皮肤湿疹瘙痒、痈疽疮疡溃后难以生肌愈合、口疮、目赤翳障等，常用药如蟾酥、炉甘石等。

表 10－20　常用外用药简表

药名	性味归经	功效	效用特点
雄黄	辛，温；有毒；归肝、大肠经	毒杀虫，燥湿祛痰，截疟	为治疮杀毒要药；孕妇忌用
硫黄	酸，温；有毒；归肾、大肠经	解毒杀虫疗疮	内服补火助阳通便；不宜与芒硝、玄明粉同服；孕妇忌用
白矾	酸、涩，寒；归肺、脾、肝、大肠经	解毒杀虫，燥湿止痒	内服止血止泻，祛除风痰
土荆皮	辛，温；有毒；归肺、脾经	杀虫，止痒，疗癣	治癣痒之要药
蟾酥	辛，温；有毒；归心经	解毒，止痛，开窍醒神	外用不可入目；孕妇忌用
炉甘石	甘，平；归肝、脾经	收湿止痒，敛疮，解毒，明目退翳	治外科疮疹湿痒要药；眼科外用药中退翳除障通用药

第二节　中药内服护理

一、汤剂煎煮方法

（一）煎药器皿

扫码“学一学”

知识拓展

古人对水分类的认识：古人认为水分两类，天水（雾水、雪水、雨水）和地水（河水、江水、井水、泉水），天水的水质优于地水。

扫码“看一看”

砂锅具有化学性质稳定，不易与中药发生化学反应且导热均匀，保暖性能好等优势，故煎药首选有盖大砂锅。也可选用瓦罐、搪瓷或不锈钢器皿，忌用铁、铜、铝等金属器具。

（二）煎药用水

一般以水质清净，含矿物质及杂质少为佳。也可根据药物的特点和疾病的性质，选用酒或酒水合煎。

（三）煎药用火

火候有文火、武火之分。武火即指大火急煎；文火即指小火慢煎。一般煎煮药物宜先武火煮沸，后文火保持，防止水分迅速蒸发而影响有效成分的溶出。

（四）煎药方法

1. 煎煮水量 由药物性质、煎煮时间、所需药量等因素决定。一般一剂药煎煮两次，第一煎加水量应没过药面3～5cm，第二煎加水量没过药面1～2cm。一次加足水量，不可中途添加，更不可把药煎干后重新加水煎煮。

2. 煎前泡药 有利于药物有效成分充分溶出，缩短煎煮时间。宜用凉水泡药，以根、茎、果实、种子类为主的方药需浸泡60分钟；以花、叶、草类为主的方药需浸泡20～30分钟。夏天气温高，可适当缩短时间。

3. 煎煮时间 先武火煮沸，改文火慢煎后开始计时，一般头煎20～30分钟，二煎10～15分钟。煎药时不宜频揭锅盖，以免有效成分挥发。此外，还须根据不同方剂的要求，酌定火候。

解表药、清热药、芳香药需武火快煎，以防药性挥发，头煎10～15分钟，二煎10分钟；矿物类、骨角类、贝壳类、补益类药则煮沸后，文火缓煎，头煎40～60分钟，二煎30分钟，以利有效成分煎出；有毒药须文火久煎60～90分钟。

4. 去渣取汁 用纱布将头煎及二煎的汤药去渣取汁，混合均匀，再分次服用。一次取汁量为250ml左右，儿童酌减。

（五）特殊药物煎煮方法

1. 先煎 指某些药物先煎30～60分钟，再加入其他药同煎。

（1）矿物类如生石膏、石决明等药物，介壳类如牡蛎、鳖甲、龟板、龙骨等，质地坚硬，药味难出，应打碎先煎30分钟。

> **考点提示**
>
> 特殊药物煎煮方法，如薄荷后入，人参另煎，阿胶烊化，车前子包煎，三七粉冲服等。

（2）毒性较强的药物如附子、乌头等，为降低毒性，应先煎60分钟。

（3）泥沙多、质轻量大的药物如灶心土、玉米须等，应先煎取汁，以药汁代水与其他药同煎。

2. 后下 指某些药物宜在其他药物即将煎好前5分钟放入同煎，以防其有效成分挥发。

（1）芳香类药物，如砂仁、藿香等。

（2）解表类药物，如薄荷等。

（3）泻下类药物，如番泻叶等。

3. 包煎 指某些药物先用纱布包好，再与其他药同煎。

（1）质地较轻，易漂浮在液面上的药物，如蒲黄、海金沙等。

（2）药材较细，含淀粉和黏液质较多，煎煮易成糊状的药物，如车前子、葶苈子等。

（3）粉末类药物如滑石等，防止煎药后药液混浊。

（4）有绒毛，对咽喉有刺激的药物，如旋覆花、辛夷等。

4. 另煎 指为保存某些药物的有效成分，尽量减少被同煎药物吸收，应单味煎煮，煎好后，单独服用或兑入汤药中同服。常用于贵重药物，如人参、西洋参、羚羊角等。

5. 烊化 指某些胶质、黏性大且易溶的药物，为防止同煎粘锅煮糊，或黏附于其他药上而影响药效，应单独加温熔化，趁热与煎好的药液兑服。常见药物有：阿胶、鹿角胶等。

6. 冲服 指某些不宜或不需加热煎煮的药物，用开水或预先煎好的药液冲服即可。

（1）某些芳香类药物，如麝香、沉香等。

（2）某些贵重药物，如牛黄、三七粉等。

（3）某些细料药和汁液性药物，如芒硝、竹沥等。

7. 泡服 指某些挥发性强、易出味的药物，不宜煎煮，可用开水泡服，如番泻叶、胖大海等。

二、汤剂服药方法

（一）服药时间

根据病变部位、病证特点、病情缓急而决定。

> **考点提示**
>
> 服药时间，如健胃药饭前服，消食药饭后服滋补药空腹服，驱虫药睡前服。

1. 病变部位 病位在胸膈下，宜饭前服；病位在胸膈上，宜饭后服。

2. 病证特点 健胃药、制酸药宜饭前1小时服用；消食药、对胃肠有刺激性的药物宜饭后1小时服用；安神药宜睡前半小时服用；滋补药、润肠通便药宜空腹服用；驱虫、攻下和逐水药宜清晨空腹或晚上睡前服用；调经药宜在行经前数日服用，月经来后停服。

3. 病情缓急 慢性病一般遵医嘱服用；急性病、热性病应随煎随服或频服，使药力持久。

（二）服用药量

一般每日一剂，早、晚2次或早、中、晚3次分服，每次约250ml，小儿根据要求和年龄酌减。急症、高热和危重患者，可遵医嘱或每隔4小时服药1次；发汗药、泻下药应中病即止，以免损正气；呕吐者汤剂宜浓煎，小量频服。

护理应用

> 赵某，女，26岁，诊断：痛经（寒湿凝滞证）。方药：温经汤加减（吴茱萸9g，当归12g，赤芍12g，川芎12g，红花9g，桃仁6g，人参6g，阿胶10g，桂枝9g，牡丹皮9g，干姜10g，生甘草3g）请问：该药方应如何正确煎煮？服用该汤药时，护士应采取的护理措施有哪些？

（三）服药温度

一般汤剂宜温服。特殊情况下，也可冷服、热服，如寒证用热药宜热服，热证用寒药宜凉服，真热假寒时应寒药温服，真寒假热时应热药冷服，凉血止血药宜冷服，回阳补益药、发汗解表药、活血化瘀药、透疹药等宜热服。

（四）服用方法

内服汤剂宜口服，一次服完。对峻烈或毒性药品，宜少量进服，观察药后反应，逐渐加量，避免中毒。呕吐患者先服少量姜汁止呕后再服药。病在口腔或咽喉者宜缓慢少量频服。婴幼儿宜喂服，神昏或不能进食者采用鼻饲法给药。

三、其他剂型服药护理

其他剂型如丸剂、散剂、膏剂、片剂、冲剂、糖浆剂、胶囊剂、气雾剂等服药方法各有不同，如小丸温水送服，大丸需嚼碎或分成小粒后再服用。质硬水丸可用开水溶化后服用。部分丸剂为增强疗效，可按说明书或遵医嘱用药汁或黄酒送服；散剂加水或蜂蜜调匀后服用，或用药汁送服，也可装入胶囊中吞服，避免直接吞服，以免刺激咽喉；膏剂用开水冲服，不可直接倒入口中吞咽，以免粘喉引起呕吐；片剂体积较小时，直接用温水送服。体积较大的片剂则分成小量再服用。咀嚼片应嚼服，四岁以下儿童不宜服用。含片则含服，婴幼儿禁用。肠溶片、缓释片应整片吞服；可溶性冲剂用温水冲服，混悬型冲剂如有部分药物不溶解，应一并服用，以免影响药效。泡腾型冲剂用开水泡腾溶解后服用；糖浆剂直接服用，服止咳类糖浆后15～20分钟内不宜饮水；胶囊剂用温水送服，不宜掰开或嚼碎服用；气雾剂主要用于止咳平喘，将药物喷雾直接吸入，切忌口服。

四、用药“八法”及护理

中医用药“八法”指汗、吐、下、和、温、清、消、补八种治疗方法。

（一）汗法

1. 汗法 又称解表法，是通过解表药宣发肺气，开泄腠理，促使人体微微汗出，以疏散表邪的治法。

2. 适用证 一切外感表证，某些水肿和疮疡初起，麻疹透发不畅又兼表证者。

3. 护理方法

（1）服药护理 解表药宜武火快煎，芳香药宜后下，以免药性耗散。温服，服药后饮热稀粥、热水以助药力；卧床加盖衣被以助发汗。汗出热退即停药，若汗出不彻，病邪不解，需继续服药。

（2）病情观察 观察患者有否汗出、汗出时间和部位、汗量等。服药后以遍身微微汗出为佳，若汗出太过，易致亡阴、亡阳，应立即通知医生，及时采取措施。若含麻黄的汤剂，须观察患者的血压及心率变化。

（3）饮食护理 宜清淡，忌黏滑、酸性和生冷食物。

（4）皮肤护理 汗出时及时用干毛巾或热毛巾擦干，忌用冷毛巾。汗止后及时更衣，注意避风寒，防止复感。大汗淋漓者，可在胸前、背后铺上干毛巾。

（5）环境护理 病室宜安静，温湿度适宜，空气新鲜，避免穿堂风。

（6）服药禁忌 服药期间，禁用或慎用解热镇痛药，如阿司匹林等，防止汗出太过。体虚多汗和热病津伤者忌用，久患疮痈、失血、阴虚发热、淋病者，虽有外感表证，也应慎用。

（二）吐法

1. 概念 又称涌吐法，是通过涌吐药使停留在咽喉、胸膈、胃脘等部位的痰涎、宿食或毒物经口吐出的治法。

2. 适用证 中风、痰涎壅盛、癫狂、宿食、食厥、气厥、胃中毒物残留、霍乱吐泻不得等。涌吐药系有毒之物，宜用于正气未衰而邪盛者。

3. 护理方法

（1）服药护理 药量从少渐增，可采取二次分服法。一服便吐者，报告医生，决定是否二服，以防涌吐太过。涌吐药作用迅猛，易伤胃气，应中病即止。服药后多饮开水以助药力。

（2）病情观察 观察患者生命体征及呕吐物的量、气味、性质、性状并记录。呕吐严重者给予补液、维持电解质平衡等对症处理。食物中毒或服毒者，须保留呕吐物，以便化验。

（3）饮食护理 暂禁食，待胃肠功能恢复后，予少量流质饮食或易消化食物以养胃气。忌生冷、肥甘厚味之品。

（4）呕吐护理 服药后不吐者，用压舌板刺激上腭咽喉部，助其呕吐。呕吐时协助患者坐起，轻拍其背部促使胃内容物吐出。不能坐起者，协助患者头偏向一侧，避免呕吐物吸入呼吸道。吐后给予温开水漱口，及时清除呕吐物。吐而不止者，可服少量姜汁或冷粥、冷开水。若吐后气逆不止，可予和胃降逆之剂。

（5）环境护理 病室宜清洁，空气新鲜，无异味，温湿度适宜。及时撤换被污染的衣被，整理好床单位。

（6）服药禁忌 年老、体弱、婴幼儿、妇女胎前产后应忌用，心脏病及高血压患者应慎用吐法。

（三）下法

1. 概念 又称泻下法，是通过泻下药通利大便、排除肠胃积滞、荡涤实热，或攻逐水饮、寒积的治法。

2. 适用证 里实证。温下药用于因寒成结之证；润下药用于胃肠积滞、大便秘结之证；寒下药用于实热内结之证；逐水药用于水饮壅盛于里之证。

3. 护理方法

（1）服药护理 泻下药以攻伐为主，应中病即止。温下药于饭前温服，应连续轻泻。润下药宜早、晚空腹服用。

（2）病情观察 观察患者腹痛情况及排泄物的性状、量、颜色、次数。若泻下太过致虚脱，立即报告医生，及时配合救治。服逐水药后须观察心下痞满和腹部胀痛的情况是否有所缓解。

（3）饮食护理 忌油腻及辛辣食物，忌饮酒，忌同服滋补药。服寒下药期间暂禁食，待燥屎泻下后再食米汤、面条等养胃之品。服润下药期间应配合食疗以润肠通便。

（4）环境护理 病室宜清洁，空气新鲜，无异味，温湿度适宜。

（5）服药禁忌 久病体弱、脾胃虚弱者慎用，妇女胎前产后及月经期慎用或忌用泻下药。表里无实热者及孕妇忌用寒下药；体虚、有恶寒表证者、孕妇忌用逐水药。

（四）和法

1. 概念 又称和解法，是通过调和的方法，以和解少阳寒热、协调脏腑功能、祛除病邪的治法。

2. 适用证 和解少阳药用于半表半里之少阳证、调和肝脾药用于肝胃或肝脾不和等证、调理胃肠药用于胃肠不和等证。

3. 护理方法

（1）服药护理 调和肝脾药及调理胃肠药宜饭前温服，和解少阳药宜饭后温服。服截疟药应在疟疾发作前2～4小时服用。

（2）病情观察 服和解少阳药后观察患者的体温、脉象及出汗情况。服调理胃肠药后观察腹胀、呕吐情况及排便的性状和量。

（3）饮食护理 宜清淡、易消化，忌生冷、油腻及辛辣之品。若服小柴胡汤忌食萝卜。

（4）情志护理 服调和肝脾药应配合情志护理，适当开展文体活动，保持情志愉悦，气机调畅以提高疗效。

（5）服药禁忌 病在表未入少阳，或邪已入里之实证以及虚寒证禁用和法。服含柴胡的汤剂时，忌用碳酸钙、维丁胶性钙、硫酸镁、硫酸亚铁等药，以免产生毒副反应。

（五）温法

1. 概念 又称温阳法，是通过温里药以温里祛寒，回阳救逆，温经通络，使寒气去、阳气复、经络通、血脉和的治法。

2. 适用证 里寒证。温中祛寒药用于中焦虚寒之证，温经散寒药用于寒凝经脉之证，回阳救逆药用于阳衰阴盛、亡阳欲脱之证。

使用温里药时，还应适当配伍。如有表证者，配以解表药；寒凝气滞者，配以理气药；寒湿内蕴者，配以健脾化湿药；亡阳气脱者，配以补气固脱药。

3. 护理方法

（1）服药护理 温服，中病即止。如阴寒太盛，或真寒假热证，服药入口即吐者，可少佐苦寒之品，或热药冷服。服温中祛寒药后饮热粥少许，有微汗时避免揭衣被。服温经散寒药后注意保暖。服回阳救逆药时，如昏迷患者采用鼻饲法用药。

（2）病情观察 严密观察患者神志、面色、生命体征、脉象及四肢回温情况。如服药后汗出不止，厥冷加重，烦躁不安，脉细散无根，及时与医生联系，配合抢救。

（3）饮食护理 宜进热饮，食物性温的狗肉、羊肉、桂圆等，忌生冷寒凉之品。

（4）服药禁忌 阴虚证、虚热证、孕妇忌用或慎用；暑天慎用。

（六）清法

1. 概念 又称清热法，是通过清热药以清热泻火，使邪热外泄的治法。

2. 适用证 因温、热、火所致之里热证。

3. 护理方法

（1）服药护理 因组方不同，煎药方法各异。取汁凉服或微温服，苦寒滋阴药久服易伤胃或内伤中阳，可酌情添加温胃、和胃药。

（2）病情观察 观察患者服药后的病情变化。以白虎汤为例，服药后患者体温渐降，汗止渴减，神清脉静，为病情好转；如壮热烦渴不减，出现神昏谵语，舌质红绛，提示气营两燔；如壮热不退，出现四肢抽搐或惊厥，提示热盛动风，立即报告医生，采取急救措施。

（3）饮食护理 宜进清淡、易消化的流质或半流质饮食，多食蔬菜水果，多饮水或西瓜汁、梨汁等生津止渴之品。

（4）服药禁忌　脾胃虚弱、食少便溏者慎用，年老体弱者慎用或减量，孕妇忌用清热药。阴虚津伤者慎用清热燥湿药。

（七）消法

1. 概念　又称消导法，是通过消食药以消食导滞，消坚散结，逐渐消散因气、血、痰、食、湿等积聚而成的有形之邪的治法。

2. 适用证　因气、血、食、痰、湿等形成的积聚、癥瘕、痞块等实证。

3. 护理方法

（1）服药护理　如药味清淡，取其气者，煎药时间宜短；如药味重厚，取其质者，煎药时间宜长。宜饭后服用，不可久服，中病即止。注意配伍禁忌，勿与补益药和收敛药同用，以免降低药效。如服山楂丸则忌同服胃舒平、碳酸氢钠等碱性药，以免降低药效。

（2）病情观察　服消食导滞药应观察患者大便的性状、次数、质、量、气味及腹胀、腹痛、呕吐情况等。若泻下如注、次数频繁或出现眼窝凹陷等伤津脱液表现，立即报告医生。服消痞化积药应观察患者的局部症状，如疼痛、肿胀、包块等，详细记录癥块大小、部位、性质、活动度、有无压痛、边缘是否光滑。如患者突然腹部疼痛、恶心、吐血、便血、面色苍白、汗出厥冷、脉微而细，立即报告医生，给予吸氧、输液，做好输血、手术等准备工作。

（3）饮食护理　宜清淡、易消化，勿过饱。婴幼儿注意减少乳食量，必要时暂停喂乳。

（4）服药禁忌　年老、体弱者慎用；气虚、脾胃虚弱或无食积、痰滞者及孕妇禁用。

（八）补法

1. 概念　又称补益法，是通过补益药以滋养，补益人体的气血阴阳之不足的治法。

2. 适用证　各种阴、阳、气、血虚弱的病证。因气血相生，阴血互补，故气虚者易致阳虚，阳虚者多兼气虚，血虚者易致阴虚，阴虚者多兼血虚，临床应用时须统筹兼顾。

滋阴补血药味多为甘腻，易滞胃，应配以理气药。温补肾阳药性多温燥，易伤阴，应配以滋肾阴药。

3. 护理方法

（1）服药护理　宜文火久煎，空腹或饭前服下。贵重药品应另煎、烊化或冲服，丸剂、膏剂密封，干燥保存。

（2）饮食护理　忌辛辣、油腻、生冷之品，以免妨碍药物吸收；忌食萝卜、浓茶及纤维素高的食物，以减缓排泄，促进吸收。应对证进补，如阳虚者选用牛、羊肉和桂圆等温补食物，忌生冷之品；阴虚者选用银耳、木耳、甲鱼等清补食物，忌烟、酒、辛辣温燥之品；气虚者选用山药、人参、黄芪等健脾益气之品，忌生冷饮食；血虚者选用动物血、猪肝、大枣、菠菜等补血养心之品。

（3）情志护理　虚证病势多缠绵，久治不愈，患者易产生悲观、焦虑等情绪，应引导其正确对待疾病，坚持用药，保持乐观情绪，树立战胜疾病的信心。

（4）环境护理　病室宜空气新鲜，光线柔和，安静。根据阳虚多寒，阴虚多热的特点调整病室温湿度。

（5）作息护理　合理安排生活起居，保持充足睡眠，适当锻炼身体，提高防病抗病能力。

（6）服药禁忌　注意有虚方补，不可以补为常。邪实而正气不虚者，不宜乱用补虚药。若遇外感，须停服，先祛邪以防“闭门留寇”。湿盛中满者忌用补气药；阴虚火旺者不宜用

扫码“学一学”

补阳药；湿阻中焦及脾虚便溏者慎用补血与补阴药。

第三节 常用药膳

护理应用

患者，女，28 岁。近来面色无华、少气懒言、倦怠乏力、头晕心悸、食少、失眠、平素月经量少色淡、舌淡、脉细弱。患者在服药的同时，想结合药膳治疗。请问护士应如何对患者进行药膳养生指导?

药膳是指以中医学理论为基础，经辨证论治后，选择传统中药与食物配膳，药借食味、食助药性，起到保健、防病、治病作用的特殊膳食。药膳具有取材方便、方法简单、疗效确切的特点，适合家庭制作，易于接受和普及。按药膳的制作形态不同，有粥食、汤羹、菜肴、点心四类。

一、粥食

粥食是以米、麦、豆等为基本原料，加入其他食物及中药煎煮而成的半流质饮食。常用药膳举例：

薏苡仁粥

【来源】《本草纲目》。

【用料】薏苡仁 50g，粳米 50g，白糖适量。

【功效】健脾补中，渗湿消肿。

【解析】薏苡仁健脾益气，利水消肿，祛湿除痹，清热排脓，通淋止泻，对癌肿有抑制作用；粳米健脾益胃。二者合用，共奏健脾渗湿之功。

【适应证】脾虚水肿、小便不利；脾虚泄泻；风湿痹痛、筋脉挛急；肺痈等。

【禁忌证】大便秘结及孕妇慎用。

【制法】将薏苡仁、梗米洗净，同入锅，加水适量煮成粥，熟后加入白糖适量。

【用法】趁热日服 2 次。本粥功力较缓，需长期食用才奏效。

燕窝粥

【来源】《本草纲目》。

【用料】燕窝 10g，糯米 100g，冰糖适量。

【功效】润肺补脾，养阴润燥，延年驻颜。

【解析】燕窝养阴润燥、益气补中；冰糖补阴；糯米益气。三者合用，营养价值极高。

【适应证】元气虚损，面色不华，颜容憔悴，咳嗽痰喘，咯血、吐血等症。

【禁忌证】肺胃虚寒、湿痰停滞及有表邪者忌用。

【制法】将燕窝放入开水中闷泡，水冷后换清水，摘去绒毛和污物，洗净，盛碗中，加清水100ml，上笼蒸30分钟致燕窝完全胀发。糯米浸泡24小时后洗净入锅，煮沸，待米粒煮开时加入燕窝、冰糖适量，改文火熬至熟烂。

【用法】量以小为佳。日服1次，连服7天。

百合粥

【来源】《本草纲目》。

【用料】百合30g，糯米50g，冰糖适量。

【功效】宁心安神，润肺止咳。

【解析】百合养心安神、滋阴清热、润肺止咳；糯米益气解毒、定心神、除烦渴。二者相伍，共奏养心润肺之效。

【适应】热病后期余热未清所致精神恍惚、心神不安；妇女更年期综合征的调养；中老年人滋养保健；肺燥引起咳嗽、痰中带血等。

【制法】将百合剥皮、去须、切碎，与糯米同入锅，加水适量，煮至米烂汤稠，加冰糖适量。

【用法】温热服用。

二、汤羹

汤羹是以肉、蛋、奶、水产品等为基本原料，同中药一起煎煮或蒸、炖、煲而成的汤液。质地较稠厚的为羹，质地较清稀的为汤。常用药膳举例：

当归生姜羊肉汤

【来源】《伤寒论》。

【用料】当归20g，生姜12g，羊肉300g，胡椒粉2g，花椒粉2g，食盐适量。

【功效】温阳散寒，养血补虚，通经止痛。

【解析】当归补血活血、调经止痛；生姜温中散寒；羊肉补中益气。三者配伍，共奏温阳散寒、养血补虚之功。

【适应】寒凝气滞引起的脘腹冷痛，产后腹痛，虚劳不足以及形寒畏冷阳虚等。为年老体弱、病后体虚、产后气血不足者之滋补佳品。

【禁忌】凡阳热证、阴虚证、湿热证等不宜服用。

【制法】羊肉去骨剔筋膜，入沸水锅内去血水，捞出晾凉，切成小条。砂锅内加水适量，放羊肉、当归、生姜，武火烧沸，去浮沫，改文火炖1.5小时，加胡椒粉、花椒粉、食盐调味。

【用法】每周2次，饮汤食肉。

鲤鱼汤

【来源】《备急千金要方》。

【用料】鲤鱼1条（约500g），当归9g，白芍9g，白术15g，茯苓12g，生姜少许。

【功效】健脾养血，利水减肥。

【解析】鲤鱼下气利水；当归养血营经；白芍敛阴柔肝；白术健脾化湿；茯苓清肺而和脾。五者配伍，共奏健脾养血，利水减肥之功。

【适应】妇人妊娠水气、小便不利、四肢浮肿者；肝脾不足，水气不化的痰湿型肥胖者。

【制法】鲤鱼去鳞片、肚肠，洗净。将后五味切成黄豆大小碎块，加水煎熬，去滓取汁，以药汁煮鱼，鱼熟后加入调味品。

【用法】食鱼喝汤，1日内分3次食用。

虫草炖老鸭

【来源】《本草纲目拾遗》。

【用料】冬虫夏草5枚，老雄鸭1只，香葱、黄酒、生姜、胡椒、精盐各适量。

【功效】补肾助阳，补肺益精，止咳平喘。

【解析】冬虫夏草保肺气、补肾精、化痰止血；老雄鸭温阳补虚。二者合用，加强补肾助阳，养肺益精功能。

【适应】久病致身体虚弱，腰膝酸痛，阳痿遗精，久咳虚喘，劳嗽痰血等。

【禁忌】外感表邪咳喘不宜使用。若肺肾阴虚者，宜选用有滋阴作用的白鸭。

【制法】将鸭子宰杀，去肚杂洗净，将鸭头劈开，放入冬虫夏草，用线扎好，加调味品煮烂。

【用法】食肉喝汤，佐餐食之。

三、菜肴

菜肴是指以各类蔬菜、肉、蛋、水产品等为基本原料，配合中药，采用煨、炖、熬、蒸、炒、煎、熘、爆、炸、烤、腌、卤等加工方法，制成的各种荤素食品。常用药膳举例：

陈皮椒姜鸡

【来源】《饮膳正要》。

【用料】乌骨雄鸡1只，陈皮3g，良姜3g，胡椒6g，草果6g，葱、醋、酱适量。

【功效】补虚温中，健脾开胃。

【解析】乌骨鸡养阴退热、补虚劳；陈皮理气健脾，和中消滞；良姜为治脾胃虚寒，脘腹冷痛之佳品；胡椒为散脾胃虚寒之要药；草果除胃肠冷寒，解大肠寒积。

【适应】脾胃虚冷，脘腹郁滞，腹胀腹泻。

【禁忌】伤食消化不良及胃肠湿热而致泄泻不宜食用。

【制法】将乌雄鸡宰杀，去肚杂，洗净，切块，加入各药，用葱、醋、酱调和，入砂锅，封口，煮熟。

【用法】空腹食用。

六味牛肉脯

【来源】《饮膳正要》。

【用料】牛肉2500g，胡椒15g，荜茇15g，陈皮6g，草果6g，砂仁6g，良姜6g，姜汁100ml，葱汁20ml，食盐适量。

【功效】健脾补虚，散寒止痛。

【解析】胡椒温中散寒、行气止痛；荜茇乃散脾肾虚寒之主药；良姜温脾土、散胃寒；草果除胃肠冷寒、解大肠寒积；砂仁温通散寒、宽中理气；陈皮理气健脾、和中消滞；牛肉益气血、强筋骨、理虚弱，与六药相配，温补两全。

【适应】脾胃虚弱，中焦寒盛所致胃脘冷痛，呕吐溏泄，腹胀痞满，食少纳呆，消化不良，下利完谷，畏寒肢冷等症者。

【禁忌】实热证、阴虚证不可食用。

【制法】牛肉洗净切成小条，将胡椒、荜茇、陈皮、草果、砂仁、良姜等6味药研成末，加入姜汁、葱汁、食盐，与牛肉拌均，放入坛内，封口，腌制两天后取出，入烤炉中焙干烤熟为脯。

【用法】随意食之。

炙羊心

【来源】《饮膳正要》。

【用料】羊心1个，干玫瑰花15g，食盐30g。

【功效】补心安神，疏肝解郁。

【解析】羊心补心气、滋心阴、安神志；玫瑰花理气解郁、芳香醒神。二味合用，以补心养肝、行气开郁之效而奏安神之功。

【适应】心血亏虚，神经衰弱，症见惊悸失眠，郁闷不乐，记忆力减退，两胁时痛，头痛目暗，神疲食少，或妇女月经不调等。

【禁忌】心火盛或肝郁化火者不宜食用。

【制法】将玫瑰花洗净，放入锅中，加清水、食盐适量，煮10分钟。羊心洗净，切小块，用竹签串好，蘸玫瑰花盐水反复在火上烤炙至熟。

【用法】趁热随意食之或佐餐。

四、点心

点心是以加工后的食物为基本原料，配以中药粉末或药汁，加入糖或蜜搅拌，用糕点的制作方法加工而成。常用药膳举例：

瓜子芝麻糊

【来源】《千金翼方》。

【用料】甜瓜子、白芷、当归、川芎、炙甘草各60g，松子仁30g，糯米150g，黑芝麻500g。

【功效】活血补血，养发润肤，防衰抗老。

【解析】甜瓜子活血散瘀、清肺润肠；松子仁润燥滑肠；当归、川芎活血养血；白芷祛风洁肤；甘草、糯米、芝麻益气健脾，养胃润燥。以上药食合用，功在养血润澡、清肠解毒，养发润肤。

【适应】头发早白、稀少，预防头发早白。

【禁忌】肠虚便溏者须慎用。

【制法】将白芷、当归、川芎、炙甘草煎煮取汁，糯米、甜瓜子、松子仁用药液浸泡后晒干，再浸，直至药液用完。将加工后的糯米、瓜子、松仁、芝麻一起炒香，研为细粉。

【用法】每日2次，每次30g，用开水冲成糊。

芡实糕

【来源】《随息居饮食谱》。

【用料】鲜芡实1000g，粳米250g，白糖适量。

【功效】补脾，益精，固涩。

【解析】芡实健脾固肾、渗淡除湿、补而不燥、利不伤阴；粳米健脾和胃。

【适应】小儿平素体虚，脾虚便溏腹泻，肾虚遗尿。

【禁忌】感冒发热期间暂停食用。

【制法】将鲜芡实洗净，煮熟，去壳，晾干，同粳米共研磨成粉。与白糖适量混合，加水拌匀，揉成面团，摊铺蒸笼内压紧成型，蒸熟后切块。

【用法】每日早晚当点心，温食2块，连用7天。

九仙王道糕

【来源】《万病回春》。

【用料】莲子肉12g，炒麦芽、炒白扁豆、芡实各6g，炒山药、白茯苓、薏苡仁各12g，柿霜3g，白糖60g，粳米100g。

【功效】健脾胃，补虚损。

【解析】麦芽、扁豆健脾养胃，能使米谷肉蔬得以消化；莲子、芡实、山药脾肾两补、固气涩精，能使精气内藏以养神；茯苓、薏苡仁健脾渗湿，通利水道，能使湿浊外出以除邪；柿霜润肺以利气；梗米养胃以生津。

【适应】年老人元气不足，脾胃虚弱，虚劳瘦怯等。

【制法】将上述药材、食材共研磨成粉，和匀，蒸制成米糕。

【用法】酌量服食，连服数周。

目标检测

选择题

A1/A2 型题

1. 根据脏腑经络病变部位而选药的药性理论是

A. 毒性　B. 升降浮沉

C. 五味　D. 四气

E. 归经

2. 能收、能涩的药物是

A. 酸味　B. 苦味

C. 咸味　D. 辛味

E. 甘味

3. 能减轻或消除药物毒副作用的配伍是

A. 相恶　B. 相杀

C. 相须　D. 相反

E. 相使

4. 能引导方中诸药直达病所的药是

A. 引经药　B. 君药

C. 调和药　D. 臣药

E. 佐助药

5. 煎煮中药的最佳用具是

A. 玻璃器皿　B. 陶瓷砂锅

C. 铁器皿　D. 铜器皿

E. 铝器皿

6. 下列属于包煎的药是

A. 麻黄　B. 桂枝

C. 车前子　D. 人参

E. 紫苏

7. 患者，女，45 岁，因受凉后出现恶寒发热，无汗，头身疼痛，舌淡红，苔薄白，脉浮，用药宜首选

A. 香薷配桂枝　　B. 荆芥配桂枝

C. 白芍配桂枝　　D. 麻黄配桂枝

E. 羌活配细辛

8. 患者，男，35 岁，每日午后发热，手足心热，盗汗，舌红少苔，脉细数，用药宜首选

A. 清热凉血药　　B. 清热燥湿药

C. 清热泻火药　　D. 清热解毒药

E. 清虚热药

9. 患者，女，43 岁，头晕目眩，两目干涩，视物昏花，腰膝酸软，舌淡苔白，脉细，用药宜首选

A. 菊花　　B. 枸杞子

C. 羚羊角　　D. 珍珠母

E. 女贞子

10. 患者，男，47 岁，头部有外伤史，左颞疼痛如针刺，面色晦暗，舌紫黯有瘀斑，脉涩，用药宜首选

A. 活血化瘀药　　B. 理气药

C. 开窍药　　D. 凉血止血药

E. 安神药

11. 患者，女，31 岁，月经量少，色淡，面色无华，少气懒言，倦怠乏力，头晕心悸，指甲不华，食少失眠，舌淡，脉细弱，用药宜首选

A. 补气药和补血药　　B. 补气药和补阴药

C. 补阴药和补血药　　D. 补气药和补阳药

E. 补阴药和补阳药

扫码“练一练”

（林　锋）

第十一章

常用中医护理技术

学习目标

知识要点

1. 说出经络的基本概念和组成。
2. 归纳十二经脉的走向交接规律和流注次序。
3. 说明常用腧穴的定位、主治。
4. 说出针刺法及灸法的作用。

技能要点

1. 正确操作针刺法及灸法的护理措施。
2. 正确操作拔罐、推拿及刮痧的护理措施。
3. 正确操作中医外治法及敷药法的护理措施。

扫码“学一学”

第一节　经络腧穴概述

经络是运行气血、联系脏腑肢节、沟通表里内外、调节人体各部功能活动的通道。腧穴是疾病的反应点和针灸、推拿治病的刺激部位。

一、经络概论

（一）经络的基本概念

经络即经脉和络脉的总称，是人体运行气血的通路。经，“径也”，指经络系统中纵行的主干，多循行于人体的深部；络，“絜也”，是经络中横行的分枝，循行于较浅的部位，网络全身，无处不至。经脉和络脉组成的经络系统，是运行气血、联络脏腑形体官窍、沟通上下内外、感应传导信息的通路系统。

（二）经络系统的组成

经络系统由经脉、络脉及其连属部分组成（表11－1）。

（三）十二经脉

十二经脉是指手三阴经、手三阳经、足三阳经、足三阴经的总称，它们是经络系统的主体，故又称“正经”。

1. 十二经脉的命名　十二经脉的名称根据脏腑、手足、阴阳而定。它们分别隶属于十二脏腑，各经根据其所属脏腑的名称，结合循行于手足及阴阳学说理论给予各经不同的名称。

2. 十二经脉在体表分布的规律　十二经脉左右对称分布于头面、躯干和四肢，纵贯全身。手经起于或止于手部，分布于上肢；足经起于或止于足部，分布于下肢；阴经属脏分布于四肢内侧，阳经属腑分布于四肢外侧；根据脏腑阴阳之气的盛衰多少，阴经从前至后分布着太阴经、厥阴经、少阴经，阳经从前至后分布着阳明经、少阳经、太阳经。

考点提示

十二经脉包括手三阴经、手三阳经、足三阳经、足三阴经。

- 经络系统
  - 经脉
    - 十二经脉（气血运行的主要通道）
      - 手三阴经
        - 手太阴肺经
        - 手厥阴心包经
        - 手少阴心经
      - 手三阳经
        - 手阳明大肠经
        - 手少阳三焦经
        - 手太阳小肠经
      - 足三阴经
        - 足太阴脾经
        - 足厥阴肝经
        - 足少阴肾经
      - 足三阳经
        - 足阳明胃经
        - 足少阳胆经
        - 足太阳膀胱经
    - 奇经八脉——十二经脉以外的另一些重要经脉；包括任脉、督脉、冲脉、带脉、阴跷脉、阳跷脉、阴维脉、阳维脉，有统率、联络和调节十二经脉气血的作用
    - 十二经别——十二经脉别出的经脉，有加强十二经脉中相为表里两经之间联系的作用
  - 络脉
    - 十五络脉——从十二经别出的经脉，有加强十二经脉中互为表里的两经之间联系的作用
    - 孙络——细小的络脉
    - 浮络——浮现于体表的络脉
  - 十二经脉连属部分
    - 十二经筋——十二经脉对结、聚、散、络于筋肉、关节的体系，有联缀四肢百骸，主司关节运动的作用
    - 十二皮部——十二经脉功能活动反映于体表的部位

表 11－1　经络系统简表

3. 十二经脉的走向和交接规律　手三阴经从胸走手，交手三阳经，手三阳经从手走头，交足三阳经，足三阳经从头走足，交足三阴经，足三阴经从足走腹（胸），交手三阴经（图 11－1）。

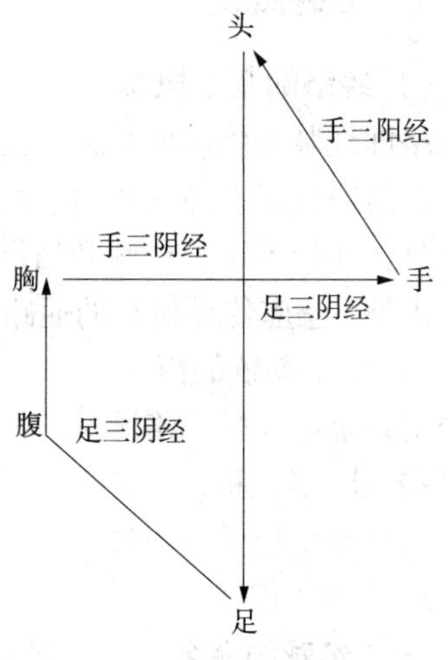

图 11－1　手足三阴三阳经走向交接图

4. 十二经脉的流注次序　十二经脉的气血流注是始于肺经，逐经传注，直到肝经，依次衔接、首尾相贯、如环无端（图 11－2）。

（四）奇经八脉

奇经八脉是与十二正经“别道奇行”的八条经脉，即督脉、任脉、冲脉、带脉、阴维脉、阳维脉、阴跷脉、阳跷脉。它们与十二正经不同，既不

直属脏腑，又无表里配合关系，但与奇恒之腑有密切联系。奇经八脉在经络系统中的发挥着统率、联系、调节的作用。

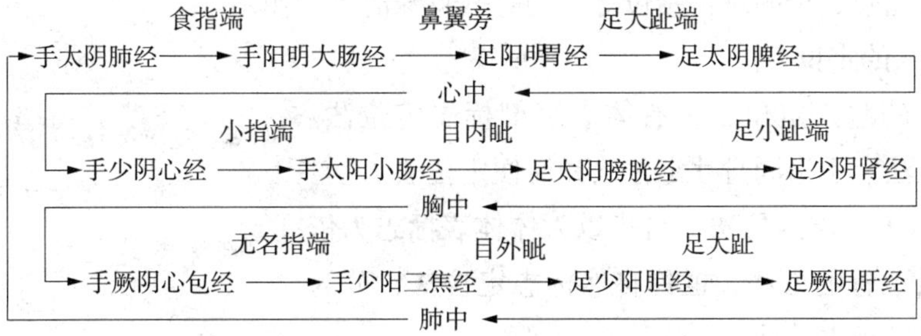

图 11－2　十二经脉流注次序图

（五）经络的生理作用

1. 沟通联络功能　经络是人体的一个重要系统，是脏腑与组织器官联系的桥梁和枢纽，通过经络联络脏与腑、脏腑与肢体、脏腑与五官九窍，将人体各部的组织器官联结成为一个有机的整体。

2. 濡养协调功能　经络具有运行气血、濡养全身，调节脏腑功能，维持阴阳平衡的作用。故《灵枢·本藏》中说：“经脉者，所以行气血而营阴阳，濡筋骨，利关节也。”

3. 感应传导作用　经络循行分布于人体各脏腑形体官窍，通上达下，出表入里，不仅能感受信息，且能将信息传达至相应的脏腑器官，故经络系统对针刺或其他刺激有感觉反应和传递通导的作用。

二、腧穴概要

腧穴是人体脏腑经络之气输注于体表的部位，是疾病在体表的反应点，是针灸治疗的部位。

（一）腧穴的分类

人体的腧穴包括经穴、奇穴和阿是穴三类。

1. 十四经穴　是指具有固定的名称和位置、归属于十二经和任脉、督脉的腧穴，具有主治本经和所属脏腑病证的共同作用，简称“经穴”。十四经穴共有 362 个，是腧穴的主要部分。

考点提示

腧穴包括经穴、奇穴和阿是穴三类。

2. 奇穴　是指有特定的名称和明确的位置，但尚未归入十四经系统的腧穴，对某些病证有特殊疗效，故又称“经外奇穴”。

3. 阿是穴　是指无固定名称和固定位置，而是以压痛点或其他反应点作为针灸施术部位的腧穴。又称“大应穴”“不定穴”“压痛点”等。

（二）腧穴的作用

1. 近治作用　所有腧穴均能治疗该穴所在部位及邻近脏腑组织器官病证的作用。这是所有腧穴主治作用的共同特点，即“腧穴所在，主治所及”。

2. 远治作用　在十四经穴中，尤其是十二经脉在四肢肘膝关节以下的腧穴，不仅能治疗局部病证，而且能治疗本经循行所涉及远隔部位的脏腑、组织、器官的病证。这是十四经穴主治作用的基本规律，即“经脉所过，主治所及”。

3. 特殊作用 刺激某些腧穴，对机体的不同状态可起着双向的良性调整作用。例如泄泻时针刺天枢能止泻；便秘时针刺天枢又能通便。此外，腧穴的治疗作用还具有相对的特异性，如大椎退热，至阴矫正胎位等，均是其特殊的治疗作用。

（三）腧穴的定位方法

临床常用的腧穴定位方法有体表解剖标志定位法、骨度分寸定位法、手指同身寸定位法和简便定位法。

> **考点提示**
>
> 腧穴定位方法有体表解剖标志定位法、骨度分寸定位法、手指同身寸定位法和简便定位法。

1. 体表解剖标志定位法 是指以人体体表标志为依据来确定腧穴位置的方法，也称自然标志定位法，分为固定标志和活动标志两种。

（1）固定标志 指不受人体活动的影响而固定不移的标志，即人体各部位骨和关节所形成的突起、凹陷、五官、发际、指（趾）甲、乳头、肚脐等。如两眉中间取印堂穴，两乳头中间取膻中穴。

（2）活动标志 是指必须采取相应的姿势或者动作，才能出现的标志。如张口于耳屏前方凹陷处取听宫穴，屈肘于横纹头处取曲池穴等。

2. 骨度分寸定位法 又称骨度折量定位法，是以体表骨节为主要标志折量全身各部的长度和宽度，定出分寸，作为腧穴定位的方法。现今采用的骨度分寸是以《灵枢·骨度》所规定的人体各部的分寸为基础，结合历代医家创用的折量分寸而确定的（表11－2）。

表 11－2 常用骨度分寸折量表

部位	起止点	骨度	分寸	度量法
头部	前发际至后发际	12 寸	直量	眉心至前发际作 3 寸，大椎穴至后发际作 3 寸。如果前后发际不明，从眉心至大椎作 18 寸
	耳后两完骨（乳突）之间	9 寸	横量	用于量头部的横寸
胸腹部	两乳头之间	8 寸	横量	胸腹部取穴的横寸，可根据两乳头之间的长度折量。女性可用左右缺盆穴之间的宽度来代替两乳头之间的横寸
	岐骨（胸剑联合）至脐中	8 寸	直量	胸部与胁肋部取穴直寸，一般根据肋骨计算，每一根肋骨折作 1 寸 6 分
	脐中至耻骨联合上缘	5 寸		
腰背部	肩胛骨内侧缘至后正中线	3 寸	横量	背部腧穴根据棘突定穴。肩胛骨下角相当于第七胸椎，髂嵴相当于第 4 腰椎棘突
上肢部	腋前横纹（腋前皱襞）至肘横纹	9 寸	直量	用于手三阴经、手三阳经的骨度分寸
	肘横纹至腕横纹	12 寸		

续表

部位	起止点	骨度	分寸	度量法
下肢部	耻骨联合上缘至股骨内上髁上缘	18 寸	直量	用于足三阴经的骨度分寸
	胫骨内侧髁下缘至内踝尖	13 寸		
	髀枢（股骨大转子）至膝中	19 寸	直量	①用于足三阳经的骨度分寸 ②臀横纹至膝中作 14 寸折量 ③膝中的水平线：前面相当于犊鼻穴、后面相当于委中穴
	膝中至外踝尖	16 寸		
	外踝尖至足底	3 寸		

3. 手指同身寸定位法 是指以患者本人手指折量为一定分寸为标准，用以比量来取腧穴的定位方法，也称“指寸定位法”。常用的手指同身寸定位法有三种（图 11－3）。

（1）中指同身寸 是以患者中指屈曲的中节桡侧两端横纹头之间的距离作为 1 寸，量取穴位的方法，适用于四肢部的直寸和背部的横寸取穴。

（2）拇指同身寸 是以患者拇指的指间关节的宽度作为 1 寸，量取穴位的方法，适用于四肢部位的直寸取穴。

（3）横指同身寸 是以患者示指、中指、环指及小指四指相并，以中指中节近端横纹为标准，四指横度为 3 寸，量取穴位的方法，又称“一夫法”，适用于下肢部直寸和背部横寸取穴。

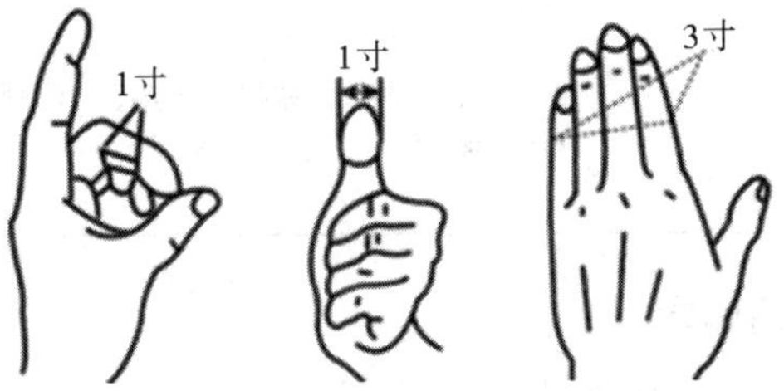

图 11－3 手指同身寸示意图

4. 简便取穴法 是指应用一种简便易行的取穴方法，如两耳尖直上取百会，两手虎口交叉取列缺，垂手中指端取风市等。

（四）十四经脉及常用腧穴

1. 手太阴肺经及常用腧穴

（1）经脉循行 起于中焦，下络大肠，回绕还循胃口，过横膈，属于肺，至喉，横行至胸外上方，从腋下出，沿上肢内侧前缘，过肘，至腕入寸口，上鱼际出拇指端；其分支从腕后走向食指桡侧，出指端，接手阳明大肠经（图 11－4）。

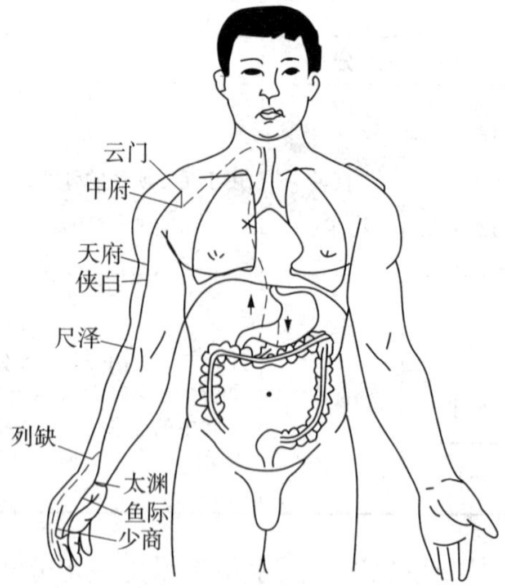

图 11－4　手太阴肺经循行示意图

（2）常用腧穴　见表 11－3。

表 11－3　手太阴肺经常用腧穴

穴位名	定位	主治	刺灸法
尺泽	肘横纹中，肱二头肌腱桡侧凹陷处	咳嗽、气喘、咳血、潮热、胸部胀满、咽喉肿痛、小儿惊风、吐泻、肘臂挛痛	直刺 0.8～1.2 寸；或点刺出血
列缺	桡骨茎突上方，腕横纹上 1.5 寸，当肱桡肌与拇长展肌腱之间	头痛、项强、咳嗽、气喘、咽喉肿痛、口眼歪斜、齿痛	向上斜刺 0.3～0.5 寸
少商	手拇指末节桡侧，距指甲角 0.1 寸	咽喉肿痛、咳嗽、鼻衄、发热、昏迷、癫狂	浅刺 0.1 寸，或点刺出血

2. 手阳明大肠经及常用腧穴

（1）经脉循行　起于食指桡侧末端，走第一、二掌骨间，沿前臂桡侧前缘，过肘部外侧，上臂外侧前缘，上肩，至第七颈椎棘突下，入行锁骨上窝，络肺属大肠；其分支从锁骨上窝，上行经颈，至面颊，入下齿龈，上唇，交人中，左右交叉，上至鼻孔两侧，接足阳明胃经（图 11－5）。

（2）常用腧穴　见表 11－4。

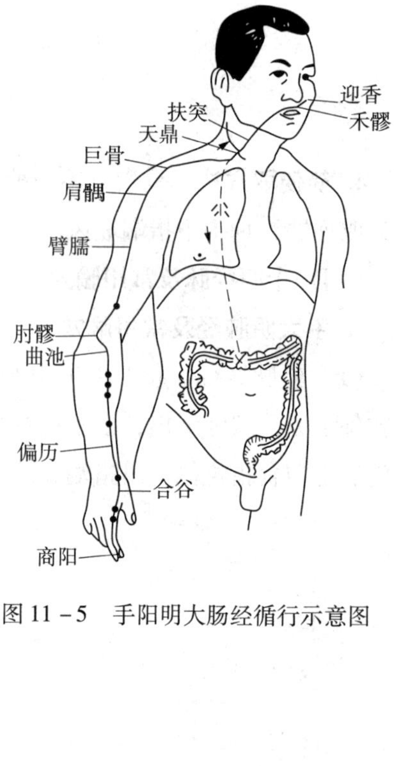

图 11－5　手阳明大肠经循行示意图

表 11-4 手阳明大肠经及常用腧穴

穴位名	定位	主治	刺灸法
商阳	手食指桡侧，距指甲角旁0.1寸	齿痛、咽喉肿痛、热病、昏迷	浅刺0.1寸，或点刺出血
合谷	手背第一、二掌骨间，第二掌骨桡侧面的中点处 简便取穴法：以一手的拇指指骨关节横纹，放在另一手拇、食指之间的指蹼缘上，拇指尖下	感冒、头痛、目赤肿痛、颈、项、肩、臂部病症、发热、中暑、腹痛、闭经、中风后遗症	直刺0.5～1寸；孕妇忌针
手三里	侧腕屈肘，在肱桡肌凹陷处，即肘腕连线上，曲池穴下2寸处	上肢麻痹、齿痛、腹痛、腹泻、消化不良	直刺0.8～1.2寸
曲池	屈肘成直角，在肘横纹外端与肱骨外上髁连线的中点	发热、咽喉疼痛、上肢疼痛、偏瘫、高血压、皮肤瘙痒	直刺1～1.5寸
迎香	鼻翼孔中点旁开0.5寸，当鼻唇沟中	鼻塞、鼻衄、胆道蛔虫症、面部神经麻痹	直刺或向上斜刺0.3～0.5寸，禁灸

3. 足阳明胃经及常用腧穴

（1）经脉循行　起于鼻旁，上行鼻根，入目内眦，沿鼻柱外侧，上齿龈，绕唇，交承浆，下大迎穴，沿下颌角，上行耳前，沿发际达前额。其下行支脉从大迎，下人迎，沿喉咙，入锁骨上窝；内行支脉从锁骨上窝，过膈，属胃，络脾，至气冲；外行支脉从锁骨上窝，下沿乳中线，夹脐旁，至气冲，内外支会合，经大腿前，髌骨，沿胫骨外侧前缘，下足背，止第二趾外侧；胫部支脉从膝下3寸分出，入中趾外侧；足背支脉从足背，至大趾接足太阴脾经（图11-6）。

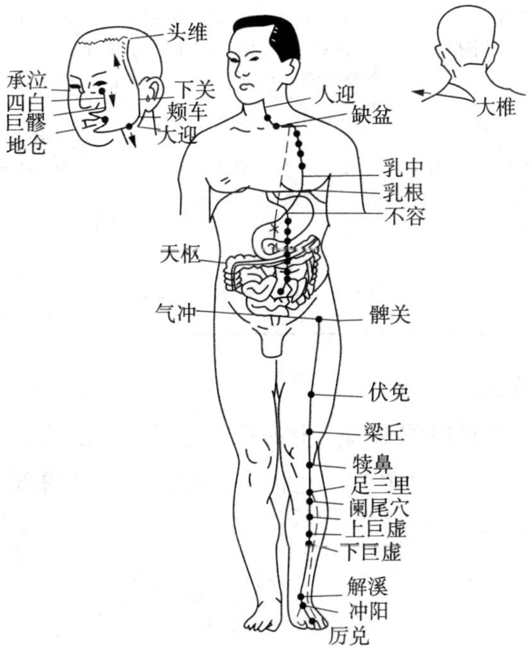

图 11-6　足阳明胃经循行示意图

（2）常用腧穴　见表11－5。

表11－5　足阳明胃经常用腧穴

穴位名	定位	主治	刺灸法
承泣	目正视，瞳孔直下，当眼球与眶下缘之间	目赤肿痛、流泪、夜盲、眼睑瞤动、口眼歪斜	以左手拇指向上轻推眼球，紧靠眶缘缓慢直刺0.5～1.5寸，不宜提插，以防刺破血管引起血肿，禁灸
四白	目正视，瞳孔直下，当眶下孔凹陷处	目赤痛痒、目翳、眼睑瞤动、口眼歪斜、头痛、眩晕	直刺或斜刺0.3～0.5，寸不可深刺，禁灸
地仓	目正视，口角旁0.4寸，上直对瞳孔	口歪、流涎、眼睑瞤动	斜刺或平刺0.5～0.8寸
颊车	下颌用前上方一横指凹陷中，咀嚼时咬肌隆起最高点起	口歪、齿痛、颊肿、口噤不语	直刺0.3～0.5寸，平刺0.5～1寸
下关	面部耳前方，当颧弓与下颌切迹所形成的凹陷中	耳聋、耳鸣、聤耳、齿痛、口噤、口眼歪斜	直刺0.5～1寸
头维	头侧部，当额角发际上0.5寸，头正中线旁4.5寸	头痛、目眩、口痛、流泪、眼睑瞤动	平刺0.5～1寸
天枢	脐旁2寸	腹胀肠鸣、绕脐腹痛、便秘、泄泻、痢疾、月经不调	直刺1～1.5寸，孕妇不宜灸
归来	下腹部，当脐中下4寸，距前正中线2寸	腹痛、疝气、月经不调、白带、阴挺	直刺1～1.5寸
犊鼻	屈膝，在膝部，髌骨与髌韧带外侧凹陷中	膝痛、下肢麻痹、屈伸不利、脚气	向后内斜刺0.5～1寸
足三里	小腿前外侧，当犊鼻下3寸，距胫骨前嵴外一横指（中指）	胃痛、呕吐、噎膈、腹胀、泄泻、痢疾、便秘、乳痈、肠痈、下肢痹痛、水肿、癫狂、脚气、虚劳羸瘦	直刺1～2寸
上巨虚	小腿前外侧，当犊鼻下6寸，距胫骨前嵴外一横指（中指）	肠鸣、腹痛、泄泻、便秘、肠痈、下肢痿痹、脚气	直刺1～2寸
丰隆	小腿前外侧，当外踝尖上8寸，距胫骨前嵴外二横指（中指）	头痛、眩晕、痰多咳嗽、呕吐、便秘、水肿、癫狂、下肢痿痹	直刺1～1.5寸

4. 足太阴脾经及常用腧穴

（1）经脉循行　起于大趾内侧末端，上内踝，过核骨，胫骨后缘，膝关节，股骨内前缘，入腹部，属脾络胃，过膈，食道旁，连舌本，散舌下；其胃部支脉从胃，上过膈，注心中，接手少阴心经（图11－7）。

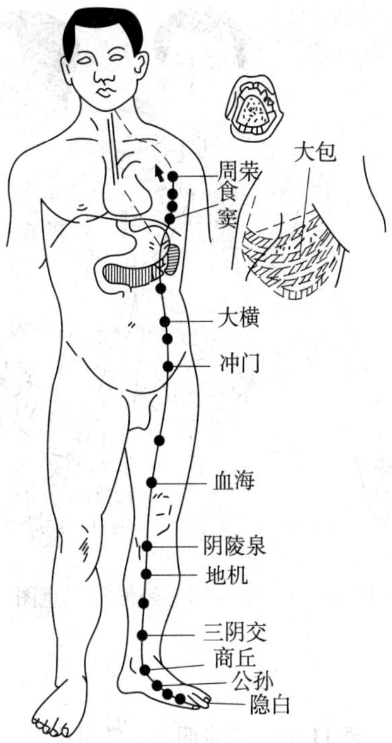

图 11－7　足太阴脾经循行

（2）常用腧穴　见表 11－6。

表 11－6　足太阴脾经常用腧穴

穴位名	定位	主治	刺灸法
隐白	足大趾内侧趾甲角旁 0.1 寸	月经不调、崩漏、便血、尿血、吐血、癫狂、多梦、惊风、腹满、腹胀、暴泄、善呕、心痛、胸满、咳逆、喘息	浅刺 0.1 寸
三阴交	内踝尖上 3 寸，胫骨内侧面后缘	月经不调、崩漏、经闭、带下、阴挺、不孕、遗精、阳痿、疝气、腹胀、腹泻、心悸、失眠、高血压、湿疹、水肿、下肢痿痹、阴虚诸症	直刺 1～1.5 寸，孕妇禁针
阴陵泉	胫骨内侧髁下方凹陷处	腹胀、腹泻、水肿、黄疸、喘逆、小便不利或失禁、膝痛	直刺 1～2 寸
血海	屈膝，在髌骨内上缘上 2 寸，当股四头内侧头的隆起处 简便取穴法：患者屈膝，术者面对患者，用左（右）手掌心按在患者右（左）膝髌骨上，1～5 指向上伸直，拇指约呈 45°斜置，拇指尖下	月经不调、痛经、经闭、崩漏、股内侧痛、瘾疹、皮肤湿疹、丹毒	直刺 1～1.5 寸

5. 手少阴心经及常用腧穴

（1）经脉循行　起于心中，属心，下膈，络小肠；其分支从心出，挟食道咽喉上行，至目系；其直行从心出，上布于肺，出腋下，沿上臂内侧后缘，下行过肘，沿前臂内侧后缘，入手掌，止于小指桡侧末端，接手太阳小肠经（图 11－8）。

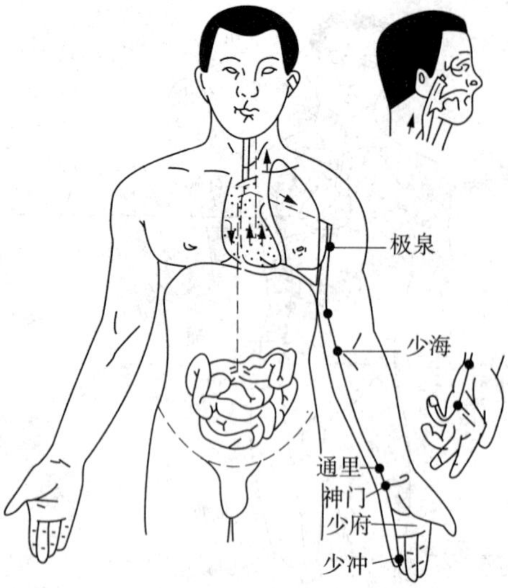

图 11－8　手少阴心经循行示意图

（2）常用腧穴　见表 11－7。

表 11－7　手少阴心经常用腧穴

穴位名	定位	主治	刺灸法
极泉	上臂外展，腋窝正中，腋动脉搏动处	心痛、咽干烦渴、胁肋疼痛、瘰疬、肩臂疼痛	避开腋动脉，直刺或斜刺 0.3～0.5 寸
少海	屈肘，当肘横纹内侧端与肱骨内上髁连线的中点处	心痛、肘臂挛痛、瘰疬、头项痛、腋胁痛	直刺 0.5～1 寸
神门	在腕部，腕掌侧横纹尺侧端，尺侧腕屈肌腱的桡侧凹陷处	心病、心烦、惊悸、怔忡、健忘、失眠、癫痫、胸胁痛	直刺 0.3～0.5 寸
少冲	在小指末节桡侧，距指甲角 0.1 寸	心悸、心痛、胸胁痛、癫狂、热病、昏迷	浅刺 0.1 寸或点刺出血

6. 手太阳小肠经及常用腧穴

（1）经脉循行　起于小指端，沿手掌外侧上腕，循前臂骨外侧后缘，出肘内侧两骨间，沿上臂外后缘，上行绕肩胛，交肩上，入缺盆，络心，循咽喉下膈，抵胃，属小肠；其支脉从缺盆，循颈，上颊，至目锐眦，入耳中；另支脉别颊，上颧骨抵鼻，至目内眦，接足太阳膀胱经（图 11－9）。

（2）常用腧穴　见表 11－8。

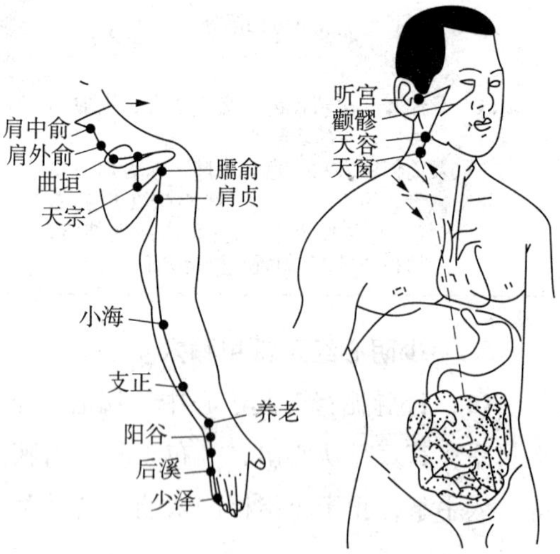

图 11－9　手太阳小肠经循行示意图

表 11-8　手太阳小肠经常用腧穴

穴位名	定位	主治	刺灸法
少泽	在手小指末节尺侧，距指甲角0.1寸	头痛、热病、昏厥、乳汁少、咽喉肿痛、目赤、目翳	浅刺0.1寸，或点刺出血
后溪	在手掌尺侧，微握拳，当第5掌骨关节后方，侧掌横纹头赤白肉际处	头项强痛、咽喉肿痛、癫狂、疟疾、肩臂疼痛、落枕、急性腰扭伤、癔病	直刺0.5~1寸
养老	在前臂背面尺侧，当尺骨小头近端桡侧凹陷中	目视不明、臂疼痛、急性腰扭伤、落枕、半身不遂等	直刺0.3~0.5寸
听宫	在面部，耳屏前，下颌骨髁状突的后方，张口时呈凹陷处	耳聋、耳鸣、齿痛、声音嘶哑	张口，直刺0.5~1.0寸

7. 足太阳膀胱经及常用腧穴

（1）经脉循行　起于目内眦，上额，交巅，从巅入络脑，复出项部，分两支下行；其内行支脉循肩胛内侧，夹脊旁，抵腰中，入循脊旁筋肉，络肾，属膀胱；支脉从腰中，下夹脊，贯臀，入腘中；外行支脉从肩胛内，夹脊下行，过髋关节，循大腿后，下合腘中，以下贯小腿，出外踝后方，循京骨至小趾外侧，接足少阴肾经（图11-10）。

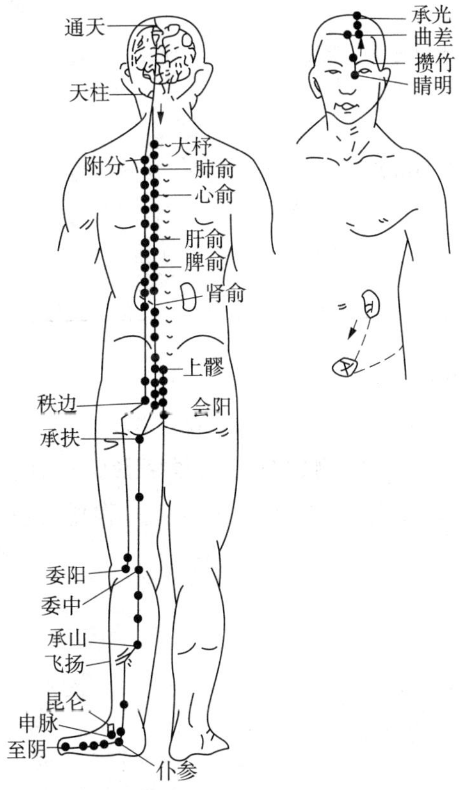

图 11-10　足太阳膀胱经循行示意图

（2）常用腧穴　见表11－9。

表11－9　足太阳膀胱经常用腧穴

穴位名	定位	主治	刺灸法
睛明	在面部，目内眦角上方约0.1寸的凹陷处	目赤肿痛、迎风流泪、胬肉攀睛，内外翳障、雀目、青盲、夜盲、色盲、近视	用手指向外侧轻压眼球，以加大进针间隙，使眼球固定，避免刺中，针尖应接近眶内侧壁，但勿紧贴，略朝后缓缓刺入0.5～1寸，不宜提插或大幅度捻转，禁灸
攒竹	面部，当眉头陷中，眶上切迹处	头痛、口眼歪斜、目视不明、流泪、目赤肿痛、眼睑瞤动、眉棱骨痛	平刺0.5～0.8寸，禁灸
脾俞	第11胸椎棘突下旁开1.5寸	呕吐、泄泻、痢疾、腹胀、水肿、贫血、神经衰弱	斜刺0.5～0.8寸
肾俞	第2腰椎棘突下旁开1.5寸	腰痛、耳鸣、耳聋、遗精、阳痿、遗尿、白带	直刺0.5～1寸，可灸
承扶	大腿后侧，臀下横纹的中点	腰骶臀股部疼痛、痔疾	直刺1～2寸
委中	腘窝横纹中点	腰痛、坐骨神经痛、下肢痿痹、高热抽搐、小便不利、遗尿、丹毒	直刺1～1.5寸，或点刺出血。针刺不宜过快、过强、过深，以免损伤血管和神经，不宜灸
承山	在委中与昆仑之间，当伸直小腿或足跟上提时腓肠肌肌腹下出现尖角凹陷处	腰腿拘急疼痛、便秘、痔疾、脚气	直刺1～2寸
昆仑	在外踝后方，当外踝尖与跟腱之间的凹陷处	枕后头痛、项强、腰骶疼痛、足踝肿痛、癫痫	直刺0.5～0.8寸，孕妇禁用，经期慎用
至阴	足小趾外侧趾甲角旁0.1寸	胎位不正、滞产、头痛、目痛、鼻塞、鼻衄	浅刺0.1寸；胎位不正用灸法

8. 足少阴肾经及常用腧穴

（1）经脉循行　起于小趾之下，斜走足心，出然骨之下，循内踝之后，入跟中，上行小腿，出腘窝内侧，上股骨内侧后缘，属肾络膀胱；其直行经脉从肾上贯肝、膈，入肺中，循喉咙，挟舌本；支脉从肺出，络心，注胸中，接手厥阴心包经（图11－11）。

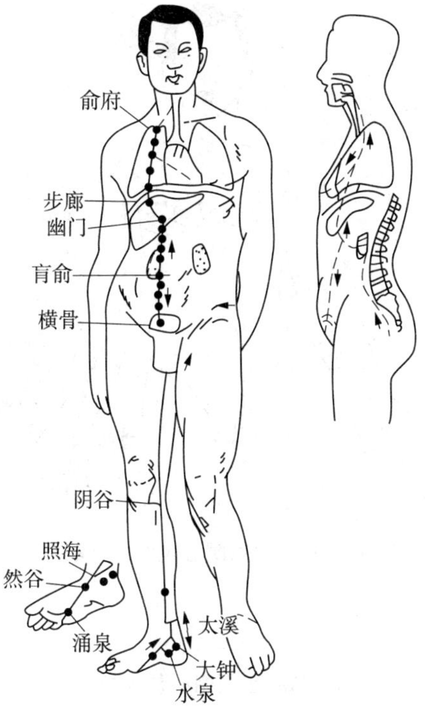

图 11－11　足少阴肾经循行示意图

（2）常用腧穴　见表 11－10。

表 11－10　足少阴肾经常用腧穴

穴位名	定位	主治	刺灸法
涌泉	在足底部，卷足时足前部凹陷处，约当第 2、3 趾趾缝纹头端与足跟连线的前 1/3 与后 2/3 交点上	头顶痛、头晕、眼花、咽喉痛、舌干、失音、小便不利、大便难、小儿惊风、足心热、癫疾、霍乱转筋、昏厥	直刺 0.5～0.8 寸
太溪	在足内侧，内踝后方，当内踝尖与跟腱之间的凹陷处	头痛目眩、咽喉肿痛、齿痛、耳聋耳鸣、咳嗽、气喘、胸痛咳血、消渴、月经不调、失眠、健忘，遗精、阳痿、小便频数	直刺 0.5～0.8 寸
照海	在足内侧，内踝尖下方凹陷处	咽喉干燥、痫证、失眠、目赤肿痛、月经不调、痛经、赤白带下，阴挺、阴痒、疝气、小便频数、脚气	直刺 0.5～0.8 寸

9. 手厥阴心包经及常用腧穴

（1）经脉循行　起于胸中，出属心包，下膈，络三焦。其支脉循胸出胁部，抵腋下，循上臂内，行太阴、少阴之间，入肘中，下前臂，行两筋之间，入掌中，循出中指端；支脉从掌中，循出无名指端，接手少阳三焦经（图 11－12）。

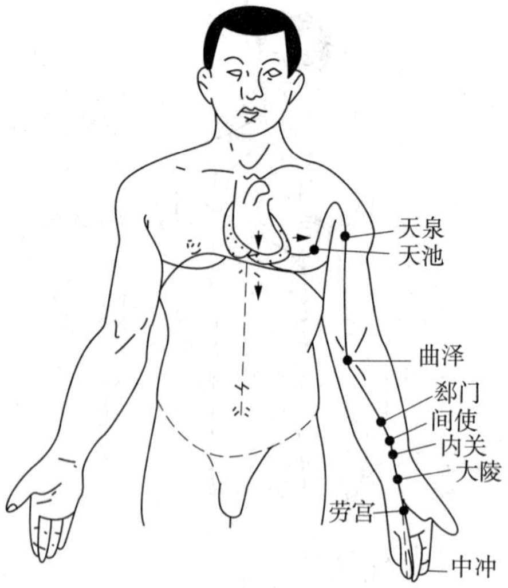

图 11－12　手厥阴心包经循行示意图

（2）常用腧穴　见表 11－11。

表 11－11　手厥阴心包经常用腧穴

穴位名	定位	主治	刺灸法
曲泽	在肘横纹中，当肱二头肌腱的尺侧缘	心痛、善惊、心悸、胃疼、呕吐、转筋、热病、烦躁、肘臂痛、上肢颤动	直刺 0.8～1 寸，或点刺出血
间使	腕横纹上 3 寸，掌长肌腱与桡侧腕屈肌腱之间	心痛、心悸、胃痛、呕吐、热病、烦躁、疟疾、癫狂、痫证、肘挛、臂痛	直刺 0.5～1 寸
内关	腕横纹上 2 寸，掌长肌腱与桡侧腕屈肌腱之间	心痛、心悸、胸痛、胃痛、呕吐、呃逆、失眠、癫狂、痫证、郁证、眩晕、中风偏瘫、哮喘、偏头痛、热病	直刺 0.5～1 寸
劳宫	在手掌心，当第 2、3 掌骨之间偏于第 3 掌骨 简便取穴法：握拳屈指时中指尖处	心痛、心悸、癫狂、痫证、中风、发热无汗、两便带血、胸胁支满、黄疸	直刺 0.3～0.5 寸
中冲	在手中指末节尖端中央	中风昏迷、舌强不语、中暑、昏厥、小儿惊风、热病、舌下肿痛	浅刺 0.1 寸或用点刺出血

10. 手少阳三焦经及常用腧穴

（1）经脉循行　起于无名指端，上行小指与无名指之间，循手腕，沿前臂外侧两骨之间，上贯肘，循上臂外侧，上肩，入锁骨上窝，布膻中，络心包，下膈，属三焦；其支脉从膻中，出锁骨上窝，上项，系耳后，直上出耳上角，下颊；支脉从耳后入耳中，出走耳前，交颊，至外眼角，接足少阳胆经（图 11－13）。

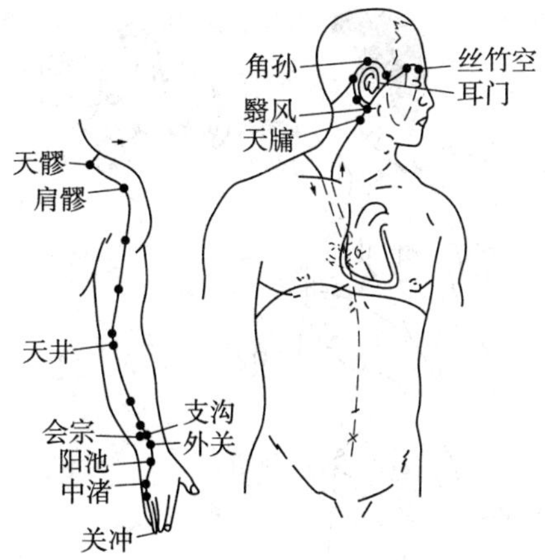

图 11－13　手少阳三焦经循行示意图

（2）常用腧穴　见表 11－12。

表 11－12　手少阳三焦经常用腧穴

穴位名	定位	主治	刺灸法
关冲	在手环指末节尺侧，距指甲角 0.1 寸	头痛、目赤、耳聋、耳鸣、喉痹、舌强、热病、心烦	浅刺 0.1 寸或点刺出血，可灸
中渚	在手背部，当环指本节（掌指关节）的后方，第 4、5 掌骨间凹陷处	头痛、目眩、目赤、目痛、耳聋、耳鸣、喉痹、肩背肘臂疫痛、热病	直刺 0.3～0.5 寸
外关	在腕背横纹上 2 寸，尺骨与桡骨之间	热病、头痛、颊痛、耳聋、耳鸣、目赤肿痛、胁痛、肩背痛，肘臂屈伸不利、手指疼痛	直刺 0.5～1 寸
支沟	在腕背横纹上 3 寸，尺骨与桡骨之间	暴喑、耳聋、耳鸣、肩背疫痛、胁肋痛、呕吐、便秘、热病	直刺 0.5～1 寸
肩髎	在肩部，当上臂外展时，于肩峰后下方呈现凹陷处	肩关节及上肢外侧病证	直刺 0.5～1 寸
丝竹空	面部眉梢后凹陷处	面瘫、眼睑瞤动、头痛、齿痛、癫狂、痫证	向后沿皮刺 0.5～1 寸，禁灸

11. 足少阳胆经及常用腧穴

（1）经脉循行　起于目外眦，上抵额角，下耳后，循颈，行手少阳之前，至肩上，交出手少阳之后，入锁骨上窝；其支脉从耳后入耳中，出走耳前，至目外眦后；支脉从目外眦，下大迎，合手少阳经至目下，下颊车，下颈，合锁骨上窝，以下胸中，贯膈，络肝，属胆，循胁里，出气街，绕毛际，横入髋关节中；直行经脉从锁骨上窝，循胸，过季胁，下合髋关节中，以下循大腿外侧，出膝外侧，下腓骨之前，直下出外踝之前，循足背上，入第四趾外侧；支脉从足背，沿第一、二跖骨间，出大趾端，回贯爪甲，止于大趾丛毛，接足厥阴肝经（图 11－14）。

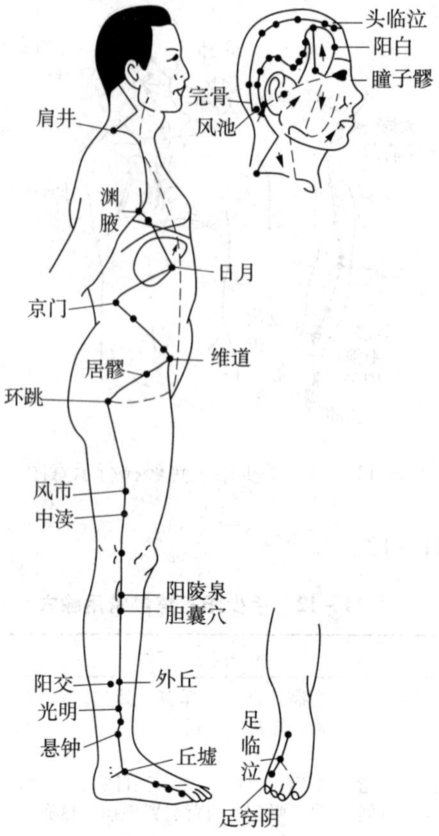

图 11-14 足少阳胆经循行示意图

（2）常用腧穴 见表 11-13。

表 11-13 足少阳胆经及常用腧穴

穴位名	定位	主治	刺灸法
听会	当耳屏间切迹的前方，下颌骨髁突的后缘，张口有凹陷处	耳鸣、耳聋、流脓、齿痛、下颌脱臼、口眼㖞斜、面痛、头痛	直刺 0.5 寸
风池	当枕骨之下，胸锁乳突肌与斜方肌上端之间的凹陷处	头痛、眩晕、颈项强痛、目赤痛、目泪出、鼻渊、鼻衄、耳聋、口眼歪斜、疟疾、热病、感冒、瘿气	针尖微下，向鼻尖方向斜刺 0.5～0.8 寸，或平刺透风府穴
肩井	在大椎与肩峰端连线的中点	肩背痹痛、手臂不举、颈项强痛、乳痈、中风、瘰疬、诸虚百损	直刺 0.5～0.8 寸，深部为肺尖，不可深刺
环跳	侧卧屈股，当股骨大转子最凸点与骶管裂孔连线的外 1/3 与内 2/3 交点处	坐骨神经痛、半身不遂、下肢痿痹、挫闪腰疼	直刺 2～2.5 寸
风市	在大腿外侧部的中线上，当腘横纹上 7 寸 简便取穴法：直立垂手时，中指尖下	中风半身不遂、下肢痿痹、麻木、遍身瘙痒、脚气	直刺 1～1.5 寸
阳陵泉	小腿外侧，腓骨小头前下方凹陷处	口苦、呕吐、黄疸、小儿惊风、高热抽搐、破伤风、半身不遂、下肢痿痹、麻木	直刺或斜向下刺 1～1.5 寸

12. 足厥阴肝经及常用腧穴

（1）经脉循行　起于大趾丛毛，上循足背内侧，内踝前，至内踝上8寸，交足太阴之后，上行腘内侧，环绕阴部，抵小腹，挟胃，属肝，络胆，上膈，布胁肋，循喉咙之后，上咽喉，连目系，上出额，与督脉会于巅；其支脉从目系下颊里，环唇内；支脉从肝，贯膈，上注肺，接太阴肺经（图11－15）。

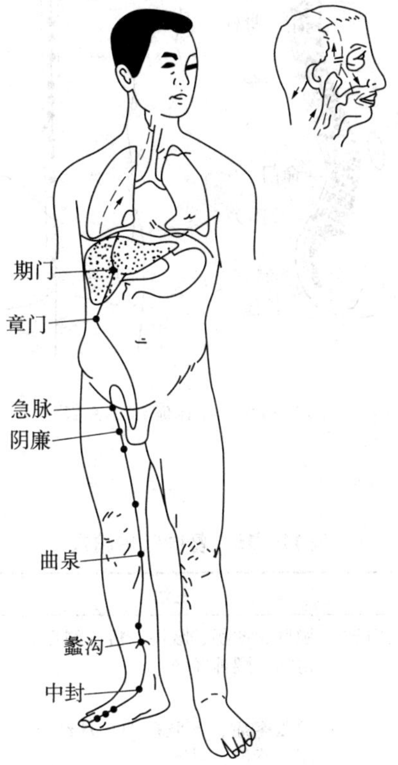

图11－15　足厥阴肝经循行示意图

（2）常用腧穴　见表11－14。

表11－14　足厥阴肝经常用腧穴

穴位名	定位	主治	刺灸法
太冲	足背，当第1、2跖骨结合部前方凹陷处	头痛、眩晕、目赤肿痛、口眼歪斜、月经不调、崩漏、疝气、遗尿、胁痛、下肢痿痹、癫痫、小儿惊风	直刺0.5～0.8寸
曲泉	屈膝，膝内侧横纹头上方凹陷中	月经不调、阴挺、阴痒、遗精、阳痿、小便不利、膝痛、下肢痿痹	直刺1～1.5寸

13. 督脉及常用腧穴

（1）经脉循行　起于胞中，下出会阴，沿脊柱上行，至项后风府穴处进入颅内，络脑，并由项沿头部正中线，上行巅顶、额部鼻部，上唇等部位，循行到上唇系带（龈交穴）（图11－16）。

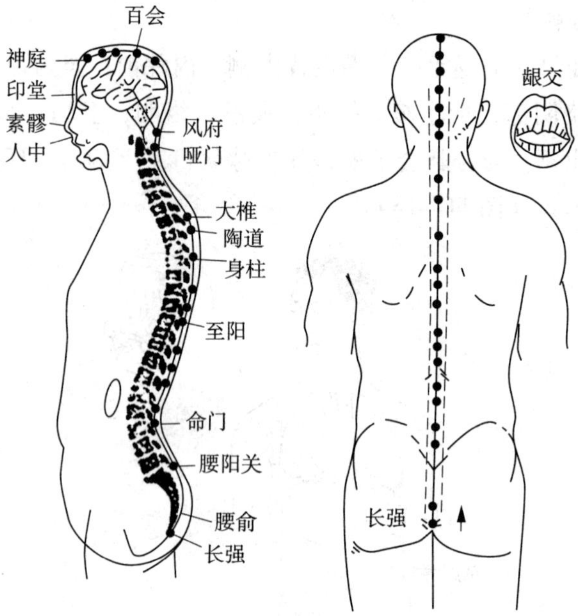

图 11－16　督脉循行示意图

（2）常用腧穴　见表 11－15。

表 11－15　督脉常用腧穴

穴位名	定位	主治	刺灸法
长强	在尾骨下，当尾骨端与肛门连线的中点处	脱肛、便秘、腹泻、痔、癫痫、癔病、腰神经痛	斜刺，针尖向上与骶骨平行刺入 0.5 ~1 寸
腰阳关	第 4 腰椎棘突下凹陷中	腰骶疼痛、下肢痿痹、月经不调、遗精、阳痿	直刺 0.5 ~1 寸
命门	后正中线上，第二腰椎棘突下凹陷中	腰痛、腹泻、月经不调、阳痿、遗精、带下、手足逆冷	向上斜刺 0.5 ~1 寸，可灸
大椎	在后正中线上，第 7 颈椎椎棘下凹陷中	热病、疟疾、骨蒸盗汗、咳喘、癫痫、项背疼痛	向上斜刺 0.5 ~1 寸
百会	头正中线上，后发际直上 7 寸，或两耳尖连线的中点处	头痛、头晕、中风不语、失眠、健忘、泄泻、脱肛、子宫脱垂、胃下垂	平刺 0.5 ~0.8 寸，升阳益气用灸法
水沟	人中沟上 1/3 处与中 1/3 交点处	晕厥、昏迷、癫痫、小儿惊风、口角歪斜	向上斜刺 0.3 ~ 0.5 寸，或用指甲按掐

14. 任脉及常用腧穴

（1）经脉循行　起于胞中，下出会阴，经阴部，沿腹部和胸部正中线上行，至咽喉，上行至下颌部，环绕口唇，沿面颊，分行至目眶下（图 11－17）。

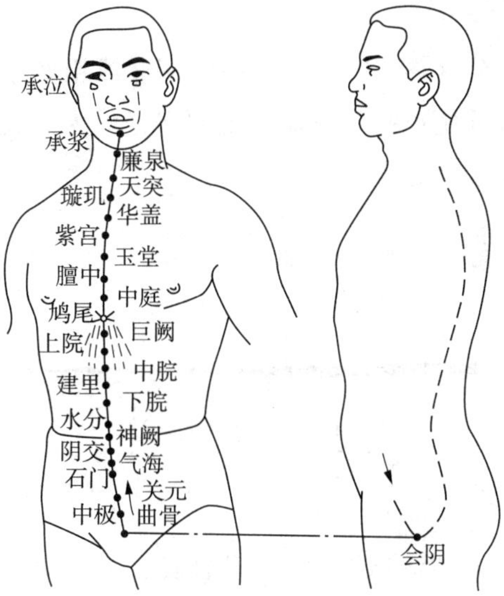

图 11－17　任脉循行示意图

（2）常用腧穴　见表 11－16。

表 11－16　任脉常用腧穴

穴位名	定位	主治	刺灸法
中极	在下腹部，前正中线上，当脐中下 4 寸	遗溺、小便不利、遗精、阳痿、月经不调、崩漏带下、阴挺、不孕	直刺 1～2 寸，可灸。孕妇慎用
关元	前正中线上，脐下 3 寸	遗尿、小便不利、泄泻、脱肛、疝气、遗精、月经不调、痛经、阳痿、带下、不孕、虚弱羸瘦	直刺 1～2 寸，可灸，孕妇慎用
神阙	在腹中部，脐中央	中风脱证、四肢厥冷、泄泻、偏身出汗、水肿	禁针，多用艾炷隔盐灸或艾条灸
中脘	前正中线上，脐上 4 寸	胃痛、腹胀、泄泻、胃下垂、呕吐、黄疸、癫狂、神经衰弱	直刺 1～1.5 寸
膻中	胸骨中线上，平第 4 肋间隙，当两乳头连线的中点	咳喘、胸闷、胸痛、心悸、乳少、呕吐、噎嗝	平刺 0.3～0.5 寸
承浆	当颏唇沟的正中凹陷处	口歪、齿痛、暴喑、流涎、癫狂	斜刺 0.3～0.5 寸

第二节　针刺法

针刺法是以中医理论为指导，应用经络学说理论，刺激人体一定穴位，进行预防和治疗疾病的一种中医传统疗法，具有疏通经络、行气活血、扶正祛邪、调整阴阳的作用。常用的针刺法有毫针、三棱针、皮内针、皮肤针、电针等。

扫码“学一学”

一、毫针刺法

毫针是针灸临床常用的工具，多是用金属制作而成的，其中不锈钢毫针具有较高的强度和韧性，针体挺直滑利，能耐高热、防锈，不易被化学物品腐蚀，故目前被临床广泛采用。

扫码“看一看”

（一）毫针的构造

毫针的构造分为五个部分（图 11－18），即以铜丝或铝丝紧密缠绕的一端为针柄；针柄的末端多缠绕成圆筒状称针尾；针的尖端锋锐的部分称为针尖；针柄与针尖之间的部分称为针身；针柄与针身的连接之处为针根。

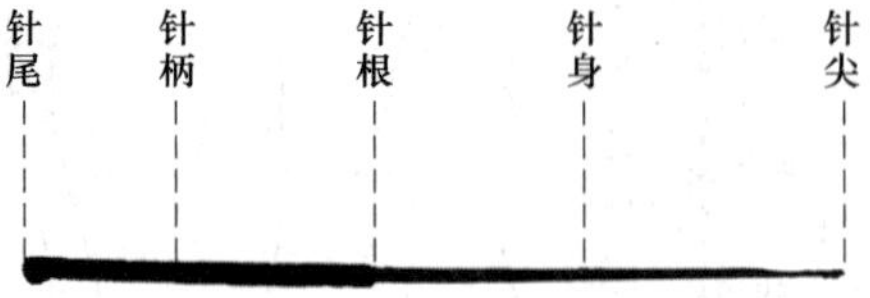

图 11－18 毫针的构造

（二）针刺前准备

1. 用具准备 治疗盘、75%酒精棉球、无菌针具、干棉球、镊子等。

2. 选择针具

（1）确定针具的规格：根据针刺部位来确定针具粗细长短。如针刺部位皮肉丰厚，需深刺时，应选较粗且长的毫针；若针刺部位皮肉较薄，须浅刺者，则选择较细而稍短的针具。还应考虑患者的性别、年龄、形体胖瘦以及体质的强弱。一般而言，女性小孩、瘦而体弱者所用的针具应比男性、成人、胖而体壮者用的要相对细而短

（2）检查针具的质量：标准的针具应是针柄与针身相称，缠丝牢紧，无松动，针根坚固，针体挺直光滑，针尖为松叶尖端者，即圆而不锐为佳，过钝、尖锐、钩曲者不宜使用。

3. 选择体位 根据病情和针刺穴位的不同，选择舒适持久的体位，同时便于医者操作。临床常用的体位有以下几种：（分类说明简洁明确）

（1）仰卧位 适用于头、面、胸、腹部和上、下肢部分腧穴。

（2）侧卧位 适用于身侧腧穴、上、下肢部分腧穴。

（3）俯卧位 适用于头、项、脊背、腰尻、下肢背侧和上肢部分腧穴。

（4）养靠坐位 适用于前头、面、颈前部和胸、腹部腧穴。

（5）俯伏坐位 适用于后头和项、肩胛和背部腧穴。

（6）侧伏坐位 适用于侧头、颞、耳部腧穴。

4. 消毒 消毒包括针具、腧穴部位及术者手指的消毒。针具消毒可以采用高压消毒、煮沸消毒或酒精消毒；腧穴部位可用 75% 酒精棉球消毒，操作时从穴位中心向四周进行；术者手指消毒先用水洗净，然后用 75% 酒精棉球消毒。

（三）进针方法

毫针的进针方法可单手操作，亦可双手配合操作，使针尖快速透过皮肤，再将针刺达所需治疗深度。针刺过皮时速度要快，以减少患者的疼痛感。

1. 单手进针法 用右手拇、食二指捏住针身，露出针尖 0.5～1 寸即可，对准穴位，快速将针尖迅速刺入腧穴。此法一般用于 1.5 寸以内的短针。

2. 双手进针法 左手拇、食二指捏住针体下端，右手拇、食二指挟持针柄，中指和无名指抵住针身，速将针尖刺入腧穴。此法用于 3 寸以上的长针。

（1）指切进针法 即左手拇指或食指端切按在腧穴位置旁，右手持针，紧靠左手指甲面刺入腧穴。

（2）夹持进针法 即左手拇、食二指持捏消毒干棉球，夹住针身下端，针尖固定在所刺腧穴的皮肤表面，右手捻动针柄刺入腧穴。

（3）舒张进针法 即左手拇、食二指或食、中二指将所刺腧穴部位的皮肤向两侧撑开，皮肤紧绷，右手持针，使针从左手拇、食二指的中间刺入。

（4）提捏进针法 即左手拇、食二指将针刺腧穴部位的皮肤捏起，右手持针，从捏起的上端刺入。

（四）进针角度和深度

1. 角度 是指进针时针与皮肤表面所形成的夹角，其角度的大小，主要根据腧穴所在部位的特点和医者针刺时所要达到的目的结合而定。针刺角度可分为直刺（90°角左右垂直刺入）、斜刺（45°角左右倾斜刺入）、平刺（即横刺、沿皮刺，15°角左右沿皮刺入）三种。肌肉丰厚的部位，如四肢、下腹部可以直刺；肌肉较浅薄处、骨隙中的穴位或内有重要脏器的胸背部可以斜刺；皮薄肉少部位的腧穴，如头面部可以平刺。

2. 深度 针刺深度一般以既有针感而又不伤及重要脏器为原则。深刺多用直刺，浅刺多用斜刺或平刺。根据人体有肥瘦强弱之分，针刺部位、针刺深浅以及针刺的角度不尽相同，一般形盛体强者针刺宜深，形瘦体弱者针刺宜浅；胸背头面部肌肉浅薄，宜浅刺。四肢及腰骶部、腹部肌肉较多部位，宜深刺；老年人及儿童，应适当浅刺；阳证、新病宜浅刺；阴证、久病宜深刺；凡临近重要脏器、大血管的部位，针刺时应熟悉该穴位与内脏的位置关系，严格掌握针刺的深度。

（五）得气

是指针刺入腧穴后产生了经气的感应。患者在针刺部位有酸、胀、重、麻等感觉并沿一定部位，向一定方向扩散传导的感觉或医者感到针下沉紧滞涩。针刺是否得气与治疗效果有着密切的关系。

（六）行针

将针刺入腧穴后，为了使之得气，调节针感以及进行补泻而实施的各种针刺手法。行针有基本手法和辅助手法。

> **考点提示**
>
> 针刺基本手法可分为提插法和捻转法。

1. 基本手法

（1）提插法 即针刺入腧穴达一定深度后，右手持针反复上提下插，提插幅度不宜太大，指力要均匀。

（2）捻转法 即针刺入腧穴，以右手拇指和中、食二指持住针柄，将毫针前后、左右地反复旋转捻动，捻转幅度一般掌握在180～360°之间，应避免单向转动，以防肌纤维缠绕针身，而致局部疼痛，并致出针困难。

2. 辅助手法

（1）循法 即针刺入腧穴，于所刺腧穴的四周或沿经脉的循行部位，进行徐徐地循按。

（2）刮柄法 即针刺入腧穴，使拇指或食指的指腹抵住针尾，用拇指、食指或中指爪甲，由下而上地频频刮动针柄。

（3）弹柄法 即针刺入腧穴，以手指轻轻扣弹针柄，使针身产生轻微的震动。

（4）搓柄法 即针刺入腧穴，以右手拇、食、中三指持针柄单向捻转，每次搓3～5周。

（5）摇柄法　即针刺入腧穴，手持针柄进行轻轻摇动。

（6）震颤法　即针刺入腧穴，右手持针柄，用小幅度、快频率的提插捻转，使针身产生轻微的震颤。

（七）补泻手法

凡通过针刺运用一定的手法使得捻转的角度大，提插的次数多，单位时间的刺激量大，针感强，以达到疏泻病邪，使患者恢复正常生理状态的方法，叫作泻法；通过针刺施行一定的手法使得捻转的角度小，提插的次数少，单位时间的刺激量小，针感较弱，以促使人体内各种机能的恢复和旺盛的方法，叫作补法。常用单式补泻手法有以下几种：

1. 疾徐补泻　进针时慢慢地刺入，少捻转；出针时将针退至皮下，稍停，疾速出针为补法。反之为泻法。

2. 捻转补泻　捻转角度小，用力轻，频率慢，操作时间短，左转用力为主的为补法。反之为泻法。

3. 提插补泻　先浅后深，重插轻提，提插幅度小，频率慢，操作时间短，以下插用力为主的为补法。反之为泻法。

4. 开阖补泻　出针后于穴位上迅速揉按，促使针孔堵塞，不令经气外泄为补法。反之为泻法。

5. 迎随补泻　进针时将针尖随着经脉循行去的方向斜刺为补法。反之为泻法。

6. 呼吸补泻　呼气时进针，吸气时出针为补法。反之为泻法。

7. 平补平泻法　介于补泻之间的一种手法，此法是将针刺入穴位得气后，再做均匀地提插捻转，然后根据情况，将针退出体外。主要用于虚实不太显著或虚实兼有的病证。

（八）留针和出针

留针是指进针并施以手法取得针感后，将针留置在穴位内，以加强刺法的持续作用。根据病情的需要，留针时间可从10分钟至数小时，如遇有急性疼痛病时留针时间可达1小时左右。具体留针时间须灵活掌握，但一般为15～30分钟。小儿一般不宜长时间留针，以防哭闹时体位改变，引起意外事故。如遇年老体弱者可不留针。

出针又叫起针。以左手持消毒干棉球将针体挟住，同时轻压针旁皮肤，右手拇、食二指将针柄轻轻捻转上提，慢慢取出，针出后用棉球轻轻压迫针孔片刻，防止出血。如用酒精棉球，必须注意药棉不可过湿，以防产生疼痛。还须注意核查针数，防止针具遗留于患者身上。

（九）注意事项

（1）针刺前应做好准备和解释工作，交待施术中的感觉和注意事项，消除紧张心理。并做好保暖和体位固定的护理。

（2）严格掌握针刺禁忌证和禁忌部位，孕妇行经时，若非为了调经，不宜针刺。怀孕三个月以下者，小腹部禁刺。三个月以上者，腹部、腰骶部以及一些通经活血的腧穴，如合谷、三阴交、至阴、昆仑等，均属禁刺。孕妇体质衰弱或有习惯性流产史者宜忌针。

（3）囟门未完全闭合的小儿头顶部腧穴不宜针刺。

（4）凡大怒、大惊、过饥、过饱、酒醉、疲劳、精神过度紧张、突然晕厥时，不宜刺。

（5）皮肤有感染、瘢痕、皮疹、溃疡或肿瘤部位不宜针刺。

（6）自发性出血或损伤后出血不止的患者不宜针刺。

（十）异常情况防护措施

针刺过程中除严格执行操作规程外，还应注意观察患者神色变化、汗出情况，并询问患者感觉，如出现晕针，滞针、弯针等现象，立即报告医师，并及时采取相应措施。

1. 晕针　指在针刺过程中，患者出现头晕眼花、胸闷泛恶、心慌气短、面色苍白等。严重者突然昏倒、四肢厥冷，出冷汗，脉微欲绝、血压下降。

案例

患者，女，45岁。胃脘部疼痛3天，加重1天。就诊当日中医科大夫对其进行针刺治疗，在进针时患者突然出现了头晕眼花、胸闷泛恶、心慌气短、面色苍白等诸多不适的临床表现。试问：该患者在进针时出现了什么情况？如何对该患者进行防护措施？

（1）原因　患者初诊、怕针、精神过度紧张、饥饿、过度疲劳、体质虚弱，或手法过重，刺激量过大，亦有体位不当（多为坐位）或医生手法过重。

（2）防护措施　发现晕针时，首先应安慰患者，应立即停止针刺并起针，嘱患者平卧，最好头低位，给温开水或热茶，注意保暖，休息片刻即可恢复。严重晕厥的，可用指甲掐或针刺人中、足三里、内关等穴。若症状仍不能缓解可配合其他抢救措施。

2. 滞针　是指行针时或留针后，医者感觉捻转提插涩滞困难，也不能出针，且患者感觉痛剧的现象。

（1）原因　针刺部位皮肤、肌肉过度紧张，或同一方向捻转针体幅度太大，使肌肉纤维组织缠绕针身。

（2）防护措施　对精神紧张，局部肌肉过度收缩者，可稍延长留针时间，并用手轻轻按摩穴位四周，再小幅度捻转出针，切勿硬拔。或在滞针腧穴附近，进行循按或扣弹针柄。如仍不能放松时，可静卧片刻或在该穴附近再刺一针，以宣散气血、解除痉挛。如因肌肉组织纤维缠绕针身，可轻轻将针向相反的方向将针捻回，并用刮柄、弹柄法，使缠绕的肌纤维回释，再轻轻提插，将针松动后即可出针。

3. 弯针　是指进针时或进针后，针身在体内发生弯曲，医者提插捻转及出针均感困难，患者感觉疼痛的现象。

（1）原因　患者在留针过程中移动体位；强烈针感使患者肌肉突然急剧收缩；外力碰撞，压迫；针刺时用力过猛等原因引起。

（2）防护措施　体位变动者，应先恢复原来的体位，然后顺着针弯曲的方向，缓慢将针拔出。切忌用力抽拔或捻转，以免折针。

4. 断针　又名折针，是指针身折断，残端留于患者腧穴内，断端或部分露于皮肤外，或完全没入皮下。

（1）原因　由于针具质量差，如针身损伤剥蚀；捻转提插时用力太猛；针刺过深，针体全部刺入，加之患者突然改变体位或弯针时用力抽拔，均可发生断针。

（2）防护措施　嘱患者不要惊慌，让患者保持原来体位，以免断针继续下陷。断针尚有部分外露时，可用手或镊子将针拔出。如断端与皮肤相平，可用手指轻轻下压周围组织，使针体显露，再用镊子夹出。完全陷入者，若一般方法失败时行手术取出。

5. 血肿　是指针刺部位出现的皮下出血而引起肿痛的现象。

（1）原因　针尖弯曲带钩，皮肉受损；或针刺时误伤血管，起针时没有及时按压等。

（2）防护措施　出针后若针孔处有微量的皮下出血而局部小块青紫，一般不须处理，可以自行消退。若局部皮肤呈青紫色或肿胀疼痛较剧，说明有血液溢出脉外，这是针刺时，由于针体太粗，或用力过猛等原因误伤血管所致，须先行冷敷止血，4 小时后改用热敷或轻轻按揉促使消散。

6. 气胸 指在针刺过程中，患者出现胸痛、气闷、咳嗽、重者则伴有呼吸困难，甚至出现缺氧和休克症状，如若处理不当可造成死亡。

（1）原因 胸背部及锁骨上窝针刺过深或角度不当。

（2）防护措施 应立即送医院治疗，做必要的对症处理，严密观察。轻者卧床休息七天，可以自己吸收痊愈；重者必须抽出胸膜腔的空气，及时抢救。

二、三棱针法

三棱针古称“锋针”，是一种用不锈钢制成，针长约 6cm 左右，针柄稍粗呈圆柱形，针身呈三棱状，尖端三面有刃，针尖锋利的针具。三棱针具有见效快、操作简便等优点，临床有开窍、醒神、散热、消瘀、活血等作用。

（一）针刺方法

1. 点刺法 在人体皮肤表面，末梢敏感部位和关节周围进行点刺，放出少量血液或挤出少量体液的方法。此法操作简易，对某些急性病有良好效果。方法是先按揉施术部位，使血液积聚后进行常规消毒。左手拇、食、中三指夹紧治疗部位，右手拇、食指捏住针柄，中指紧贴针身下端，使针尖露出约 3mm，对准穴位，迅速刺入约 3mm 后，随即出针。并轻轻挤压针孔周围，出血 3 ~ 5 滴后，用消毒棉球压迫针孔。操作时要眼明手快，一点即起。一般收效较快，一天刺一次，出血较多时，一周刺两次。

2. 散刺法 在病灶周围多点刺血的方法。方法是常规消毒后，在病灶周围由外到内点刺数针，一般 10 ~ 20 针。时间以刺激部位和点的多少来定。

3. 刺络法 刺入表浅血络或静脉放出适量血液的方法。方法是刺时先用橡皮带扎住应刺穴位的上方，使静脉明显暴露，常规消毒后，拇指指压针刺部位下端，然后持三棱针对准缓缓刺入 2 ~ 3cm，以刺破静脉管壁为度，再将针缓缓退出，使其少量流血，术后用消毒棉球轻压针孔，其血即止。

4. 挑刺法 挑断穴位皮下纤维组织的方法。操作方法是选定反应点，进行常规皮肤消毒后，医者用左手拇、食指，轻轻把所挑部位向上提起，将三棱针与皮肤平行进行挑刺，挑破表皮约 2 ~ 3mm，针尖向内深入，使之轻轻抬起，并慢慢摇摆，直到可挑出白色纤维样物为止，按前法再进行第二针。如有中断之势时，可把针体旋转几下，将纤维缠绕上去，再用镊子拔出来，直到挑尽为止。每点可挑断十数条或更多，后挑断之，此时患者稍感疼痛，一般不宜出血。术后用碘酒进行消毒并敷盖无菌纱布包扎针挑局部，胶布固定。挑出纤维的长短、多少，视不同个体和部位有不同。

（二）护理及注意事项

（1）操作前应先检查针尖是否锋利，有无弯针和锈渍。

（2）治疗部位要严密消毒，防止感染。

（3）刺血时，不可过深，出血不宜过多。

（4）体质虚弱的患者、孕妇以及易于出血的患者，均不宜刺血。晕针的患者禁用。

（5）术中注意无菌操作，术后嘱患者注意局部清洁，以防止感染。

三、其他针法

1. 皮肤针 皮肤针法是用皮肤针叩刺人体一定部位或穴位，以防治疾病的方法。本法是古代“毛刺”“扬刺”“半刺”等传统刺法的发展。《灵枢·官针》曰：“毛刺者，刺浮痹皮肤也……半刺者，浅内而疾发针，无针伤肉，如拔毛状，以取皮气。”

皮肤针法是根据经络学说中的皮部理论，叩刺内脏疾病反映于体表的阳性部位、相关经络循行部位与腧穴来治疗脏腑病证，同时可叩刺病灶局部治疗浅表病证。本法以运用灵活的腕力垂直叩刺为主，操作简单，刺激均匀。

2. 皮内针　皮内针法是以皮内针刺入并固定于腧穴部位的皮内或皮下，进行较长时间刺激以治疗疾病的方法，又称“埋针法”。本法源于《素问·离合真邪论》“静以久留”，作用持久，且留针期间不影响患者正常活动，方便安全，易于接受。

3. 电针　电针法是指将毫针刺入腧穴得气后，再将电针仪输出的脉冲电流，通过毫针作用于人体经络腧穴，以防治疾病的一种方法。电针法是毫针与电生理效应的结合，不但可以提高毫针的治疗效果，减轻手法行针的工作量，还可以扩大针灸的治疗范围，电针法已经成为临床普遍使用的针灸治疗方法。

4. 头针　头针法是指针刺刺激头皮特定部位以防治疾病的一种方法，又称头皮针。头针治疗疾病由来已久，但头针法区别于传统腧穴针刺方法则是在20世纪50年代至70年代，这一时期头针学术流派纷呈，对针灸临床颇有影响。目前头针治疗的疾病涉及内、外、妇、儿等临床各科，对脑源性疾病治疗效果尤为显著。

5. 耳针　耳针法是使用一定方法刺激耳穴以防治疾病的一种方法。其治疗范围较广，操作方便，对疾病的预防和诊治有一定的意义。

耳穴诊治疾病历史悠久，早在《素问·缪刺论》中即有记载：“尸厥…不已，以竹管吹其两耳。”《灵枢·五邪》载：“邪在肝，两胁中痛……取耳间青脉以去其掣。”唐代《千金要方》有取其耳中穴治疗黄疸、寒暑疫毒等病。历代医学文献也有介绍用针、灸、熨、按摩、耳道塞药、吹药等方法刺激耳郭以防治疾病和以望、触耳郭诊断疾病的记载，为耳针的形成奠定了理论基础。

耳针刺激部位即为耳穴，是耳廓表面与人体脏腑经络、组织器官、躯干四肢相互沟通的特殊部位。耳廓既是疾病的反应点，也是防治疾病的刺激部位。

第三节　灸　法

一、概述

（一）定义

灸法古称“灸焫”，又称艾灸。主要是借灸火的热力给人体以温热性刺激，通过经络腧穴的作用，以温通经络、调和气血、回阳救逆，达到防治疾病目的的一种方法。

扫码“学一学”

古代医学书籍就有对灸法有所记载，《黄帝内经》云“针所不为，灸之所宜”，《医学入门》曰：“凡病药之不及，针之不到，必须灸之”，《扁鹊心书》云“夫人之真元乃一身之主宰，真气壮则人强，真气弱则人病，真气脱则人亡，保命之法，艾灼第一。”《本草纲目》说：“艾叶能灸百病”，说明了灸法具有独特的疗效，能弥补针刺的不足。施灸的原料较多，但主要灸料为艾叶，因为艾叶气味芳香，辛温味苦，容易燃烧，火力温和等特点，故为施灸佳料。

（二）功效

灸法具有温经散寒、扶阳固脱、消瘀散结、防病保健等功效。

（三）适用范围

灸法临床适用范围较为广泛。临床常用于肩背痛、腰腿痛、关节痛等，还用于内科病证，如胃脘痛、泄泻、哮喘等；妇科病证，如经闭、脱肛、阴挺、崩漏、带下等；外科病证，如寒疝痛、乳痈初期、瘿瘤等。

（四）禁忌证

1. 凡实热证或阴虚发热、邪热内炽等证，如高热、高血压危象、肺结核晚期、大量咯血、呕吐、严重贫血、急性传染性疾病、皮肤痈疽疮疖并有发热者，均不宜使用艾灸疗法。

2. 器质性心脏病伴心功能不全，精神分裂症，孕妇的腹部、腰骶部，均不宜施灸。

3. 颜面部、颈部及大血管走行的体表区域、黏膜附近，均不得施灸。

4. 空腹、过饱、极度疲劳者应谨慎施灸，年老体弱患者，不宜艾炷过大，刺激过强。

二、常用灸法

临床常用灸法有艾炷灸、艾条灸、温针灸、温灸器灸和其他灸等。

（一）艾炷灸

将艾绒用手搓捏成大小不等的锥形艾炷，置于施灸部位点燃而防治疾病的方法，分为直接灸与间接灸。

1. 直接灸　是将大小适宜的艾炷直接置于应灸的穴位上，点燃施灸（图 11－19）。根据灸后对皮肤的刺激程度不同、有无烧伤或化脓，又分为瘢痕灸和无瘢痕灸两种。

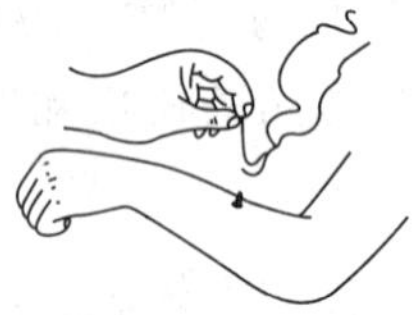

图 11－19　直接灸

（1）瘢痕灸　又名化脓灸。施灸时先将所灸腧穴部位涂以少量的大蒜汁，以增强粘附和刺激作用，然后将大小适宜的艾炷置于腧穴上，用火点燃艾炷施灸。每壮艾炷必须燃尽，除去灰烬后，方可继续易炷再灸，待规定壮数灸完为止。施灸时因艾火烧灼皮肤而产生剧痛，此时可用手在施灸穴位周围轻轻拍打，借以缓解疼痛。正常情况下，灸后 1 周左右，施灸部位化脓形成灸疮，5～6 周左右，灸疮自行痊愈，结痂脱落后留下瘢痕。临床常用于治疗哮喘、肺结核、慢性胃肠炎等。

（2）无瘢痕灸　又名非化脓灸。施灸时先在所灸腧穴部位涂以少量凡士林，以使艾炷便于粘附，然后将艾炷置于腧穴上点燃施灸，当灸炷燃剩五分之二或四分之一而患者感到微有灼痛时，即可易炷再灸。一般应灸至局部皮肤红晕而不起泡为度。因其皮肤无灼伤，故灸后不化脓，不留瘢痕。此法适用于慢性虚寒性疾患，如哮喘、风寒湿痹等。

2. 间接灸　是将施灸腧穴部位或患处的皮肤与艾炷之间用药物或其他材料隔开，而进行施灸的一种治疗方法，故又称隔物灸（图 11－20）。

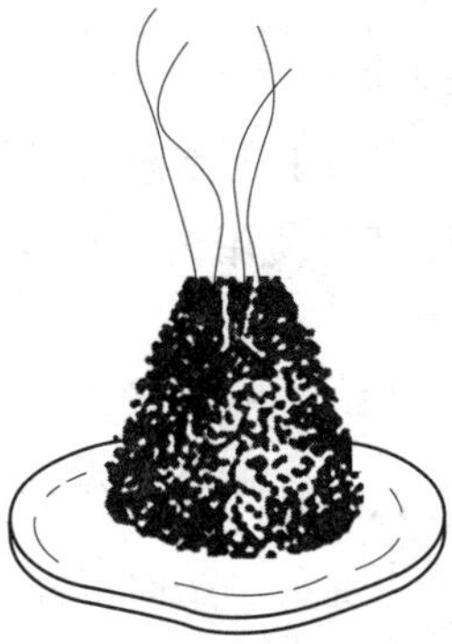

图 11－20 间接灸

（1）隔姜灸 鲜姜切成直径 2～3cm、厚 0.2～0.3cm 的薄片，用针在中间刺数孔后，把姜片放于应灸的腧穴部位或患处，然后再将艾炷置于姜片上，点燃施灸。当艾炷燃尽，再易炷施灸。灸完所规定的壮数，以使皮肤红润而不起泡为度。临床上常用于因寒而致的呕吐、腹痛、腹泻及风寒痹痛等。

（2）隔蒜灸 用新鲜大头蒜，切成厚 0.2～0.3cm 的薄片，中间以针刺数孔，然后置于应灸腧穴或患处，然后将艾炷放在蒜片上，点燃施灸。待艾炷燃尽，易炷再灸，直至灸完规定的壮数。此法用于肺结核、淋巴结核、肿物突起等。

考点提示

间接灸包括隔姜灸、隔蒜灸、隔盐灸、隔附子饼灸等。

（3）隔盐灸 用干燥的食盐填敷于脐部，或于盐上再置一薄姜片，上置大艾炷施灸。多用于治疗急性寒性腹痛或吐泻并作，中风脱证等。

（4）隔附子饼灸 将附子研成粉末，用酒调和做成直径约 3cm、厚约 0.8cm 的附子饼，中间针刺数孔，放在应灸腧穴或患处，上面再放艾炷施灸，直到灸完所规定壮数为止。多用于治疗命门火衰而致的阳痿、早泄、宫寒不孕或疮疡久溃不敛等症。

（二）艾条灸

艾条灸是将纯净细软的艾绒卷成直径约 1.5cm 的圆柱形的艾条进行施灸。也可在艾绒中掺入丁姜、肉柱、川椒等制成药艾条。常用的施灸方法有温和灸、雀啄灸和回旋灸。

1. 温和灸 施灸时将艾条的一端点燃，对准应灸的腧穴部位或患处，距皮肤 2～3cm 左右，进行熏烤，使患者局部有温热感而无灼痛为宜，一般每处灸 10～15 分钟，至皮肤红晕为度（图 11－21）。对于昏厥、局部知觉迟钝的患者，医者可将中、食二指分开，置于施灸部位的两侧，这样可以通过医者手指的感觉来测知患者局部的受热程度，以便随时调节施灸的距离和防止烫伤。

2. 雀啄灸 施灸时，将艾条点燃的一端与施灸部位的皮肤并不固定在一定距离，而是像鸟雀啄食一样，一上一下活动地施灸（图 11－22）。另外也可均匀地上、下或向左、右方向移动或做反复地旋转施灸。

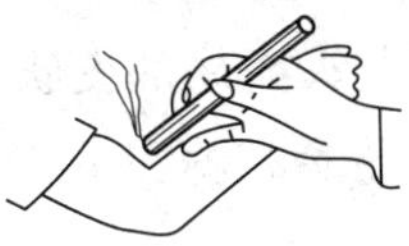

图 11－21 温和灸

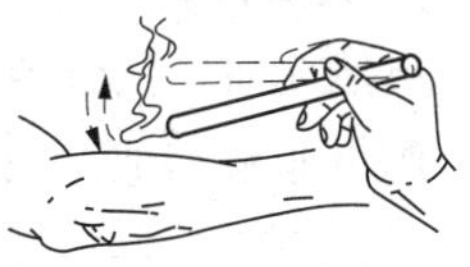

图 11－22 雀啄灸

3. 回旋灸 施灸时，施灸时将艾条的一端点燃，虽与施灸部位皮肤保持一定的距离，但是并不固定在一个点上，而是向左右或上下方向，反复旋转或移动地施灸。

上述三种方法对一般应灸的病证都可使用，但是温和灸常用于治疗慢性疾病，而雀啄灸、回旋灸常用于治疗急性疾病。

（三）温针灸

是针刺与艾灸结合应用的一种方法，适用于既需要留针而又适宜用艾灸的病症。操作时，将针刺入腧穴得气后，并给予适当补泻手法而留针，继将纯净细软的艾绒捏在针尾上，或用艾条一段长约2cm左右，插在针柄上，点燃施灸（图11－23）。待艾绒或艾条烧完后，除去灰烬，出针。此法是一种简单易行的针灸并用方法，值得推广。

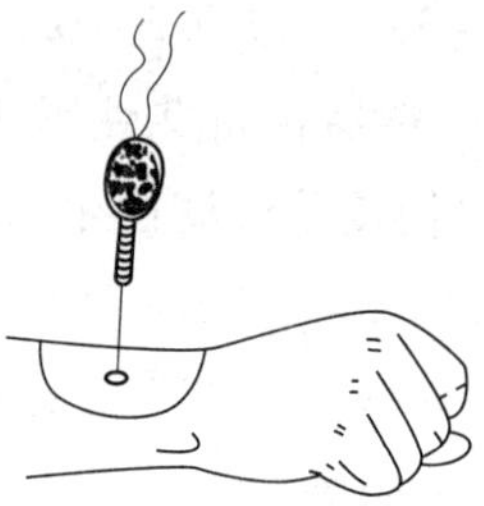

图11－23 温针灸

（四）温灸器灸

知识拓展

中国灸：中国灸作为现代研究制品，是类似一个口罩的贴剂，一共分两层，第一层是药物层，第二层是发热和恒温层，可以长达12～16小时恒温，温度可通过温控贴减少氧气的进入而达到调节目的。包括前列腺灸、腰痛灸、感冒灸、痛经灸、颈椎病灸、哮喘灸、风湿灸、强肾灸、活血壮骨灸、肩周炎灸、胃炎灸、咳嗽灸、便秘灸、结肠炎灸、冠心病灸、足疗灸等等。

温灸器又称灸疗器，是一种专门用于施灸的器具，用温灸器的方法称温灸器灸。临床常用的有温灸盒与温灸桶。施灸时，将艾绒或加掺药物，装入温灸器的小筒，点燃后，将温灸器之盖扣好，即可置于腧穴或应灸部位，进行熨灸，直到所灸部位的皮肤红润为度。一般需要灸治者均可采用，对小儿、妇女及畏惧灸治者最为适宜。

（五）其他灸法

其他灸法有“灯草灸”“天灸”等，是民间沿用已久的简便灸法。

1. 灯火灸 是用灯心草一根，以麻油浸之，燃着后快速动作对准穴位，猛一接触听见“叭”的一声迅速离开，如无声音可重复一次，灸后局部稍起红晕，应注意清洁，避免感染。多用于治疗小儿痄腮、小儿消化不良、惊厥、呃逆、腹痛以及功能性子宫出血。

2. 天灸 天灸又称药物灸、发泡灸，是采用对皮肤有刺激性的药物敷贴于穴位或患处，使其局部皮肤自然充血、潮红或起泡的治疗方法。因其不用艾火而局部皮肤有类似艾灸的反应，并且作用也非常相似，故名为天灸。常用天灸有白芥子灸、蒜泥灸、斑蝥灸、天南星灸等。

（1）白芥子灸 将白芥子研细末，用水调和，敷贴于腧穴或患处。利用其较强的刺激作用，敷贴后促使发泡，借以达到治疗目的。一般可用于治疗关节痹痛，口眼歪斜，或配合其他药物治疗哮喘等症。

（2）蒜泥灸　将大蒜捣烂如泥，取3～5g涂敷于穴位上，敷灸时间为1～3小时，以局部皮肤灼热疼痛为度。如敷灸涌泉穴可治疗咯血、衄血；敷灸合谷穴可治扁桃体炎；敷灸鱼际穴可治喉痹等。

（3）斑蝥灸　取斑蝥适量研为细末。使用时先取胶布一块，中间剪一小孔如黄豆大，贴在施灸穴位上，以暴露穴位并保护周围皮肤，将斑蝥粉少许置于孔中，上面再贴胶布固定，以局部皮肤灼热疼痛为度，然后去除胶布与药粉；也可用适量斑蝥粉，以甘油调和外敷。适用于牛皮癣、神经性皮炎、关节疼痛、黄疸、胃痛等病症。

（4）天南星灸　将天南星适量研末，用生姜汁调成糊状贴敷于穴位上。敷灸时间为1～3小时，以局部皮肤灼热疼痛为度。适用于口眼歪斜等病症。

（六）护理及注意事项

1. 临床上施灸的先后顺序，一般是先灸上部，后灸下部，先灸阳部，后灸阴部，壮数是先少而后多，艾炷是先小而后大。

2. 瘢痕灸因疼痛剧烈，灸后留有瘢痕，必须经患者同意才可施灸，灸创化脓，要防止感染。

3. 做好防护，以防艾火掉下烧伤皮肤或烧坏衣褥。

4. 艾炷灸容易起疱，应注意观察。如已起小疱不可擦破，可任其自然吸收；如水疱过大，经75%乙醇消毒后用注射器将疱内液体抽出，涂以湿润烫伤膏，再用敷料保护，以防感染。

5. 天灸疗法虽然有较好的效果，但所用中药有些为有毒之品，有些对皮肤有强烈的刺激作用，故孕妇、年老体弱、皮肤过敏等患者应慎用或禁用。贴药当日禁食生冷寒凉辛辣之物，并用温水洗澡，忌入冰室。

6. 熄灭后的艾条，应及时清理，以防复燃，发生意外。

第四节　拔　罐

扫码“学一学”

一、概述

（一）定义

拔罐法，是以罐为工具，利用燃烧产生的热力或抽气排除罐内空气，形成负压，使之迅速吸附于施术部位，产生温热刺激并造成局部充血或瘀血现象，从而起到防治疾病作用的一种疗法。古时也称“角法”或“吸筒法”。

（二）功效

拔罐法具有通经活络、消肿止痛、行气活血、拔毒排脓、祛风散寒等功效。

（三）适用范围

扫码“看一看”

☞案 例

患者，女性，63岁。自述腰腿疼痛3年，今日由于气候突变疼痛加重，在家自行拔火罐，导致施术部位皮肤水疱、破溃。请问火罐疗法最主要的治疗目的有哪些？如何护理防止并发症的产生？

拔罐法临床适用范围较为广泛。风寒湿痹证，如肩背痛、腰腿痛、关节痛等；肺系病证如伤风感冒、咳嗽、哮喘等；脏腑功能失常病证如中风后遗症、泄泻、消化不良、胃脘痛、腹痛、眩晕等；外科病证如丹毒、毒蛇咬伤、疮疡初起未溃、软组织闪挫扭伤等；其他如中暑、落枕、面瘫、肥胖等。

（四）禁忌证

高热抽搐者、孕妇腹部及腰骶部禁忌拔罐；皮肤有过敏、水肿、溃疡处，不宜拔罐；骨骼关节凹陷或凸起处，不宜拔罐。

二、常用拔罐法

（一）罐具

常用罐具有玻璃罐、竹罐、陶罐、抽气罐4种。

1. 玻璃罐 临床应用较普遍，由玻璃加工而成，形如球状，罐口平滑，分大、中、小三种型号。优点是质地透明，使用时可直接观察局部皮肤的变化，便于掌握时间；缺点是容易破碎。

2. 竹罐 用直径3～5cm坚固无损的竹子，制成形如腰鼓的长约6～8cm圆筒，筒口磨光平整，易于吸附。优点是质地轻巧、不易摔碎，临床可浸于中药汤剂中，制成药罐，加强拔罐疗效；缺点是容易燥裂漏气、吸附力不大。

3. 陶罐 用陶土烧制而成，罐的两端较小，中间略向外凸出，状如瓷鼓，底平，口径大小不一，口径小者较短，口径大者略长。优点是吸力大；缺点是质地较重，容易破碎。现临床不常用。

4. 抽气罐 用透明塑料制成的抽气罐，上面加置活塞，便于抽气。亦可用类似青霉素药瓶，将瓶底切去，磨平滑，瓶口的橡胶塞须保留完整，以便于抽气时使用。优点是安全便捷；易于操作，适合家庭保健使用。缺点是拔罐方法单一，只能留罐。

（二）方法

1. 火罐法 利用燃烧时火焰的热力，排去罐内空气形成负压，使罐吸附在施术部位皮肤上。具体方法有闪火法、投火法、贴棉法、滴酒法四种。

（1）闪火法 用镊子或止血钳夹住95%的酒精棉球，点燃后在火罐内壁中段快速绕1～3圈后退出，立即将罐扣在施术部位。注意不可用火焰烧罐口边沿，以免灼热的罐口烫伤皮肤。同时酒精棉球不宜过湿，防止滴到皮肤造成灼伤。

（2）投火法 将酒精棉球或纸片点燃后投入罐内，迅速将罐扣在施术部位。为防点燃物落于皮肤，此法常用于侧面横位拔罐。

（3）贴棉法 用指甲大小的薄棉片蘸取少量95%酒精，贴在罐体内壁的中下部，用火点燃后，迅速将火罐吸附在施术部位。

（4）滴酒法 将95%的乙醇滴入罐内几滴，沿罐内壁摇匀，用火点燃后，迅速将罐扣在施术部位。注意滴入的乙醇不宜过多，以免烧伤皮肤。

2. 水罐法 此法一般使用竹罐。先将竹罐倒置在沸水或药液之中，煮沸5～10分钟，然后用长镊子夹住罐底，罐口朝下提出液面，迅速用湿毛巾紧拍罐口，乘热使之吸附在皮肤上，留罐10～20分钟。观察水罐吸附情况，如患者感到过紧疼痛或烫痛等不适感觉，应立即起罐。

3. 抽气罐法 是利用机械抽气使罐内形成负压，使罐体吸附于施术部位的一种方法，留置20～30分钟。留置过程中，可从玻璃罩外观察皮肤呈现稍微红肿或有细小出血点，若无其他变化和不适，可增加负压，继续留置10分钟左右起罐。本法具有使用方便，吸着力强，避免烫伤，不易破碎等优点。

（三）应用

1. 留罐 又称坐罐，指罐体吸附在选定的部位或穴位上留置一段时间。留置时间应视环境温度和被拔部位肌肉的厚薄灵活掌握，一般留置10～15分钟，使局部皮肤充血。胸腹部及上肢等肌肉浅薄处可留罐5～10分钟；额、面等处可留置3～5分钟。气候炎热季节缩短拔罐留置时间，寒冷的冬季可稍延长时间。

2. 走罐 又称推罐，一般用于肌肉丰厚、面积较大的部位。须选口径较大的玻璃罐，在施术部位和罐口涂上一层凡士林或按摩乳，将罐拔好后，用手握住使罐口与皮肤成一定角度，向上下或左右往返推移，直至皮肤充血或瘀血为止。

3. 闪罐 将罐拔住后立即取下，再迅速拔住，反复多次地拔住取下，取下拔上，直至皮肤潮红、充血即可。

4. 针罐 此法是将针刺与拔罐相结合的一种方法。在针刺得气留针时，将罐拔在以针为中心的部位上，留罐与针5～10分钟，然后起罐起针。

（四）起罐

起罐时一手握住罐体，另一手拇指或食指按压罐边的皮肤，使空气进入罐内，即可将罐取下。抽气罐轻轻拔起罐底部的放气闸，即可起罐。

（五）护理及注意事项

1. 拔罐前根据所拔部位的面积选择大小合适的罐具，并检查罐口周围是否光滑，有无裂痕。

2. 调节室温18℃～22℃，冬季注意保暖，留罐时需盖好衣被。必要时屏风遮挡，注意保护患者隐私。

3. 选取肌肉丰厚的合适部位。骨骼凹凸不平、毛发较多处不宜拔罐；皮肤有过敏、水肿、溃疡、大血管分布部位，不宜拔罐。

4. 选择合适的体位保证患者舒适，避免体位不当或移动导致罐体脱落。

5. 拔罐时动作要快、稳、准，吸拔有力。起罐时手法要轻缓，切勿硬行上提或旋转提拔，以免拉伤皮肤。

6. 使用过的罐具，应消毒处理后备用。

7. 用火罐时注意勿灼伤或烫伤皮肤。拔罐过程中，密切观察患者的反应，出现异常情况，及时处理。

（六）拔罐异常状况处理

1. 晕罐 拔罐过程中患者因精神紧张、体位不当、饥饿或拔罐吸力过大，出现面色苍白、多汗心慌、恶心欲吐，甚则神志不清。应立即起罐，取平卧位或头低脚高位，注意保暖。轻者休息片刻，饮温开水或糖水后可恢复；如上述处理后如仍不缓解，可考虑配合其他治疗或采取急救措施。

2. 水疱 因拔罐时温度过高烫伤，或留罐时间太长而皮肤起水疱。水疱较小时无需特殊处理，可敷以消毒纱布防止擦破。水疱较大时用注射器针头将水疱刺破放出水液，并涂以甲紫，用消毒纱布包敷，以防感染。

3. 皮肤潮红瘙痒 起罐后皮肤呈现局部潮红、患者自觉拔罐部位瘙痒不适。皮肤潮红瘙痒一般经数小时或数日即可恢复，嘱患者不必过分紧张，不要乱抓，以免皮肤破损引起感染等。

扫码“学一学”

第五节　推　拿

一、概述

（一）定义

推拿，又称按摩，是在中医基础理论指导下，根据病情在人体体表特定部位或穴位上，应用不同的手法以及某些特定的肢体活动进行按摩，利用机械力的作用，刺激局部使之发热，以调节机体各项生理机能，达到防治疾病的一种方法。

（二）功效

推拿疗法具有疏经通络，调和气血，滑利关节，舒筋整复，活血祛瘀，散寒止痛、健脾和胃、消积导滞、扶正祛邪，增强人体抗病能力等功效。

（三）适应范围

推拿疗法临床适应症相当广泛。内科病证如感冒、哮喘、胃脘痛、胃下垂、泄泻、便秘、胃肠功能紊乱证、头痛、失眠、瘫痪等；骨伤科病证如软组织损伤、腰椎间盘突出、颈椎病、梨状肌损伤综合征、慢性劳损、骨质增生等；妇科病证如痛经、闭经、带下、乳痈等；儿科病证如婴儿腹泻、呕吐、遗尿、支气管哮喘、小儿麻痹后遗症、小儿疳积、小儿脱肛等用捏脊疗法治疗小儿疳积及小儿脱肛更是疗效显著；外科如预防手术后粘连等，均可收到较好的效果，同时临床上也常用于康复、功能复健、日常保健养生等方面。

（四）禁忌证

急性传染病；各种感染性疾病，如脓肿、骨结核、蜂窝组织炎、化脓性关节炎等；出血性疾病；骨折或关节脱位性病变；严重精神疾病；严重心脏疾病；各种恶性肿瘤；皮肤病变部位，如溃疡性皮炎等；妇女经期、妊娠期腹部及腰骶部；醉酒后、神志不清、过饥过饱、疲劳过度、极度衰弱等情况不宜推拿。

二、常用推拿手法

（一）推拿手法的基本要求

用手或肢体其他部分，按各种特定的规范化动作，在体表操作的方法，称为推拿手法。其基本要求是持久、有力、均匀、柔和。

1. 持久　指手法应持续运用一定时间，一般15～20分钟。

2. 有力　指手法要有一定力量，力量的轻重应根据治疗对象的具体情况、施术部位及手法性质等多方面的情况而定。

3. 柔和　指手法的动作要稳重，力量要缓和，切忌生硬粗暴。

4. 均匀　指手法动作的节奏性和用力的平稳性，频率不要忽快忽慢，压力不能忽轻忽重。

（二）推拿介质

推拿时应用各种介质既可以加强手法的作用，提高治疗效果，又可以起到润滑和保护施术部位皮肤的作用。临床上常用的介质有滑石粉、麻油、松节油、葱姜水、红花油、液状石蜡、姜汁、酒等。

（三）常用推拿手法

1. 推法　推法指用指、掌或肘部着力于人体一定穴位或部位上，做单方向直线移动。分为拇指平推法、掌平推法、肘平推法和一指禅推法四种。

拇指平推法即以拇指指腹罗纹面着力于机体的一定部位或循经稍施压力，往返并有节奏地向前推进。

掌平推法是用手掌着力，以掌根部为重点向一定方向推进。需要增大压力时，可用另一只手重叠推进（图 11－24）。

肘平推法是用肘尖着力，以肘尖部为重点向一定方向推进（图 11－25）。

一指禅推法即手握空拳，拇指自然垂直，用大拇指指端罗纹面或挠侧偏峰着力于体表上，沉肩垂肘，运用腕部的来回摆动，带动拇指关节的屈伸活动（图 11－26）。

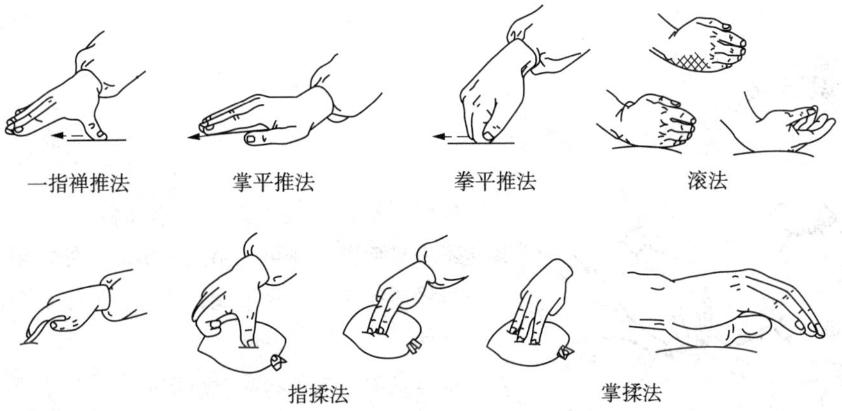

图 11－24　掌推法

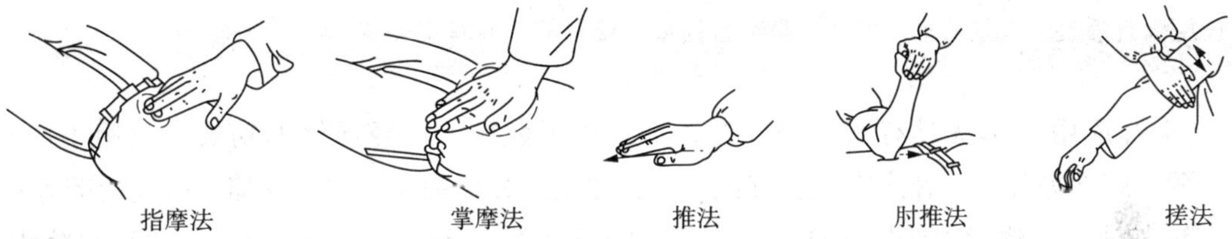

图 11－25　肘推法

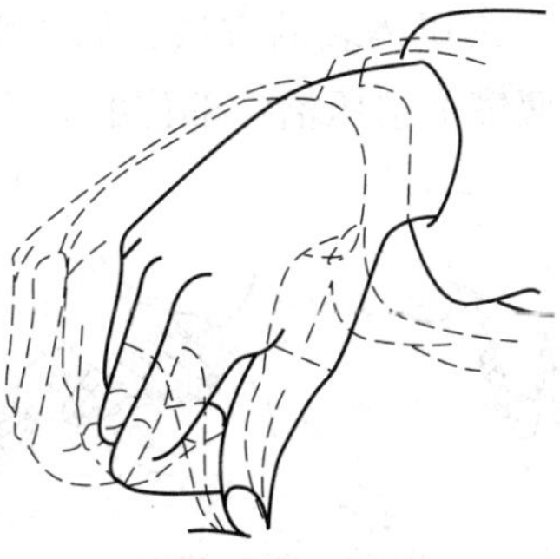

图 11－26　一指禅推法

［动作要领］操作时术者指、掌或肘要紧贴体表，用力要稳，速度要缓慢而均匀，力量大小根据患者年龄、体质、性别的不同因人而异。施一指禅推法时，术者需上肢肌肉放松，

沉肩，垂肘，悬腕，指实掌虚，频率为每分钟 120～160 次。

［临床应用］本法具有疏通经络，理筋活血，消淤散结的功效，可在人体各部位使用。

（1）指推法适用于全身各部的穴位或面积较小的部位，治疗风湿痹痛，筋肉拘急等疾患；一指禅推法可治疗头痛，失眠，面瘫等症。

（2）掌推法适用于四肢、腰背等面积较大的部位，治疗腰脊酸痛，胸腹胀痛等症。

（3）肘推法适用于腰、臀等肌肉丰厚的部位，治疗腰及四肢部的劳损、宿伤及痹证等。

2. 拿法 拿法指用拇指和食、中二指，或用拇指和其余四指相对用力，在一定的穴位或部位上进行节律性捏提的一种手法。拿法由于部位和手法的差异，分为三指拿、四指拿和五指拿。

［动作要领］患者取坐位或卧位，术者用拇指与余指的合力施治于局部，做一紧一松的提拿动作。合力时腕要放松，手指施力需对称，以指面用力，揉捏动作要连绵不断，用劲由轻到重，再由重到轻，不可骤然用力。提起时不要过分强调提的幅度，否则会产生被提捏组织的损伤。

知识链接

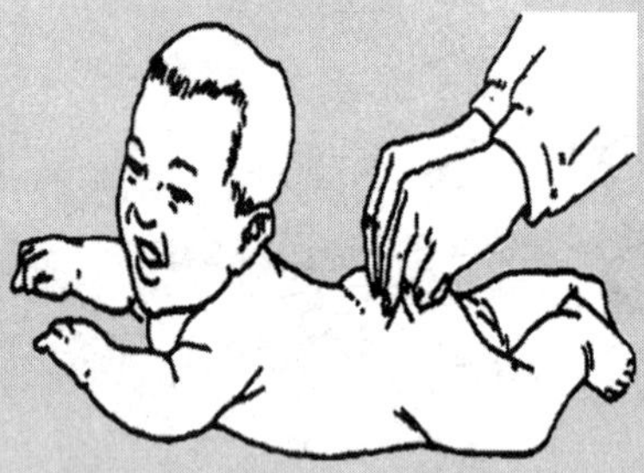

捏脊法在临床上主要治疗小儿积滞，呕吐，腹泻，消化不良等病证，亦用于小儿保健。此外，用于成人可治疗胃肠道疾病及月经不调、痛经、神经衰弱及失眠等慢性疾病。

操作要领：术者以双手拇指与余四指指腹的对合力交替、反复、持续、均匀捏拿脊柱两旁的皮肉，被着力的局部在指的不断对合转动下捏起，再以手的自然转动，使皮肉自指腹间滑脱出来，如此反复交替捏动，局部舒坦并有温热感。

［临床应用］本法具有明显的开窍止痛、疏风散寒、舒经活络的功效。适用于四肢、肩、颈、腋下等部位。临床常配合其他按摩方法治疗颈项强痛、关节酸痛、肌肉疲劳等症。

3. 按法 按法指用拇指或食、中、环三指指面按压体表的方法（图 11－27）。分为指按、掌按和肘按三种。指按法是用手指着力于体表一部位或穴位上，逐渐用力下压的方法。掌按法是用掌根、鱼际或全掌着力按压体表的方法，如单手掌力度不够时可用双手交叉重叠按压。肘按法是以术者肘关节鹰嘴突按压治疗部位的方法。

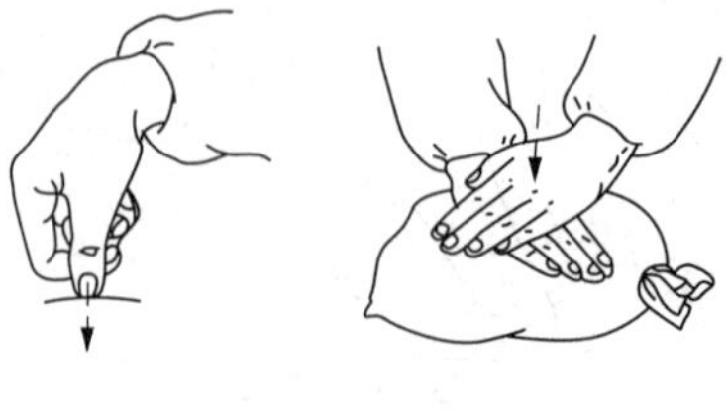

图 11－27 按法

［动作要领］操作时要紧贴体表，按压方向要垂直，不可移动，着力于一定的部位或穴位，做一起一压的动作时用力由轻到重，稳而持续，并在按压局部适当停留，即“按而留

之”之意。一般拇指在穴位上按压时，拇指不要移动；但在经络上按压时，则要循经络路线进行缓慢的螺旋形移动，形成按揉之势。

［临床应用］本法有较强的舒经活络，开通闭塞，散寒止痛的功效。常用于治疗各种临床病症。其中指按法接触面积小，可用于全身各部位穴位，常用于缓解头痛等；掌按法作用面积较大，刺激缓和，常用于急、慢性腰痛，腰脊筋脉拘紧等病证；肘按法压力大，刺激强，仅适于肌肉发达部位，如腰臀痛、腰肌强硬、顽固性腰腿痛等病证。

4. 摩法　摩法指用手掌的掌面附着于体表的施治部位，以腕关节为中心，连同前臂作有节律的环旋运动，分为指摩和掌摩两种。指摩法是一指或多指（食、中、无名指）指腹附着于一定部位上，以腕关节为中心，连同掌、指作节律性的环旋运动（图 11－28）；掌摩法是用手掌附着于一定部位上，以腕关节连同前臂作轻缓而有节律的盘旋摩擦（图 11－29）。

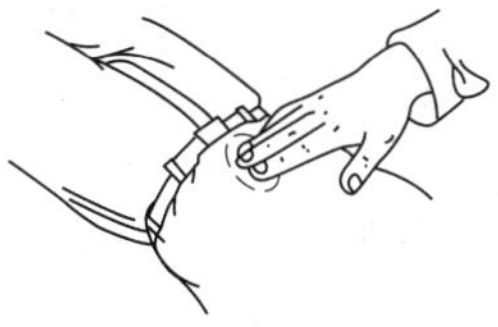

图 11－28　指摩法

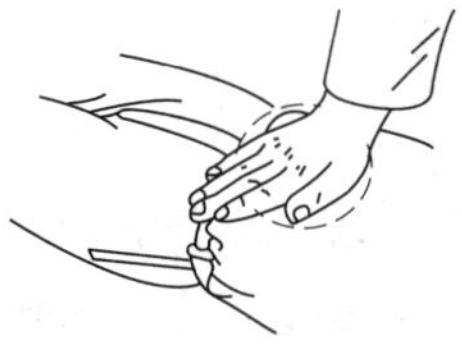

图 11－29　掌摩法

［动作要领］操作时术者肘关节自然屈曲，腕部放松，指掌自然伸直，动作缓和而协调，仅在皮肤上做有节律的环旋抚摩活动，而不带动皮下组织。频率为每分钟 120 次左右。

［临床应用］本法具有和中理气，消积导滞，舒筋缓急，活血祛痕，消肿止痛等功效。因动作刺激量较轻，常用于颜面、胸腹、胁肋、腰背等部位，可治疗饮食积滞、脘腹疼痛等症。

5. 揉法　揉法指用手指罗纹面、手掌大鱼际、掌根或全掌着力吸附于一定的穴位或部位上，做轻柔缓和的环形运动，以带动皮下组织回旋运动的一种手法。如用大鱼际操作的称大鱼际揉法；用掌根或全掌操作的称掌揉法（图 11－30）；用手指螺纹面操作的称指揉法（图 11－31）。

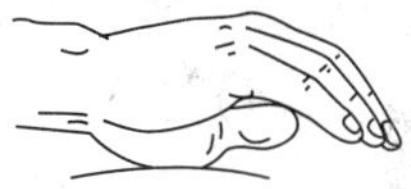

图 11－30　掌柔法

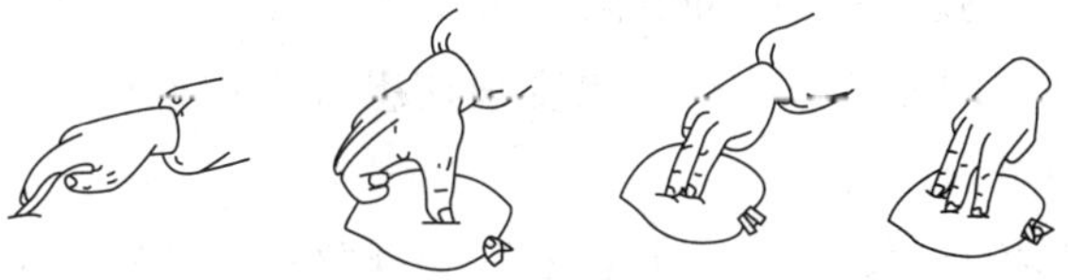

图 11－31　指柔法

［动作要领］操作时术者以掌或指为着力点紧贴皮肤，腕部放松，以肘为支点，前臂环旋转动来带腕部使掌或指在一定的穴位上揉动。动作要协调，用力以使皮下组织随之回旋运动为度。操作过程要持续、均匀、柔和而有节律，频率为每分钟 120～160 次。

［临床应用］本法具有宽胸理气，健脾和胃，消积导滞，活血化瘀，消肿止痛的功效。因着力面积小，刺激量小，且轻柔舒适，适用于全身各部位。临床上常用于治疗胸闷、脘腹胀痛、泄泻、便秘等胃肠道疾患，以及风湿痹痛、麻木不仁、肌肉萎缩等。

6. 摇法　摇法指用一手握住（或扶住）被摇动关节近端的肢体，另一手握住关节远端的肢体，做缓和回旋转动的手法，摇法有摇颈、摇肩、摇腰、摇髋、摇踝等（图 11－32）。

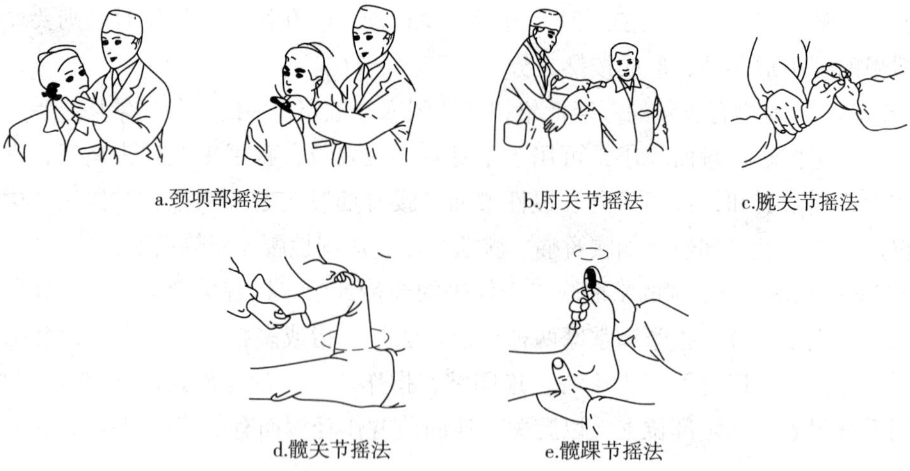

图 11－32　摇法

［动作要点］

（1）摇颈　患者坐位，颈项放松。术者站于一侧，用一手扶住头顶，另一手托住下颏，双手以相反方向缓缓地使头摇转，左右各数次。

（2）摇肩　患者坐位，肩部放松，屈肘。术者站于一侧，弓步势，上身稍向前俯，用一手扶住患侧肩关节上部，另一手托起患者肘部（使患肢搭在术者的肘上部），做缓缓的顺时针方向及逆时针方向转动，此法称托肘摇肩法。

另有握手摇肩法，即患肢自然下垂，术者一手扶住其肩关节上部，另一手与患者的手相握，做顺时针及逆时针方向缓缓运转。

（3）摇腰　患者坐位，腰部放松。术者坐其后，用一手按住一侧腰部，另一手扶住对侧肩部，两手协调使劲将腰部摇动，使其做缓和旋转。

（4）摇髋　患者仰卧，髋膝微曲。术者站于一侧，用一手按其膝部，另一手握住其足跟部，两手协同使其髋关节屈至90°角，然后依顺时针或逆时针方向运转。

（5）摇踝　患者仰卧，下肢自然伸直。术者坐其足后侧用一手托起足跟，另一手握住足趾部，稍用力做拔伸牵引，并在拔伸的同时做环转摇动。

摇法要求动作缓和，用力平稳，摇动幅度须在患者生理许可范围内进行，力度由小到大增加，因势利导，适可而止。

［临床应用］本法具有舒筋活血、滑利关节、松解粘连、增强关节活动功能的功效。适用于四肢关节、颈项、腰部等，治疗关节僵硬、屈伸不利等症。

7. 滚法　滚法指手指微曲，以手背面指掌关节处接触患部，通过腕关节的伸曲和前臂的旋转，带动小指掌指关节背侧及部分小鱼际在体表一定部位反复往返滚动的一种手法（图 11－33）。

［动作要点］实施滚法时，术者肩、臂、手腕尽可能放松，肘关节微屈，掌背尺侧部要紧贴体表，不可跳跃进行或拖动摩擦。要求力度均匀，动作协调，有节律性，不可忽快忽慢、时轻时重。每分钟来回摆动 120 次左右。

［临床应用］本法有较好的舒筋活血、滑利关节，缓解肌肉、韧带痉挛的功效。适用于肩背、腰臀及四肢等部位，临床对风湿痛、麻木不仁、肢体瘫痪、运动功能障碍等疾患有明显疗效。

8. 搓法　搓法指用双手掌面挟住受术部位，相对用力做快速搓揉，并同时做上下往返移动的一种手法（图 11－34）。

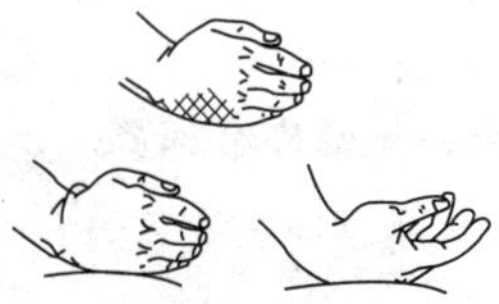

图 11－33　滚法

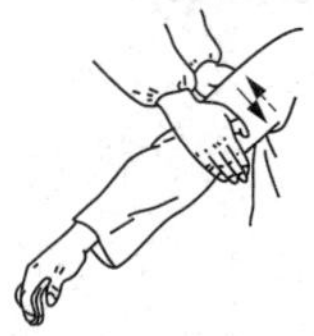

图 11－34　搓法

［动作要点］操作时，术者要求双手用力要对称、均匀，持续连贯。搓动要快，移动要缓，动作要自然流畅。

［临床应用］本法具有行气活血、疏通经络、放松肌肉等功效，适用于腰背、四肢及胁肋部，以上肢部最为常用。临床常用于治疗腰背酸痛、肢体麻木、胸胁胀满等病症。

9. 捏法　捏法指用拇指和其他手指对置在一定部位（经筋、肌肉、韧带）相对着力夹挤，并可沿其分布或结构形态辗转移动的一种手法，分为三指捏和五指捏两种。用拇指和食、中两指相对用力操作的为三指捏法；用大拇指与其余四指操作的为五指捏法。

［动作要点］操作时术者着力指腹，压力应均匀，动作应连贯而有节律性，循序而下。

［临床应用］本法具有舒筋活络、行气活血等功效。适用于头颈部、四肢及背脊处，常用于治疗肢体麻木、肌肉萎缩、肩背酸痛等病症。

10. 抖法　抖法指用双手握住患者上肢或下肢远端，用力做连续的小幅度的上下颤动，使关节有松动感的一种手法（图 11－35），主要有上肢抖法和下肢抖法。

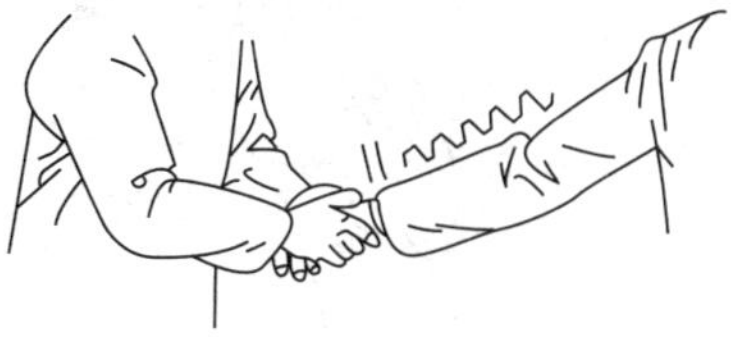

图 11－35　抖法

［动作要点］抖上肢时，患者坐位，上肢放松，医者站于其前外侧，上身略前倾，用双手握住患者的手腕部（手不能握得太紧），慢慢将其向前外侧方向抬起，然后稍用力作连续的小幅度的上下颤动，使肘肩关节有舒松感。施上肢抖法时，抖的幅度相对要小，而频率要快（每分钟 200 次左右）。

抖下肢时，患者仰卧位，下肢放松，医者站于其足侧，用双手分别握住患者的两踝部，将其抬起离床面约 30cm，然后作上下并兼有内旋的连续抖动，使大腿及髋部有舒松感。施下肢抖法时，幅度稍大，频率放慢。

［临床应用］本法有疏利关节，放松肌筋，舒筋活络，解除疲劳的功效。常用丁四肢，与搓法配合使用，为治疗肩、肘关节功能障碍和腰腿痛及腰椎间盘突出症等病证的结束手法。

11. 击法　击法指术者用拳背、掌根、侧掌小鱼际、指尖或桑枝棒等叩击体表一定部位的操作方法。

［动作要点］操作时应垂直叩击体表，用力均匀、速度适中有节奏。

（1）拳背击法　手握空拳，腕伸直，用拳背平击一定部位或穴位。

知识拓展

桑枝棒制法：用细桑枝（粗约0.5cm）十二根去皮阴干，每根用桑皮纸卷紧，并用线绕扎，然后把桑枝合起来先用线扎紧，再用桑皮纸层层卷紧并用线绕好。外面用布裹紧缝好即成。要求软硬适中（即具有弹性），粗细合用（即用手握之合适），粗为4.5~5cm，长约40cm。

（2）掌根击法　腕部背伸，手指微屈，用掌根部叩击体表一定部位。

（3）侧掌击法　又称小鱼际击法。手指自然伸直，腕略背伸，以单手或双手的小鱼际部为着力点，击打体表的一定部位。

（4）指尖击法　五指自然分开，用指端轻轻击打体表，如雨点下落。

（5）桑枝棒击法　用特制的桑枝棒（略有弹性）击打体表一定部位。

［临床应用］本法具有调和气血、疏通经络、解痉止痛、祛风散寒的功效。临床常用于治疗头痛或风湿痹痛、肢体麻木、肌肉痉挛等病症。

拳背击常用于背腰部，掌根击常用于头顶、四肢及腰臀部，侧掌击常用于腰背及四肢部，指尖击常用于头面、胸腹部，桑枝棒击用于腰背及四肢部。

12. 拍法　拍法指术者将手指自然并拢、掌指关节微曲形成虚掌，拍打体表一定部位的操作方法（图11－36）。

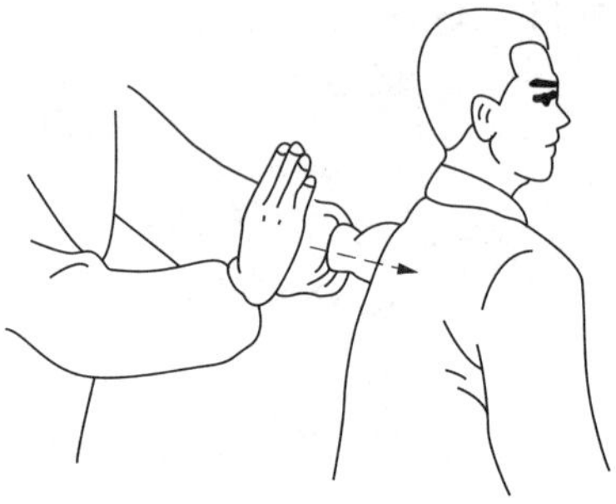

图11－36　拍法

［动作要点］操作时用力要均匀，拍打要有节律性；手指自然并拢，掌指关节微屈，使掌心空虚，以手腕发力。

［临床应用］本法具有舒松筋脉、行气活血、缓急止痛的功效。适用于肩背、腰臀及下肢部，临床多用于治疗风湿痹痛、肌肉痉挛、局部感觉迟钝等。

13. 弹法　弹法指术者用一手指的指腹紧压住另一手指的指甲，用力将被压手指弹出，连续弹击受术部位的一种手法。

［动作要点］操作时弹击力要均匀一致，动作要流畅，每分钟弹击120~160次。

［临床应用］本法具有舒筋通络，祛风散寒的功效。适用于全身各部，尤以头面、颈项部最为常用，可治疗项强、头痛等症。

护理应用

患者，男性，43岁。近期因工作原因饮食不调，出现反复胃痛，门诊医生给予按摩疗法缓解其疼痛症状。患者仰卧位，术者坐于患者右侧，先用一指禅推法、摩法在胃脘部治疗；然后按、揉气海、天枢、足三里等穴，患者疼痛明显改善，试问上述涉及的各种推拿手法操作要点及护理注意事项主要有哪些？

（四）护理及注意事项

（1）术者操作前应修剪指甲，清洁双手，向患者讲清操作过程及配合的相关事宜；保持身心安静，在平静轻松的情况下进行操作。如患者需在腰、腹部按摩，应嘱患者先排尿。

（2）保持室内空气流通，温度适宜（22℃～25℃）。操作中随时遮盖不需暴露的部位，防止患者受凉。

（3）根据患者的年龄、性别、病情、病位，帮助患者取合适的体位，并采用合适的按摩手法。取俯卧位时应注意保持呼吸通畅。

（4）根据实际情况，可选用推拿介质来提高疗效，减轻患者局部皮肤的不适。

（5）施行推拿疗法须遵循由轻到重，由慢到快，由浅入深，由表及里，循序渐进的原则。

（6）操作时用力要均匀、柔和，以免损伤皮肤筋骨。一般每次推拿15～20分钟。操作中注意观察患者全身情况，适当调整力度，以患者感到局部稍有酸胀为宜，不要过分贪重。如患者出现面白肢冷或剧烈疼痛，应立即停止操作。

（7）实施较大动作手法治疗时，术者应嘱咐患者充分放松，切勿紧张或抵抗，以免造成损伤。

（8）按摩巾要经常换洗，以防交叉感染。

第六节 刮 痧

一、概述

（一）概念

刮痧是传统的自然疗法之一，它是以中医皮部理论为基础，用边缘钝滑的器具如牛角、玉石、汤匙等，在皮肤相关部位进行相应的手法刮拭，使局部出现痧斑或痧痕，以达到解表祛邪、行气止痛、开窍醒神等作用的一种治疗方法。

（二）功效

刮痧具有恢复和提高经络对机体的调控功能；宣通气血，活血化瘀以改善微循环；排毒解毒、促进新陈代谢；增加机体免疫功能等功效。除治疗疾病外，刮痧还可保健美容。

扫码“学一学”

案例

王某，女性，45岁，早晨起床后感觉颈后部，上背部疼痛不适，以左侧明显。颈项活动不利，不能自由旋转，头部强直于异常位置，使头偏向病侧。检查时颈部肌肉有触痛、浅层肌肉有痉挛、僵硬，触之有“条索感”。可采用何种方法治疗？

（三）临床优势

刮痧在临床上有非药物疗法、无副作用；疗效显著、立竿见影；早期诊断、诊治防同步；有病治病，无病保健强身；操作简便、自诊自疗等优势。

（四）适用范围

刮痧临床运用广泛，适用于内、外、妇、儿、五官、骨伤各科的病症，还可预防疾病、病后恢复、强身健体、减肥、美容等。

（五）禁忌证

刮痧疗法虽然适应证多，但也有一定的局限性，禁忌主要有：孕妇的腹部、腰骶部、三阴交、合谷等穴及妇女的乳头禁刮；有出血倾向的疾病；严重心脑血管疾病、肝肾功能不全、极度虚弱或消瘦者；精神分裂、抽搐等不配合刮痧治疗的患者；凡刮治部位的皮肤有溃烂、损伤、炎症者；大病初愈、重病、气虚血亏及醉酒、过饥、过饱、过度疲劳者等。

二、常用刮痧法

（一）器具及介质

1. 器具 可分为家庭刮痧器具和专业刮痧器具。家庭刮痧器具常用的有丝瓜络、棉纱线团、硬币、汤匙、贝壳等日常生活中常见物品；专业刮痧器具有木质刮板、动物角质刮板、玉石、针具等。

知识拓展

痧和瘀血有什么区别：痧和瘀血表面上看似乎没有什么两样，但有本质的区别。例如不小心摔了一跤，皮下出现一片瘀血，或皮肤上流出一些鲜红的血液，随即疼痛难忍，活动受限。在我们刮过痧的部位，皮下也会出现一些类似瘀血的斑点、斑块，却出现了相反的现象，随着痧的排出，疼痛减轻，甚至消失，运动自如。刮痧前后的变化及出痧的规律说明痧与一般的瘀血有本质的区别。

2. 刮痧板的选择 椭圆形刮痧板适宜于人体脊柱双侧、腹部和四肢肌肉较丰满部位；方形刮痧板一侧薄而外凸为弧形、对侧厚而内凹为直线形，适宜于人体躯干、四肢部位，治疗疾病多用薄面刮拭皮肤，保健多用厚面刮拭皮肤；缺口形刮痧板适宜于手指、足趾、脊柱部位；三角形刮痧板棱角处便于点穴，适宜于胸背部、肋间隙、四肢末端部位；梳形刮痧板适宜于头部。

3. 介质 可以在刮痧过程中起保护皮肤、方便操作或增强疗效等作用。可分为液体类和固体类。液体介质有专门的中药制成的刮痧油，具有清热解毒、活血化瘀、消炎镇痛、解肌发表、缓解疼痛等作用，适用于成人，或刮痧面积大，或皮肤干燥者；还可选择水、植物油、药液等。固体类的如面霜、凡士林等。

（二）分类及操作

刮痧方法包括持具操作和徒手操作两大类。持具操作又包括刮痧法、挑痧法、放痧法。徒手操作又叫撮痧法，具体为扯痧法、挟痧法、挤痧法、拍痧法。

1. 刮痧法　分为直接刮法和间接刮法两种。直接刮法指在施术部位涂上刮痧介质后，用刮痧工具直接在施术部位反复刮拭，至皮下呈现痧痕的手法。间接刮法指先在要刮拭的部位放一层薄布，然后再用刮拭工具在布上刮拭。

2. 挑痧法　施术者用一手捏起皮肉，另一手持针轻轻刺入并挑起，然后用双手挤出暗红色瘀血的治疗方法。挑痧前须准备75%乙醇，消毒棉签和经过消毒处理的三棱针或916号注射针头1个。施术者先用棉签消毒局部皮肤，在挑刺的部位上，用左手捏起皮肉，右手持针，轻快地刺入并向外挑，每个部位挑3下，同时用双手挤出紫暗色的瘀血，反复多次，最后用消毒棉球擦净。

3. 放痧法　又称刺络疗法，是以针刺静脉或点刺穴位出血，而达到治病的治疗方法。治疗时患者取舒适体位，充分暴露其病变部位。如在手臂静脉放痧时，应先将患者手臂近心处用布带或止血带捆紧，要求患者该手握拳。在局部用碘伏消毒皮肤，然后针刺放血。在穴位放血时，可根据病情需要，皮肤经消毒后，用三棱针直接点刺。放痧法可分为泻血法和点刺法。与挑痧法基本相似，但刺激性更强，多用于重症急救。

（1）泻血法　消毒被刺部位，一手拇指压其下端，上端用橡皮管扎紧，另一手持消毒的三棱针或注射针头对准被刺部位静脉，迅速刺入脉中0.5mm深后出针，使其流出少量血液，再用消毒棉球按压针孔。此法适用于肘窝、腋窝及太阳穴等处的浅表静脉。

（2）点刺法　针刺前挤按被刺部位，使血液积聚于针刺部位，常规消毒后，一手拇、食、中三指夹紧被刺部位，另一手持消毒的三棱针或注射针头对准被刺位迅速刺入皮肤1～2mm深后出针。轻轻挤压针孔周围，使其少量出血，然后用消毒棉球按压针孔。此法多用于手指或足趾末端穴位。

4. 撮痧法　是施术者在受术者体表的一定部位，用手指挟、挤、扯、拍直至出现红紫痧痕为止的一种方法。根据不同的指法和力度分为扯痧法、挟痧法、挤痧法、拍痧法。

（1）扯痧法　在治疗部位涂上刮痧介质后，施术者用食、中指的第二指节，或食指、大拇指把治疗部位皮肤与肌肉揪起或提扯，瞬间用力向外滑动再松开，一揪一放，反复进行，连续发出“叭叭”声响。同一部位可连续操作6～7遍，直至出现痧点。

（2）挟痧法　施术者五指屈曲，用食指、中指的第2指节夹住患处并提起，反复进行，直至皮肤出现红紫痧痕的一种方法，用力较重。

（3）挤痧法　施术者用大拇指和食指在治疗部位用力挤压，连续挤压，至小块紫红痧斑出现为止。

（4）拍痧法　用虚掌拍打或用拍痧板拍打体表需治疗部位，一般为痛痒、胀麻的部位。

（三）基本操作手法

1. 刮板的拿法　用手握住刮板，刮板的底边横靠在手掌心部位，大拇指及另外四个手指呈弯曲状，分别放在刮痧板两侧。治疗时手握刮板厚的一面，保健时手握刮板薄的一面。

2. 刮痧的次序　刮痧总原则是先头面后手足，先胸腹后腰背，先上肢后下肢。

（1）全身刮　一般头部、颈部、背部、胸部、腹部、上肢、下肢的顺序，从上向下，从内向外刮拭。

（2）局部刮颈部（头、颈、肩、上肢），肩部（头、颈、肩上、肩前、肩后、上肢），腰背部（腰背部正中、脊柱两侧、双下肢）。

> **考点提示**
>
> 刮痧总原则是先头面后手足，先胸腹后腰背，先上肢后下肢。

（3）单方向刮拭，不宜来回。

（4）刮好一部位（经络），再刮另一部位（经络）。

3. 刮拭要点 可以归纳为五度一方向。

（1）五度 ①角度：刮板与刮拭方向保持在45°～90°进行刮痧。②长度：刮痧部位刮拭时应尽量拉长，如背部每条6～15cm。③力度：力量适中均匀。④速度：适中。⑤程度：一般一个部位刮拭20次左右，以痧痕为度，停止刮拭。如刮痧部位不出痧或出痧少，不可强求。

（2）方向 总的原则是由上向下，又内向外，单方向刮拭，尽可能拉长距离。①头部：一般采用梳头发，由前向后。②面部：由正中向两侧，下颌向外上刮拭。③胸部正中应由上向下，肋间则应由内向外。④背部、腰部、腹部应由上向下，逐步由内向外刮拭。⑤四肢宜向末梢方向刮拭。

4. 刮痧时间、频率

（1）治疗时间 每个部位一般刮拭3～5分钟，通常一个患者选3～5个部位；局部刮痧一般10～20分钟，全身刮痧宜20～30分钟。治疗刮痧时，汗孔开泄，消耗正气。为有利于扶正祛邪，或祛邪而不损伤正气，故治疗时间一般限制在25分钟之内，每次宜治疗一种病症。如采用泻刮手法超过25分钟时，正气消耗过多，会出现疲劳反应。治疗刮痧应在饭后半小时进行。

（2）间隔时间 第一次治疗刮痧完毕，出痧部位应待痧消退后，方可进行第二次治疗。痧消退的时间与患者体质、病情、出痧部位以及刮痧次数有直接关系，一般3～7天。因此两次治疗刮痧应间隔3～7天。为促进痧的消退，在两次治疗刮痧之间可进行保健刮痧。

（3）疗程 刮痧治疗无严格的疗程之分。在治疗刮痧时，为便于观察治疗反应及疗效，根据病情的轻重缓急，大致确定疗程如下：急性病2次治疗为一个疗程（痊愈为止）。慢性病7～10次治疗为一个疗程。

（4）保健刮痧时间 保健刮痧刮拭力度较轻，每个部位刮拭时间短，几乎无痧出现，因此保健刮痧不受时间限制，亦无间隔之说，每天都可以进行。

5. 刮痧的补泻方法

（1）补法 按压力度小、作用浅、速度慢、刺激轻、顺经络行走、刮拭时间相对较长，对皮肤、细胞、肌肉有兴奋作用。宜用于体弱多病、久病虚弱的虚证患者，或是对疼痛敏感者。

（2）泻法 按压力度大、作用深、速度快、刺激重、逆经络行走、刮拭时间相对较短，对皮肤、细胞、肌肉有抑制作用。宜用于身体强壮、疾病初期的实证患者以及骨关节疼痛患者。

（3）平补平泻法 介于补法与泻法两者之间，按压力度和速度适中，时间因人而异。适宜于虚实夹杂体质者，尤适宜亚健康人群和慢性病患者的康复。

6. 刮痧的程度

（1）刮拭的力度 刮痧时用力要均匀，由轻到重，以患者能够承受为度。

（2）出痧的程度 一般刮至皮肤出现潮红、紫红色等颜色变化，或出现粟粒状、丘疹样斑点，或片状、条索状等形态变化，并伴有局部热感或轻微疼痛。对于一些不易出痧或出痧较少的患者，不可强求出痧。

（四）护理及注意事项

（1）刮痧部位的清洁或消毒。

（2）协助患者摆好体位，暴露刮痧部位，注意房间的通风与保暖。

（3）刮痧前检查刮痧器具边缘是否光滑，有无缺损以免损伤皮肤。操作过程中注意观察病情，如有胸闷、脸色苍白、冷汗等不适应及时处理。

（4）治疗刮痧后，嘱患者饮热水一杯，并休息约15分钟，且注意不要受凉，如有出汗现象请立即拭干，并需补充温开水（切忌饮用冰水）或姜汤，以利体内之新陈代谢。

（5）刮痧期间若有短暂体温增高的发烧现象乃属正常，这是体内的正邪在进行对抗，但须注意观察，以防病情变化。

（6）通常刮痧后的2～3天内，刮痧处会出现痧痕和疼痛感，这是正常的反应。数天后自动消失，不需要特殊处理。出痧部位需痧消退后才能再次刮痧，退痧时间根据体质不同而有快有慢，一般为3～7天。

（7）刮痧后洗浴的时间　治疗刮痧后，一般3小时左右即可洗浴，但注意避风寒。

（8）不同种类的皮肤病刮拭方法　皮肤病患者，皮损处干燥、无炎症、渗液、溃烂者，可直接在皮损处刮拭；皮肤及皮下无痛性的良性结节部位亦可直接刮拭；皮损处有化脓性炎症、渗液溃烂的，以及急性炎症红、肿、热、痛者，不可在皮损处或炎症局部直接刮拭，可在皮损处周围刮拭。

（9）糖尿病患者皮肤抵抗力减低，血管脆性增加，不宜用泻刮法。

（10）下肢静脉曲张局部及下肢浮肿者，宜用轻手法从肢体末端向近心端刮拭以促进血液循环。

（11）刮痧过程中出现晕刮现象，立即停止刮痧，使患者呈头低脚高仰卧位，饮用一杯温开水或温糖水，并注意保暖，或用刮痧板点按患者百会、人中、内关、足三里、涌泉等穴。

（12）严格掌握每次刮痧只治疗一种病证的原则。

第七节　常用中药外治法

扫码“学一学”

中药外治法具有不用内服，直接通过皮肤的渗透吸收，让药力直达病灶，药力集中，疗效显著等优势，被列入中医疗法之一，与针灸、推拿、内服汤药并齐。常用中药外治法有局部熏洗法、全身药浴法、坐浴法、热熨法、中药保留灌肠法、敷药法等。

一、局部熏洗法

案例

黄某，男性，32岁，职员。肛门瘙痒不适3个多月，近日加重，今日来医院就诊。是何诊断？可采用何种方法治疗？

（一）概述

熏洗疗法是将中药材加水煮沸熬汤，予皮肤或患处进行熏蒸、淋洗的治疗方法。熏洗时一般先用药汤蒸气熏，待药液温度适宜时再洗。

（二）功效

局部熏洗法是借助药力和热力，通过皮肤、黏膜作用于肌体，促使腠理疏通、脉络调和、气血流畅，从而达到预防和治疗疾病的目的。

（三）适用范围

（1）头面熏洗法多用于治疗头面病证，如湿疹、疖、痈等疾患，但面部急性炎症性渗出明显的皮肤病应慎用。

（2）眼熏洗法多用于治疗眼科病证，如急性结膜炎、急性睑腺炎等。

（3）手足熏洗法多用于治疗四肢病证，如冻疮、手足癣、脚气、腕关节扭伤、踝关节扭伤、软组织损伤所致的局部瘀血肿胀疼痛、骨折后遗症等。

（四）禁忌证

急性传染病、重症心脏病、高血压、动脉硬化症、肾病等患者，忌用熏洗疗法。

（五）分类及操作方法

1. 头面熏洗法 将所选药物煎液倒入清洁消毒的脸盆中，先俯首与面盆保持一定的距离，趁热熏蒸面部，待药液温度适宜后，进行沐发、洗头、洗面。

2. 眼熏洗法 将所选药物煎煮滤清后，倒入小杯子中，先俯首，使眼杯与眼窝边缘紧紧贴住，进行熏蒸，蒸汽不可太烫。待药液温度适宜后，眼杯紧贴眼部仰首，开合眼睑频频瞬目，让眼部与药液接触，最后用消毒纱布或棉球浸湿药液，不断淋洗眼部。熏洗完毕后用干毛巾轻轻擦干眼部，闭目休息 5～10 分钟。使用时，药液必须过滤，以免药渣进入眼内。所用器皿、纱布、棉球等必须消毒。

3. 手足熏洗法 将所选药物加水煎煮，然后将滤过的药液倒入瓷盆或木桶内，外罩布单，将手足患处与容器封严，趁热熏蒸，然后待药液温度适宜后浸洗手足，洗足时可用手摩擦双足的穴位。水温以 50℃～60℃为宜。熏洗完毕后用干毛巾擦干，避风。根据患病部位的不同，决定药液量的多少，如洗足以药液浸没两足踝部为宜。

（六）护理及注意事项

1. 确保用药安全 在选择熏洗的中药时，对皮肤有刺激性或腐蚀性的药物不宜使用，如生半夏、鸦胆子等；作用峻猛或有毒性的药物，如乌头、附子等，应根据病情，严格控制用量、用法。未提及可内服的中药，一律禁口服，并且防止药液溅入口、眼、鼻中。

2. 注意药物煎煮方法 煎药的过程中，需注意不同的中药在煎煮方法上有一定的差别，鱼腥草、薄荷、荆芥、藿香、佩兰等宜后下，石决明、生附子、石膏等宜先煎，苍耳子、蒲黄、车前子等宜包煎，从而保证药物有效成份的析出。

3. 防止蒸汽走散 熏洗时，为避免药液蒸汽走散，要加盖被单，或用厚纸卷罩住患处和盛药液的器皿（如熏眼时）。

4. 保暖避风 熏洗治疗时，冬季应注意保暖，夏季要避免风吹。全身熏洗后，皮肤血管扩张，血液循环加速，全身温热出汗，必须待汗收，穿好衣服后再外出，以免感冒。

5. 温度适宜 熏洗的具体温度应按熏洗部位、病情及年龄等因素而定。一般以不烫为宜，不可太烫，以免发生皮肤烫伤。在熏洗过程中，药汤必须保持一定的温度，药汤不宜过冷，否则不利于药物吸收。如果药汤稍凉时，可再加热，使用持续温热的药液进行熏洗，疗效更佳。

6. 注意观察 尽管熏洗疗法安全方便，但在具体实施的过程中，应注意观察患者的病情是否有缓解。若治疗无效或病情加重，则应立即停止熏洗，并改用其他方法治疗。若患者出现皮肤过敏，应立即停止熏洗，并给予对症处理。

二、全身药浴法

（一）概述

全身药浴法是在中医整体观念指导下，根据辨证论治原则，选取适当的中草药，经加工制成中药浴液，进行全身性熏洗、浸渍的一种中药外治疗法。

（二）功效

通过药液浸泡，可起到疏通经络、活血化瘀、祛风散寒、清热解毒、消肿止痛、调整阴阳、调和脏腑、通行气血、濡养全身等治疗功效；此外还有祛斑养肤、健发美容、美腹瘦身、预防和养护的功效。

（三）适用范围

全身药浴适应范围较广，能治疗内、外、妇、骨伤、皮肤各科的多种疾病。可用于感冒、哮喘、支气管炎、水肿、失眠、皮肤瘙痒、慢性皮肤病、中风后遗症康复、关节疼痛、慢性腰腿痛、痛风、肩周炎、腰肌劳损、坐骨神经痛等妇科病证，如阴道炎、外阴瘙痒、带下病、宫颈炎、盆腔炎、子宫脱垂等。

（四）禁忌证

各种严重出血的患者及有出血倾向者；肾衰竭、心力衰竭、心肌梗死、肝坏死等各种危重患者；急性传染病、外科急症患者；妊娠及月经期的妇女禁用药浴。

（五）操作方法

将所选中药加水煎煮后的药液倒入容器（浴盆或浴池）中，先在盆内放一小木凳，高出液面10cm左右，令患者坐在小木凳上面，外罩塑料薄膜或布单，勿使热气外泄，使入浴者头部外露，进行熏疗。待药液不烫时，患者浸于药液内，再淋洗、浸渍全身，以汗出为度。熏洗疗法多用于全身疾病的治疗。

（六）护理及注意事项

（1）药浴前，用清水洗净全身皮肤，以免污染药液。药液温度应适度，保持在40℃～45℃之间，不宜过烫，以免烫伤皮肤。室温调节在20℃～22℃之间为宜，局部药浴时，应注意全身保暖，夏季防止出汗过多，冬季防止受凉。

（2）药浴后应卧床休息2小时。药浴后24小时避免着凉、摸凉，禁止生冷饮食，避免接触毒物。

（3）全身药浴后应慢慢从浴盆中起身，以免出现体位性低血压，造成一过性脑部缺血发生眩晕。

（4）洗浴时间不可太长，尤其是全身热水浴。一般每次30～40分钟，避免疲劳虚脱。由于汗出过多，体液丢失量大；皮肤血管充分扩张，体表血液量增多，可造成头部缺血而发生眩晕或晕厥。如一旦发生晕厥，应及时扶出浴盆，平卧在休息室床上，同时给患者喝些温白开水或温糖水，补充体液与能量。

（5）过饥、过饱，或极度疲劳、酒醉后不宜药浴。饭前、饭后半小时内不宜进行全身药浴。饭前药浴，由于肠胃空虚，洗浴时出汗过多，易造成虚脱。饭后立即药浴，可造成胃肠或内脏血液减少，血液趋向体表，不利消化，可引起胃肠不适，甚至恶心呕吐。

（6）临睡前不宜进行全身药浴，以免兴奋，影响睡眠。

（7）因药浴引起皮肤过敏，应立即停止药浴。

（8）外用药浴不可内服，可以重复使用。用时可加温，一剂药可使用数次，一般冬季一剂药可用5～7日，夏季可用2～3日。

三、坐浴法

（一）概述

坐浴法又分为普通热水坐浴和中药坐浴。普通热水坐浴法是指通过水的温热和理疗作用，改善局部血液循环，促进气血运行、疏通经络、活血化瘀等，从而起到防病及自我保健作用。

中药坐浴法是指选择适当的中草药煎水后进行坐浴，药液及蒸发的热气透过皮肤毛孔、穴位吸收进入体内发挥药效的治疗作用，从而起到防病治病的功效。

（二）适用范围

坐浴主要适用于男女泌尿生殖系统的疾病。如痔疮、肛周脓肿、内痔便血、肛裂、肛门湿疹、脱肛、血栓性外痔、尿潴留、前列腺疾病、阴痒、子宫脱垂、各种细菌性阴道炎等。

（三）禁忌证

妇女月经期和妊娠期禁用坐浴法。

（四）操作方法

将所选中药加水煎煮后，去渣，趁热将药液倒进坐浴盆中，先熏蒸，待药液温度适宜后，浸洗肛门或阴部。药液温度以38℃～42℃为宜。一般每天熏洗1～2次，每次20～30分钟。其疗程视疾病而定，以病愈为准。

（五）护理及注意事项

（1）冬季坐浴的时候，应该注意保暖，夏季要避风。

（2）夏季要当日煎汤当日使用，药汤不要过夜，以免发霉变质，影响治疗效果和产生不良反应。

（3）坐浴前，让患者排空二便。准备好坐浴盆、横木架或坐浴椅、毛巾。

（4）坐浴时，水温保持在38℃～42℃之间，因为此间的坐浴效果最好。温水坐浴的时候可以加热水，但中药坐浴加水会稀释药液，从而影响效果，有条件可选用加热恒温坐浴盆坐浴。

（5）老年人坐浴时，需要有人陪伴，因为老年人长时间下蹲，脑部容易缺血，造成晕倒等危险。尽量选择免蹲坐浴盆，可直接放在马桶上，和日常上厕所一样。

（6）孕妇、产妇坐浴，孕妇以清洁下身为主，不可长时间坐浴；顺产的产妇十天后即可坐浴，剖腹产需等到半个月之后再行坐浴。坐浴时选择免蹲坐浴盆，防止挤压胎儿或再次造成会阴撕裂。

（7）男性坐浴时，可选择专业前列腺坐浴盆，此盆有睾丸保护器，可对男性前列腺保护，不会因为坐浴造成副反应。

（8）痔疮坐浴时，坐浴时间为30分钟，或者直到有便意为止。

（8）坐浴后应用干而柔软的毛巾擦干，先擦前阴（外生殖器、股上部），后擦臀部，最后擦肛门，更换干净的内裤。

（10）坐浴的毛巾要专人专用，巾、盆宜放在阴凉通风处，并定期用肥皂洗净，在烈日下暴晒或消毒，避免交叉感染。

四、热熨法

（一）概述

热熨法是将药物炒热或蒸热，用布包裹放置身体局部来回移动或反复旋转按摩，或将药物粗末、泥糊、药饼、药膏直接放置患处，然后用器具在药上加热，用以治疗疾病的一种外治方法。热熨法最初起源于原始时代的烘火取暖，之后又加用药物，逐渐形成比较完整的治疗方法。

（二）功效

热熨法主要是利用药物的温热功效和外加热力，将药性由表达里，通过皮毛腠理，刺激局部经络穴位，内达脏腑，疏通经络，达到温中散寒，畅通气机，行气活血，祛湿散寒，镇痛消肿，调整脏腑阴阳，从而达到治病、防病、保健的目的。

（三）适用范围

（1）热熨法最常用于各种痛证，如胃痛、腹痛、腰背痛、痹证、痛经等。如果患者的疼痛是以冷痛、喜按为主，则本法更为适宜。

（2）对风湿、扭挫伤引起的肿痛，热熨法有消肿止痛的效果。

（3）对受寒引起的呕吐、腹泻，脾胃虚弱引起的消化不良等有缓解的作用。

（4）久行或劳累之后，双腿酸软、腰背不适，热熨之后，可迅速消除疲劳，并产生舒适、轻松的感觉。

（四）禁忌证

各种原因所致的高热、急性炎症等实热证；各种急、慢性出血性疾病；癌瘤、局部皮肤溃烂、皮肤炎症或湿疹、皮肤过敏，以及孕妇腹部和腰骶部均禁用本法；高血压、心脏病患者慎用。

（五）分类及操作方法

由于热熨法操作简单，方便有效，可根据病情及实际操作灵活选取热熨的材料。尽管热熨的选材千变万化，但治疗的原理都是一致的。现根据热熨法所选的材料有以下分类：

1. 药熨法 根据所用药物的剂型种类分为药散熨法、药饼熨法、药膏熨法。

（1）药散熨法 将选定的药物碾成粗末，鲜品捣烂。放入锅内文火煸炒至烫手取出，装入布袋熨烫局部；或先装入布袋，吐火蒸热取出，趁热把药包放在治疗部位上熨烫；或将药物研成细末，用布包裹或直接将药末撒于穴位或患处，用熨斗、热水袋、烫壶或炒热的盐、沙、麦麸等布包后置于药末上面热熨。

（2）药饼熨法 将选定的药物研为细末，根据病情选取糊、水、酒、醋等制成大小厚薄不等的药饼，放于治疗部位，其上覆布，用熨斗、热水袋、水壶、玻璃瓶或将盐、沙、麦麸等炒热布包后置于药饼上面热熨。

（3）药膏熨法 将选定的药物研成细末，加入饴糖、黄蜡等赋形剂调成厚薄适度的药膏，于火上烘热，趁热贴于治疗部位；或将药膏涂于治疗部位，再以熨斗、热水袋或炒热的盐、沙、麦麸布等布包后置于药膏上面热熨。

药熨法在临床中最常用。药物可以是治疗该病的内服药，也可以是服剩的药渣。多选用气味辛香雄烈之品，加热后较易透入皮肤而发挥温热和药效的双重作用。根据所用药物的不同，可有单味药物法如吴茱萸熨、生姜熨、葱白熨、菊花熨等，复方药熨法如平胃散熨等。药熨法多用于因风、寒、湿、痰浊、瘀血、脏腑气血亏虚、经络闭阻不通导致的各种病症。

2. 水熨法 此法最为简便，即用热水袋或玻璃瓶盛热水，外裹毛巾，以适宜的热度直接在穴位或患处进行热熨，持续30～60分钟。凡适合热熨法的疾病均可用此法。

3. 卵石熨 先准备两个椭圆并尽可能是柱形的鹅卵石，洗净，放于铁锅中加沙炒热。待卵石发烫后，取出裹上纱布，置之患处，上下滚动。此法不仅有热熨刺激，而且滚动中还有按摩的功效。对寒湿引起的腰腿痛，中寒食滞引起的胃病、腹痛，疗效颇佳。胃腹部治疗应注意由上向下滚动，匀和用力。两个卵石可轮换加热使用，以免冷却。

（六）护理及注意事项

（1）热熨法一般需要暴露体表，故操作时应注意室温，注意避风，预防风寒感冒。尤其是寒冷季节，更应注意保暖。

（2）热熨的温度以患者能耐受为度，不宜过高，每次15～30分钟，每天1～2次，热熨过程中，注意观察皮肤变化，以免烫伤皮肤。

（3）有高血压、心脏病的患者，应当逐渐加温，剧热易致病情加剧。

（4）根据病情需要，选取舒适治疗体位。治疗头面、颈、肩部，可取端坐位；治疗胸腹部，可取仰卧位；治疗颈、背、腰、臀部，可取俯卧位。

（5）操作过程中，要经常检查熨包的温度。熨包冷却后应立即更换或加热，还需注意熨包是否破漏，患者的皮肤有无潮红、水泡等。若患者烫伤，应立即停止热熨，局部涂以烫伤的药物。并询问患者是否有头晕、恶心、心悸、心慌等感觉，如有不良反应，应立即停止治疗。

（6）热熨后当避风保暖，静卧休息，无不良反应方可离开。

（7）嘱患者热熨治疗后避免过度疲劳，饮食宜清淡。

五、中药保留灌肠法

（一）概述

中药保留灌肠法又称肛肠纳药法，是将中药煎剂或掺入散剂，从肛门灌入，保留在直肠结肠内，通过肠黏膜吸收治疗疾病的一种方法。临床常用的中药保留灌肠操作分为直肠注入法和直肠滴注法。

（二）功效

中药保留灌肠法具有清热解毒、软坚散结、活血化瘀等作用。中医学认为，大肠具有传化糟粕，吸收水液的功能。由于肺与大肠通过经络构成表里关系，药物自大肠吸收入体内，通过经络归于肺，经肺朝百脉、宣发肃降，将药物输布于五脏六腑、四肢百骸，从而达到整体治疗作用。若病位在肠腑、盆腔等邻近部位，灌肠疗法可使药物直达病所，充分发挥局部疗效。

（三）适用范围

不能口服中药的患者；肠道的局部疾病，如痔疮、便血、直肠息肉、慢性结肠炎、急、慢性肠道感染、痢疾、溃疡性结肠炎、肠梗阻等；直肠邻近组织、器官的疾病，如慢性盆腔炎、前列腺炎、前列腺增生等；全身性疾病，如发热、呕吐、癫狂、惊厥、颅内压增高及肾功能衰竭等。

（四）禁忌证

腹泻，肛门、直肠、结肠等肠道手术后的患者，排便失禁的患者，急腹症患者均禁用此法治疗。孕妇慎用。

（五）物品准备

1. 中药煎煮　加水超过中药药面后先浸泡40分钟，然后大火烧开，小火煎40分钟，倒入溶器中，为第一煎；再加水满过药面，大火烧开后，小火煎30分钟，再将药液倒入同一溶器中，为第二煎，两次药液混合后作为灌肠药液备用。

2. 物品准备　灌肠筒或输液器一套、量杯、50ml注射器、弯盘内放置消毒钢管（14～16号）、温开水、水温计、石蜡油、橡胶单、治疗巾、棉签、卫生纸、便盆、止血钳、输液架等。按医嘱准备好中药汤剂150ml。

（六）操作方法

1. 直肠注入法

（1）备齐用物携至床前，嘱患者排空大、小便。

（2）测量药液温度，39℃～41℃，用注射器抽取药液备用。

（3）协助患者摆好体位，根据病变部位取左侧或右侧卧位，臀下垫橡胶单和治疗巾，并用小枕抬高臀部10cm左右，暴露肛门，注意保暖。

（4）润滑肛管前端，与注射器连接，排气后夹紧肛管，轻轻插入肛门约10～15cm，缓缓推注药液150ml左右，药液注完后再注入温开水5～10ml，然后轻轻拔出。

（5）用卫生纸轻轻揉擦肛门，嘱患者尽量保留药液至少1小时以上，并协助取舒适卧位。

（6）整理用物，用物按消毒原则处理，洗手，记录。

2. 直肠滴注法

（1）备齐用物携至床前，嘱患者排空大、小便。

（2）测量药液温度，39℃～41℃，倒入输液袋内，挂在输液架上或挂衣架上，液面距肛门约30～40cm。

（3）协助患者摆好体位，根据病变部位取左侧或右侧卧位，臀下垫橡胶单和治疗巾，并用小枕抬高臀部10cm左右，暴露肛门，注意保暖。

（4）润滑肛管前端，与输液器连接，排气后夹紧输液管，轻轻插入肛门约10～15cm，用胶布固定，松开开关，调节滴速，每分钟60～80滴。

（5）待药液滴完时夹紧输液管或灌肠筒的连管，拔出肛管放入盘中。用卫生纸轻揉肛门，协助患者取舒适卧位，嘱患者尽量保留药液1晚，臀部小枕可1小时后再撤去。

（6）整理用物，用物按消毒原则处理，洗手，记录。

（七）护理及注意事项

（1）灌肠前应了解病变部位，以便掌握灌肠的卧位和肛管插入的深度。肛管要细，插入要深，压力要低，药量要少。

（2）灌肠前嘱患者排尿、排便。

（3）药液温度应保持在39℃～41℃，过低可使肠蠕动加强，腹痛加剧，过高则引起肠粘膜烫伤或肠管扩张，产生强烈便意，致使药液在肠道内停留时间短、吸收少、效果差。

（4）为使药液能在肠道内尽量多保留一段时间，灌入药液一次不应超过200ml，可在晚间睡前灌肠，灌肠后不再下床活动，以提高疗效。

（5）灌肠液的多少及保留时间长短亦需根据病情而定。如尿毒症一般约为200～500ml，保留2～3小时；低位肠梗阻一般约500ml，保留1～2小时；溃疡性结肠炎一般约

30～100ml，保留4～8小时。

（6）严密观察患者的生命体征以及腹部情况，患者一旦出现脉速、面色苍白、剧烈腹痛、心慌气促等症状，可能发生了肠道剧烈痉挛或出血，应立即停止灌肠并嘱患者平卧，同时报告医生，采取急救措施。

六、敷药法

（一）概述

敷药法是指将中草药切碎、捣烂，或将中药粉末加赋形剂调匀成糊状，敷于患处或穴位的方法称敷药法。

（二）功效

敷药法因所敷的药物不同，分别具有舒筋活络、消肿止痛、活血化瘀、清热解毒、拔毒等功效。

（三）适用范围

敷药法应用广泛，主要应用于外科、骨伤、内科慢性疾病等。临床中，根据医嘱不同，选择不同。

（1）软组织损伤的患者敷活血化瘀类中药，如活血散。

（2）疮疡、疖肿、丹毒等可外敷清热解毒、拔毒消肿的四黄膏、玉露膏等。

（3）患者二度褥疮可外敷生肌玉红膏；患者三度褥疮可外敷橡皮生肌膏，以拔毒生肌。

（4）乳痈、腮腺炎的患者可外敷如意金黄膏。

（5）慢性气管炎、哮喘的患者可在肺俞、心俞、膈俞、天突、膻中等穴，外敷哮喘膏。

（四）禁忌证

皮肤过敏者慎用。

（五）物品准备

治疗盘，棉纸或薄胶纸，药膏，油膏刀，无菌棉垫或纱布，胶布或绷带（需临时调配药物，备治疗碗、麻油或饴糖、清水、蜜、醋、凡士林等，敷新鲜中草药时需备乳钵），压舌板，盐水，棉球，必要时备屏风。

（六）操作方法

（1）根据敷药部位，患者取适宜体位，充分暴露患处。

（2）敷药局部作清洁处理。取下原敷料，以盐水棉球擦洗皮肤上的药迹，观察局部皮肤情况及敷药结果。

（3）需临时调制药膏时，将中药粉末倒入碗内，根据需要，用水或饴糖、麻油、蜜、凡士林等调和成稠度适宜的糊状，新鲜中草药需洗净后置乳钵内捣烂。

（4）根据敷药面积，取大小合适的棉纸或薄胶纸，用油膏刀将药膏均匀地平铺于棉纸上，厚薄适中，并在药膏上面加一大小相等的棉纸或纱布。

（5）将已摊好药膏的棉纸四周反折后敷于患处，加覆敷料或棉垫，以胶布或绷带固定。

（七）护理及注意事项

（1）调制的药物须干湿适中，厚薄均匀，根据药物作用，决定敷药厚薄，如消散药膏宜厚，创面生肌药膏宜薄，一般以0.2～0.3cm为宜，大小须超出病变处1～2cm为度，对皮肤有腐蚀的药物应限于病变部位以内。

（2）对初起有脓头或成脓阶段的肿疡，宜中间留空隙，围敷四周。

（3）乳痈敷药时，可在敷料上剪孔或剪一缺口，使乳头露出，以免脓汁溢出污染敷料及衣被。

（4）用水或醋调制的药物，容易干燥，干燥时可取下敷料加水或醋湿润后再敷，亦可将药物刮下，加水或醋重新调制再敷，一般2～3天后更换一次，亦有敷数小时即取下，如哮喘膏。

（5）饴糖调制的药物，夏天易发酵，可每日更换药物或加适量防腐剂。

（6）敷药后应询问患者有无瘙痒难忍感觉，并观察局部有无皮疹、瘙痒、水泡等过敏现象，若有过敏反应，应停止敷药，并报告医生，及时处理。

目标检测

选择题

A1/A2 型题

1. 从胸走手的经脉是
   A. 手三阴经　　B. 手三阳经
   C. 足三阳经　　D. 足三阴经
   E. 以上均不是
2. 任脉的基本功能是
   A. 调节十二经气血　　B. 主一身之阴阳
   C. 约束纵行诸经　　D. 总督诸阳
   E. 总任诸阴
3. 针刺得气的异常感觉是
   A. 胀　　B. 重
   C. 痛　　D. 麻
   E. 酸
4. 拔火罐法最为常用而又不易烫伤皮肤的方法是
   A. 闪火法　　B. 投火法
   C. 贴棉法　　D. 架火法
   E. 滴酒法
5. 下列哪项不是拔罐法的治疗作用
   A. 温经通络　　B. 散寒除湿
   C. 行气活血　　D. 补益气血
   E. 消肿止痛
6. 按摩介质不宜选用
   A. 葱姜水　　B. 麻油
   C. 红花油　　D. 酒精
   E. 松节油

7. 瘢痕灸是指下列哪种治法

A. 非化脓灸　　B. 化脓灸

C. 回旋灸　　D. 间接灸

E. 灯火灸

8. 捏法不适应

A. 头部　　B. 颈部

C. 额面部　　D. 四肢

E. 脊柱

9. 下列刮痧方向错误的是

A. 面部正中向两侧　　B. 下颌向外下

C. 背部由上向下　　D. 腹部由上向下

E. 四肢向末梢方向

10. 对刮痧补法操作描述正确的是

A. 刮板厚的一面对手掌　　B. 按压力度大

C. 速度慢、刺激轻　　D. 逆经络行走

E. 刮拭时间相对较短

11. 中药灌肠的药液温度控制在

A. 37℃ ~39℃　　B. 35℃ ~37℃

C. 38℃ ~42℃　　D. 39℃ ~41℃

E. 50℃ ~60℃

12. 坐浴法的禁忌证有

A. 月经期　　B. 脱肛

C. 便血　　D. 子宫脱垂

E. 痔疮

13. 患者有凝血功能异常，可选择下列哪项治疗方法

A. 热熨法　　B. 坐浴法

C. 放痧法　　D. 全身药浴

E. 刮痧疗法

14. 患者，女，52 岁，在针刺时突然出现胸闷、胸痛，咳嗽，重则呼吸困难，面色苍白，紫绀，则表示患者可能出现

A. 大出血　　B. 气胸

C. 血肿　　D. 断针

E. 晕针

15. 患者，女，28 岁。近日来食欲大增，饮食不节，导致食积胃脘，腹胀难忍而入院，作为一名护士，你认为下列哪种方法不适合该患者

A. 摩　　B. 捏

C. 推　　D. 揉

E. 抹

16. 患者，男，56 岁。失眠近两周，近日主诉头痛头晕渐重，护士为缓解其症状，自

印堂穴向两侧眉弓至太阳穴按摩，此法称为

A. 抹法　　B. 摩法

C. 揉法　　D. 一指禅推法

E. 拿法

17. 患者，男，64 岁。腰部冷痛 7 年，时痛时止，转侧不利，天气变化症状加重，腰部热敷后感到舒适，腰椎 X 线检查未见明显异常。穴取肾俞、大肠俞、大椎、风门，进行单纯拔罐法，下列有关拔罐的注意事项不正确的是

A. 病室温度适宜，避免直接吹风，防止受凉

B. 拔罐时动作要稳、准、慢

C. 拔罐中应注意询问患者的感觉，观察局部情况

D. 拔罐时应取合理、舒适的体位

E. 拔罐过程中，体位切勿移动，以免火罐脱落

18. 王某，女性，45 岁，早晨起床后感觉颈后部，上背部疼痛不适，以左侧明显。颈项活动不利，不能自由旋转，头部强直于异常位置，使头偏向病侧。检查时颈部肌肉有触痛、浅层肌肉有痉挛、僵硬，触之有“条索感”。最适宜选下列哪种方法治疗

A. 局部熏洗　　B. 刮痧

C. 敷药法　　D. 热熨法

E. 针刺

19. 吴某，女性，18 岁，学生，昨夜因受凉后出现胃脘部疼痛不适，今日来医院就诊。最适宜选下列哪种方法治疗

A. 局部熏洗　　B. 刮痧

C. 敷药法　　D. 热熨法

E. 针刺

（经络腧穴概述：张亚军）

（针刺法、灸法：张亚军）

（拔罐、推拿：郭琳）

（刮痧、常用中药外治法：潘晓英）

扫码“练一练”

第十二章

常见病证辨证护理

学习目标

知识要点

1. 归纳内科常见病证的护理措施。
2. 说出妇科常见病证的护理措施。
3. 叙述儿科常见病证的护理措施

技能要点

能够应用所学知识对中医常见病证进行护理指导。

扫码"学一学"

第一节　内科常见病证辨证护理

一、感冒

（一）概述

感冒是指以鼻塞流涕、头痛、咳嗽、恶寒发热、全身不适等为主要临床表现的一种外感病。一年四季均可发病，以冬春季节多见。时行感冒是指感冒在一个时期内广泛流行，症状多相类似。感冒因正气内虚，外感六淫和时行疫毒之邪乘虚而入肺卫，正邪相争而发病。现代医学中的上呼吸道感染、流行性感冒可参照本病辨证施护。

（二）辨证护理

1. 风寒感冒

【症状】恶寒重，发热轻，头痛，无汗，肢节酸痛，鼻塞，声重，时流清涕，咳嗽喉痒，痰稀薄色白，口不渴，舌苔薄白而润，脉浮或浮紧。

扫码"看一看"

【调护原则】辛温解表，宣肺散寒。

【护理措施】

（1）用药可选荆防败毒散，汤药宜温热服用，多饮热水和热粥，稍加衣被，助其发汗。

（2）保持室内空气新鲜温暖，切忌当风受凉。日常加强体育锻炼，增强体质，以御外邪。

（3）饮食宜清淡，多饮水，忌生冷、油腻等。可用生姜10g，葱白3根，红糖适量，煎汤热服，以助发散风寒。

（4）针刺肺俞、中府、尺泽、合谷穴，用泻法；时行感冒应注意隔离。

2. 风热感冒

【症状】身热，汗出，微恶风，头痛，咳嗽痰黄，咽喉红肿疼痛，鼻塞，流黄浊涕，口渴欲饮，舌苔薄白或微黄，舌边尖红，脉浮数。

【调护原则】辛凉解表，宣肺清热 。

【护理措施】

（1）用药可选银翘散，汤药宜短时煎煮，香气大出即停煎；感冒流行期间，可用贯众15g，板蓝根30g水煎服，或贯众15g，泡水代茶饮，连用2～3日。

（2）保持空气新鲜，生活规律，起居有常，注意气候变化，适时增减衣服。

（3）饮食宜清淡、凉润，应多饮水，多食用新鲜蔬菜水果，忌辛辣、油腻之品。

（4）针刺风池、合谷、大椎、身柱、外关、曲池、少商（刺出血），用泻法。

3. 暑湿感冒

【症状】身热，微恶寒，汗少，肢体酸重或疼痛，头昏重胀痛，咳嗽痰黏，鼻流浊涕，心烦，或口中黏腻，渴不多饮，胸闷泛恶，小便短赤，舌苔薄黄而腻，脉濡数。

【调护原则】清暑、祛湿、解表 。

【护理措施】

（1）用药可选新加香薷饮；呕恶患者，服药宜频而少量分服；夏月暑湿当令，可用藿香、佩兰各5g，薄荷2g，水煎服。

（2）保持空气新鲜，生活规律，注意防暑降温。

（3）饮食宜清淡易消化，多食清热解暑之品，如西瓜、绿豆汤、薏米粥等，忌食生冷、甜、油腻、煎炸之品。

（4）身疼痛较重者，可用刮痧疗法。

4. 气虚感冒

【症状】恶寒较甚，发热，肢体倦怠乏力，咳嗽，咯痰清稀，舌淡苔白，脉浮而无力。

【调护原则】益气解表。

【护理措施】

（1）用药可选参苏饮；平时常服参苓白术散，以健脾补肺。

（2）注意休息，生活起居要有规律，劳逸适度。

（3）饮食宜选用易于消化吸收、补脾益气的食物，如山药粥、黄芪粥、红枣等。

（4）艾灸足三里、关元等腧穴，增强抗病能力。

5. 阴虚感冒

【症状】发热，手足心热，鼻塞流涕，微恶风寒，少汗，心烦，口干，干咳痰少，舌红少苔，脉细数。

【调护原则】滋阴解表。

【护理措施】

（1）用药可选加减葳蕤汤，服药后要观察汗出情况，微汗即可。

（2）注意休息，生活起居要有规律，舒畅情志。

（3）饮食宜甲鱼、银耳、海参等清补之品，忌食辛辣、烟酒。

（4）按摩法，如按压风池、迎香、合谷等穴，以疏通肺气。

二、咳嗽

（一）概述

咳嗽是指以外感或内伤，肺失宣降，气逆于上，发出咳声为主要临床表现的一种病证。多因外感六淫外邪入侵肺系或脏腑功能失调、内邪干肺所致。西医学中的上呼吸道感染、支气管炎、支气管扩张、肺炎、肺结核等，可参照本病证辨证施护。

（二）辨证护理

1. 风寒袭肺

【症状】咳嗽声重，咽痒，气急，痰色稀白，伴恶寒发热，鼻塞，清涕，头身疼痛，舌苔薄白，脉浮或浮紧。

【调护原则】疏风散寒，宣肺止咳。

【护理措施】

（1）用药可选三拗汤合止嗽散加减，煎汤热服，服药后饮热粥并盖被，以加强发散之力，祛邪外出。

（2）保持室内空气新鲜，温度适宜，切忌当风受凉，避免刺激性气体，戒烟。

（3）饮食以清淡、易于消化为原则，忌食生冷、油腻。

（4）针刺肺俞、中府、尺泽、合谷穴，用泻法。

2. 风热犯肺

【症状】咳频气粗，咽干而痛，咯痰不爽，痰色黄稠，伴头痛、身热，口渴、汗出，舌苔薄黄，脉浮数。

【调护原则】疏风清热，宣肺止咳。

【护理措施】

（1）用药可选桑菊饮，汤药宜轻煎温服；或川贝母10g，梨1个，煮水饮服。

（2）保持室内空气清新；生活起居要有规律。

（3）饮食清淡、易消化，忌食辛辣、羊肉、油腻、刺激性食物；平时多饮水，以稀释痰液，易于咯出。

（4）发热时可配合针刺大椎、曲池、丰隆、肺俞穴等；高热患者可物理降温。

3. 风燥伤肺

【症状】咳嗽无痰，或痰少稠黏不易咯出，甚者痰中带血，咽喉干痛或痒，唇鼻干燥，伴头痛，鼻塞，口干，舌苔薄黄，舌红少津，脉浮数。

【调护原则】疏风清热，润肺止咳。

【护理措施】

（1）用药可选桑杏汤，汤药分多次频服，以滋润口咽部。

（2）室内空气宜湿润，空气流通，避免直接吹风，以免加重病情。

（3）多食藕或藕粉、梨、荸荠、西瓜、蜂蜜等清凉润肺食品。

4. 痰湿蕴肺

【症状】咳嗽痰多，痰出咳止，痰白而黏，伴胸脘满闷，呕恶，食少，困倦乏力，舌苔白腻，脉濡滑。

【调护原则】健脾燥湿，化痰止嗽 。

【护理措施】

（1）用药可选二陈汤合三子养亲汤，汤剂温服。

（2）注意劳逸结合，不宜思虑过度，以免伤脾生痰。

（3）饮食宜清淡，宜用健脾化痰之食疗方，如薏米粥、山药粥、橘红糕等；或食用莱菔、柑橘、梨、枇杷、百合等有健脾燥湿、降气化痰作用的食品；忌用烟酒、辛辣、肥腻等助湿生痰之物。

（4）针刺法，取肺俞、太渊、脾俞、太白、丰隆，用平补平泻法。

5. 肺阴亏耗

【症状】干咳无痰，或痰少而粘，或痰中夹血，口干咽燥，午后及夜晚咳剧，伴潮热，颧红，手足心热，消瘦，盗汗，舌红少苔，脉细数。

【调护原则】滋阴润肺，化痰止咳。

【护理措施】

（1）用药可选沙参麦冬汤。

（2）室内宜湿润，温度适宜，空气清新，注意休息，可适当锻炼；应经常观察患者的体温和病情变化。

（3）饮食可选清凉滋润之品，如梨、枇杷、蜂蜜、甲鱼、木耳、鱼肚等，忌食辛辣、油腻、烟酒以防伤阴助火。

（4）针刺肺俞、膏肓、太溪、三阴交、足三里穴，用补法。

三、喘证

（一）概述

喘证是指以呼吸困难，甚至张口抬肩，鼻翼煽动，不能平卧为主要临床表现的一种病证。常因正气虚衰，复感外邪，或饮食劳倦，情志所伤而诱发；或因久病、劳欲导致体虚而作喘。西医学中的支气管哮喘、哮喘性支气管炎、肺气肿、肺心病等可按本病证进行辨证施护。

（二）辨证护理

1. 风寒束肺

【症状】呼吸急促，胸部满闷，痰少而白，口不渴，兼恶寒、无汗，头身疼痛，苔薄白，脉沉紧或浮紧。

【调护原则】宣肺散寒，化痰平喘 。

【护理措施】

（1）用药可选华盖散，汤剂宜趁热服用。

（2）病室宜温暖，注意患者的防寒，适当添加御寒衣物。

（3）饮食忌生冷及甘肥、黏腻之品。

（4）针灸天突、列缺、膻中等穴，灸或温针。

2. 痰热壅肺

【症状】喘促气涌，胸胁胀满，咳痰色黄，黏浊稠厚，兼发热、汗出，口渴喜冷饮，便干尿赤，苔黄腻，脉滑数。

治则方药：清热化痰，宣肺定喘。

【护理措施】

（1）用药可选桑白皮汤，汤剂宜凉服。

（2）病室宜经常通风，温度不宜过高，保持一定湿度。

（3）饮食可选用梨、橘、蜂蜜等清润化痰、降气之品。

（4）针刺尺泽、列缺、天突、大柱，用泻法；咳痰不爽者可用蒸气吸入或雾化吸入。

3. 痰浊阻肺

【症状】喘而胸满窒闷，咳嗽痰多，痰白黏稠，咯吐不爽，伴呕恶纳呆，口黏不渴，苔白厚腻，脉滑。

【调护原则】化痰降气。

【护理措施】

（1）用药可选二陈汤合三子养亲汤；或用南星末或白芥子末适量加姜汁调敷足心，以温化寒痰。

（2）避免思虑、劳倦等伤脾因素。

（3）饮食宜清淡，忌食肥甘厚味以防助湿生痰。

（4）严密观察病情，病重、年老者要防止痰阻窒息，及时吸痰；咯痰不爽可用超声雾化吸入；出现紫绀时予吸氧。

4. 肺虚证

【症状】喘促气短，声低懒言，自汗怕风，易感冒，咯痰稀薄，倦怠乏力，食少便溏，舌苔薄白，脉细弱。

【调护原则】益气固表，健脾化痰。

【护理措施】

（1）用药可选补肺汤。

（2）肺虚卫外不固而易感受风寒，需注意起居，加强锻炼。

（3）饮食宜清淡可口，营养适当，以沙参、百合、山药、苡仁、扁豆等做粥食用，有益肺、健脾、化痰的功效。

（4）配合太极拳、气功等治疗。

5. 肾虚证

【症状】动则气喘，呼多吸少，腰酸腿软，畏寒肢冷，咳嗽少气，痰稀色白，舌胖苔白，脉沉细弱。

【调护原则】益肺、温肾、纳气。

【护理措施】

（1）用药可选金匮肾气丸合参蚧散。

（2）多休息，免劳累；动则喘甚者，卧床休息。

（3）饮食可用山药、扁豆、桑椹、核桃、莲子、黑木耳等做羹粥食用。

（4）配合太极拳、气功以提高肾肺功能；喘而汗出肢冷，烦躁，甚至神昏者，为喘脱，应报告医师积极救治。

四、头痛

（一）概述

头痛是指由外感或内伤所致的，以患者自觉头部疼痛为主要临床表现的一类疾病。外感头痛多由风、寒、湿、热等外邪侵袭所致；内伤头痛多因情志所伤、先天禀赋不足等营血亏虚、不能上荣于脑而致。现代医学中的感染性疾病、神经衰弱、偏头痛及血管神经性头痛等，均可参照本病辨证施护。

（二）辨证护理

1. 风寒头痛

【症状】头痛时作，痛连项背，恶风畏寒，肢节酸痛，口不渴，苔薄白，脉浮。

【调护原则】疏散风寒。

【护理措施】

（1）用药可选川芎茶调散，汤药不宜久煎，煎后茶调，趁热内服，服后覆被助汗以驱邪外出。

（2）病室宜温暖，注意防寒保暖。

（3）忌生冷、瓜果，宜进温热、易消化食物；可用葱白、生姜、红糖泡水饮，有祛散风寒的功效。

（4）针刺百会、印堂、太阳、头维、阳白、合谷、风池、外关，用写法；灸大椎。

2. 风热上扰

【症状】头胀且痛，甚则头痛如裂，恶热怕风，面红，目赤，口渴饮冷，便秘，溲黄，舌红，苔黄，脉弦数。

【调护原则】疏风清热。

【护理措施】

（1）用药可选芎芷石膏汤，汤药煎后温服。

（2）生活起居规律，注重劳逸结合；保持良好的精神状态。

（3）饮食护理饮食宜清淡爽口，可饮清凉饮料，多吃水果，避免浓茶、咖啡，戒烟酒。

（4）针刺百会、印堂、太阳、头维、阳白、合谷、风池、曲池，用写法。

3. 风湿上犯

【症状】头痛如裹，肢体困重，胸闷纳呆，小便不利，大便溏垢，苔白腻，脉濡。

【调护原则】祛风胜湿。

【护理措施】

（1）用药可选羌活胜湿汤，汤药煎后温服；可用藿香、佩兰煎汤代茶饮。

（2）注意休息，保持环境安静。

（3）饮食清淡、易消化，忌食生冷、瓜果、粘甜、油腻之品。

（4）针刺百会、印堂、阳白、合谷、风池、曲池、丰隆、足三里，用写法。

4. 肝阳上亢

证候：头痛眩晕，烦躁易怒，夜寐不宁，面红，目赤，口苦，胁痛，苔薄黄，脉弦。

治则方药：平肝潜阳。

【护理措施】

（1）用药可选天麻钩藤饮，汤药煎后温服；日常可用菊花泡水饮用。

（2）注意休息，加强情志护理，关心体贴患者，消除精神负担，避免精神刺激。

（3）饮食清淡，忌食辛辣、咖啡、酒烟等物。

（4）可在阿是穴点刺出血。

5. 肾虚

【症状】头痛且空，腰膝酸软，神疲乏力，失眠健忘，头晕，耳鸣，遗精，带下，舌质红，脉沉细无力。

【调护原则】益精补肾。

【护理措施】

（1）用药可选大补元煎。

（2）慎于房事，勿过劳，保证足够睡眠时间。

（3）增加营养，多食补肾益精之品，如胡桃、黑芝麻、桑椹、紫河车、甲鱼、动物脊腔骨等。

（4）针刺百会、印堂、太阳、头维、气海、血海、足三里，用补法。

6. 血虚

【症状】头痛头晕，遇劳加剧，神疲乏力，失眠，心悸，面色苍白或萎黄，舌质淡，脉细弱。

【调护原则】养血益气。

【护理措施】

（1）用药可选加味四物汤。

（2）环境宜安静，注意休息，避免劳累或用脑过度，做到劳逸结合，以免诱发加剧。

（3）加强营养，多食血肉有情之品，如肉、蛋、肝、血之类；忌食辛辣、生冷、粘腻之品。

（4）针刺百会、印堂、太阳、头维、气海、血海、足三里，用补法。

7. 痰浊上逆

【症状】头痛如裹，昏沉重胀，胸脘满闷，呕恶痰涎，头晕目眩，舌苔白腻，脉弦滑。

【调护原则】化痰降逆。

【护理措施】

（1）用药可选半夏白术天麻汤；陈皮、生姜泡水饮有化痰作用。

（2）注意休息，保持环境安静；情绪舒畅，避免精神刺激；调起居，适寒温。

（3）饮食宜清淡、易于消化，忌甜黏、厚腻、酒烟等助湿生痰之品，可多食苡米、柑橘、萝卜、竹笋等。

（4）针刺百会、印堂、太阳、头维、丰隆、足三里，用泻法。

8. 瘀血阻络

【症状】头痛经久不愈，痛如锥刺，固定不移，舌质紫暗，脉细涩。

【调护原则】活血通窍。

【护理措施】

（1）用药可选通窍活血汤。

（2）注意休息，不宜用脑过度。

（3）饮食宜清淡、易于消化，忌甜黏、厚腻、生冷之品。

（4）新近颅脑外伤，需观察血压、瞳孔、呼吸、神志等变化。

五、胃痛

（一）概述

胃痛是指以上腹部近心窝处经常发生疼痛为主要临床表现的一种疾病，常伴有嗳气、泛恶、脘闷、大便不调等症状。多因寒邪客胃、饮食不节、情志不遂、劳倦久病导致胃气失和，气机不利，胃失濡养，不通则痛。现代医学中的急、慢性胃炎、胃及十二指肠溃疡、胆囊炎、胆石症、胃癌等疾患，均可参照本病辨证施护。

（二）辨证护理

1. 寒邪客胃

【症状】胃痛暴作，恶寒喜暖，得温痛减，遇寒疼痛加剧，口不渴，喜热饮，苔薄白，脉弦紧。

【调护原则】温中、散寒、止痛。

【护理措施】

（1）用药可选良附丸，汤剂宜饭前热服。

（2）慎风寒，免劳累；居室应温暖向阳，注意脘腹部保暖防寒。

（3）饮食宜软而热，忌生冷食品。

（4）温热疗法，如拔火罐、药熨、熏蒸；局部作热敷或艾灸中脘、足三里等穴。

2. 饮食停滞

【症状】胃痛胀满，厌食，嗳腐吞酸，呕吐不消化食物，吐后痛减，大便不爽，舌苔厚腻，脉滑。

【调护原则】消食导滞，和胃止痛。

【护理措施】

(1) 用药可选保和丸。

(2) 情绪乐观、开朗，保持精神舒畅。

(3) 适当控制饮食，或给予清淡流食，半流食；养成定时、定量的习惯；多食萝卜、金橘、苹果、山楂等有宽中理气作用之品。

(4) 按摩中脘、气海、关元、天枢、足三里、脾俞、胃俞、肝俞等穴；或顺时针方向按摩腹部。

3. 肝气犯胃

【症状】胃脘胀闷，连及两胁，胸闷、嗳气，善叹息，矢气则舒，常伴吞酸、呕吐，大便不畅，舌苔薄白，脉弦。

【调护原则】疏肝理气，和胃止痛。

【护理措施】

(1) 用药可选柴胡疏肝散，汤药宜温服；疼痛发作时，可用木香粉1.5g，元胡粉1g调服。

(2) 调摄精神，疏导情绪，保持心情舒畅。

(3) 少食生冷及甜黏食品；可食用大蒜、韭菜、香菇、萝卜、柑橘等有行气开胃作用的食品。

(4) 按摩中脘、气海、关元、天枢、足三里、脾俞、胃俞、肝俞、膻中、期门等穴。

4. 瘀血停滞

【症状】胃脘疼痛，如锥刺刀割，痛有定处而拒按，或有呕血、黑便，舌质紫暗有瘀斑，脉弦涩。

【调护原则】活血化瘀，理气止痛。

【护理措施】

(1) 用药可选失笑散合丹参饮。

(2) 消除紧张和恐惧心理，加强情志护理。

(3) 饮食应细、软、烂，以流质或半流质饮食；呕血、便血者应暂禁食。

(4) 按摩中脘、气海、关元、天枢、足三里、脾俞、胃俞、肝俞等穴。

5. 胃阴亏虚

【症状】胃脘灼痛，饥而不欲食，口燥咽干，五心烦热，消瘦乏力，大便秘结，舌红少津或剥脱无苔，脉细数。

【调护原则】养阴清热，和胃止痛 。

【护理措施】

(1) 用药可选一贯煎合芍药甘草汤。

(2) 病室应在阴面，环境要清静，避免噪音；重视调节情志，保持情绪稳定，减少发作机会。

（3）可多食润燥、生津之品，如雪梨、莲藕、荸荠、甘蔗、菠萝、百合、银耳、蜂蜜等，忌辛辣、煎炸、烟酒、浓茶及咖啡类刺激之品；便秘时可用番泻叶通便，或常服蜂蜜。

（4）不宜用温热疗法；可按摩腹部。

6. 脾胃虚寒

【症状】胃痛隐隐，喜暖喜按，空腹痛甚，得食痛减，遇寒发作或疼痛加重，泛吐清水，神疲纳差，四肢欠温，大便溏薄，舌淡，苔白，脉细弱或沉迟。

【调护原则】温胃散寒，健脾止痛。

【护理措施】

（1）用药可选黄芪建中汤，汤药水煎温服。

（2）病室应光线充足，加强防寒保暖。

（3）可多食有补中、益气、温胃作用的食品，如桂圆、大枣、扁豆、鸡蛋、瘦肉、黄鱼、鳝鱼、河虾、胡桃等。

（4）热敷、热熨胃脘部，或拔火罐；或按摩中脘、气海、关元、天枢、足三里、脾俞、胃俞、肝俞等穴。

六、腹痛

（一）概述

腹痛是指胃脘以下，耻骨毛际以上部位发生以疼痛为主要临床表现的一类病证。多因腹部气机阻滞，气血运行不畅，经脉痹阻，不通则痛；或经络失养，气血运行无力，不荣则痛。现代医学中的急性肠炎、急慢性阑尾炎、急性胰腺炎、膀胱炎、疝气等疾病，均可参照本病证辨证施护。

（二）辨证护理

1. 虚寒腹痛

【症状】腹痛绵绵，或拘引作痛，时作时止，喜热恶冷，痛时喜按，饥饿及疲劳后更甚，大便溏泄，神疲气短，畏寒肢冷，面色无华，舌淡，苔白，脉沉细。

【调护原则】甘温益气，助阳散寒 。

【护理措施】

（1）用药可选小建中汤，汤药水煎温服。

（2）病室应温暖向阳，注意腹部保暖。

（3）饮食以温热为宜，多选用温中益气之品，如羊肉、牛肉、山药、莲子、胡桃、龙眼、大枣、栗子、豆制品、乳类、蛋类等，忌食生冷、忌饮烈性酒；饥饿时疼痛者，可令其稍进热食或热饮，以缓解疼痛。

（4）采取热敷、葱熨、盐熨等法。

2. 气滞腹痛

【症状】脘腹胀满，走窜攻冲，痛引两胁或下连少腹，胸闷，嗳气，嗳气或矢气后痛减，恼怒则痛甚，舌苔薄白，脉弦。

【调护原则】 疏肝解郁，行气止痛。

【护理措施】

（1）用药可选柴胡疏肝散。

（2）注意室内安静，病室温度、湿度适宜；保持患者心情舒畅以减轻疼痛。

（3）饮食可用白萝卜、大蒜、韭菜、香菇、柑橘等有行气温中作用之品。

（4）按揉膻中、中脘、章门、肝俞、胆俞、膈俞等穴；或用火罐疗法。

3. 血瘀腹痛

【症状】 少腹刺痛而拒按，经久不愈，疼痛剧烈，痛处固定不移，舌质紫暗，或有瘀斑，脉弦或涩。

【调护原则】 活血化瘀，行气止痛。

【护理措施】

（1）用药可选少腹逐瘀汤；切不可滥用镇痛剂，如见腹痛呈进行性加剧，疼痛不止，全腹硬满拒按，并伴寒战、高热，或突然面色苍白、出冷汗、血压下降、四肢逆冷，脉微欲绝者，是为危险重症，应报告医生及时处理。

（2）解除恐惧、忧伤心理，消除紧张情绪。

（3）饮食以易消化之温性食品为主，或山楂、酒酿有行气活血功能的食物。

（4）按摩中脘、气海、天枢、足三里等穴。

4. 食滞腹痛

【症状】 脘腹胀满，疼痛拒按，厌食呕吐，嗳腐吞酸，或痛而欲泻，便后痛减，或大便秘结，舌苔厚腻，脉滑实。

【调护原则】 消食导滞，和胃止痛。

【护理措施】

（1）用药可选枳壳导滞丸。

（2）注意腹部保暖，避免外邪侵袭。

（3）严格控制饮食，腹痛严重者可暂禁食；嗳腐吞酸时口含生姜片或咸菜，可减轻症状；鼓励患者食用萝卜、橘子、苹果、山楂等有宽中理气消食之物。

（4）可用捏脊疗法，以促进胃肠功能，缓减腹痛。

七、呕吐

（一）概述

呕吐是指由于胃失和降，气逆于上，以致食物从口吐出为主要临床表现的一类病证。多因外邪、饮食、痰饮犯于胃腑，或脾胃虚弱、胃失温养；或胃阴亏虚，胃失濡润，均可导致胃失和降，胃气上逆而呕吐。现代医学中的肝、胆、胰、腹膜等消化器官疾病以及中枢神经系统疾病以呕吐为主症者，皆可参照本病证辨证施护。

（二）辨证护理

1. 外邪犯胃

【症状】 突然呕吐，恶寒发热，脘腹不适，舌苔白腻，脉缓。

【调护原则】解表和中，化湿止呕 。

【护理措施】

（1）用药可选藿香正气散，中药汤剂宜少量频服，温热服用。

（2）卧床休息，避免腹部受寒。

（3）饮食宜清淡易于消化；或生姜汁一汤匙，蜂蜜一盅，调匀后温服。

（4）在脊柱两侧刮痧，可缓解症状；或呕吐时，用掌心在患者胃脘部自上而下按摩或轻拍背部。

2，饮食停滞

【证候】呕吐酸腐，脘腹胀满，嗳气厌食，食后更甚，吐后症状减轻，大便臭秽或溏薄，舌苔厚腻，脉滑。

【调护原则】消食导滞，降逆止呕 。

【护理措施】

（1）用药可选保和丸，汤药宜饭后温服。

（2）注意休息，避免腹部受寒。

（3）平素饮食有节，不宜暴饮暴食；或适当控制饮食，必要时可禁食 12 ~24 小时。

（4）推拿揉按中脘、脾俞、足三里等穴。

3. 肝气犯胃

【症状】呕吐吞酸，嗳气频繁，胸闷胁痛，舌边红，苔薄腻，脉弦。

【调护原则】疏肝理气，降逆止呕 。

【护理措施】

（1）用药可选四逆散和半夏厚朴汤，汤剂稍凉后服用；亦可常服金橘饼或用佛手、陈皮各 15g 煎汤当茶饮。

（2）室温宜偏凉，光线宜柔和；重视情志护理，了解患者郁闷恼怒的原因，予以疏导。

（3）可用番茄、苦瓜、冬瓜、萝卜、雪梨、西瓜、金橘等疏肝理气的食物。

（4）针刺中脘、胃俞、内关、足三里、太冲、章门，用泻法。

4. 脾胃虚寒

【症状】饮食稍有不慎，即易呕吐，时作时止，气短懒言，倦怠乏力，口干而不欲饮，四肢不温，大便溏薄，舌质淡，脉濡弱。

【调护原则】温中健脾，和胃止呕。

【护理措施】

（1）用药可选理中汤，汤剂空腹热服。

（2）室温宜偏温，光线宜柔和；重视情志护理。

（3）宜少食多餐，饮食注意温热、细软；或可选用人参 3g，白茯苓 15g，生姜 5g，入粳米 100g，煮粥服食；或以蜂蜜 30g，姜汁一汤匙，调匀炖后温服。

（4）可热熨胃脘部，以助止呕。

5. 胃阴不足

【症状】呕吐反复发作，呕量不多，或仅吐涎沫，时作干呕，口燥咽干，饥而不欲食，舌红少津，脉细数。

【调护原则】益胃生津，和胃止呕 。

【护理措施】

（1）用药可选益胃汤，汤剂空腹时温服。

（2）室温宜偏凉，通风，光线宜柔和；加强情志护理。

（3）饮食宜细软多汁，少食多餐，禁食烟酒、辛辣等伤阴之品；多进滋阴之品，如牛奶、豆浆、淡水鱼类、鸭蛋、番茄等；或用鲜芦根30g、石斛10g煎汤代茶饮；或用银耳10g，百合30g，粳米适量，煮粥服食；亦可饮西瓜汁。

（4）针刺中脘、胃俞、内关、足三里，用补法。

八、泄泻

（一）概述

泄泻是指以排便增多，粪质稀薄或完谷不化，甚至泻出如水为主要临床表现的一类病证。本病一年四季皆可发生，以夏秋两季为多见。多因感受外邪、饮食所伤、情志失调、脾胃虚弱和肾阳虚衰导致脾胃受损，运化失司，升降失常，肠道分清泌浊、传导功能失司，水谷清浊相混而成。西医学中急、慢性肠炎、胃肠功能紊乱、过敏性结肠炎等，均可参照本病证辨证施护。

1. 实证

（1）寒湿泄泻

【症状】泄泻稀薄如水，腹痛肠鸣，脘腹胀满，或伴恶寒发热，肢体酸痛，不思饮食，口淡不渴，头痛，舌苔薄白，脉濡缓。

【调护原则】解表散寒，芳香化浊。

【护理措施】

①用药可选藿香正气散，汤药宜偏热服。

②病室宜温暖干燥，衣被要适度。

③饮食以细软、少渣、少油腻之流食或半流食，待泄泻缓解后再给予软食，并可多用炒米粉、炒面粉等食物，有助于燥湿止泻。

④葱熨、盐熨等疗法，有止痛、消胀、缓泻的作用。

（2）湿热泄泻

【症状】腹痛即泻，泻下急迫，泻如水样，粪色黄褐而臭，肛门灼热，心烦口渴，小便短赤，或有身热，舌苔黄腻，脉濡滑而数。

【调护原则】清热利湿。

【护理措施】

①用药可选葛根芩连汤或香连丸。

②病室宜凉爽干燥，空气新鲜，定时通风换气。

③饮食以清淡、细软为主；重症患者可鼓励多饮淡盐水或糖盐水，以补充津液；液脱

阴伤者可多给梨汁、荸荠汁、西瓜汁、藕汁，以增补津液，清热利湿；津脱阴伤严重时，应及时补液，注意随时观察病情变化。

④针刺神阙、天枢、大肠俞、合谷、下巨虚，用泻法。

（3）肝气乘脾

【症状】时有胸胁胀闷，嗳气，少食，每因恼怒、紧张等情绪波动而致腹痛泄泻，舌淡红，脉弦。

【调护原则】抑肝扶脾。

【护理措施】

①用药可选痛泻要方。

②解除诱发腹泻的精神因素，避免忧思恼怒，保持心情舒畅。

③以莱菔子10g，粳米适量，煮粥服用；或陈皮泡水代茶饮。

④按摩脾俞、胃俞、大肠俞、长强、肝俞、章门等穴。

（4）伤食泄泻

【症状】腹痛拒按，泻下臭如败卵，泻后痛减，脘腹胀满，嗳腐吞酸，不思饮食，舌苔厚腻，脉滑数。

【调护原则】消食导滞。

【护理措施】

①用药可选保和丸，或焦山楂15g，神曲12g，水煎服。

②病室宜整洁安静，光线宜柔和，温度、湿度适宜。

③可给山楂、萝卜、炒米粥、麦芽等饮食，忌油腻厚味；泄泻严重者，应严格控制饮食，甚至可禁食数小时至1日，待腹中宿食泻净，逐渐自流食开始，恢复进食，少食多餐，待病情好转后再增加食量。

④推拿揉按中脘、脾俞、足三里、天枢、大肠俞等穴。

2. 虚证

☞案 例

薛某，男，70岁。泄泻反复发作三年余，大便时溏时泻，稍食油腻则泄泻加剧，纳谷不香，脘腹胀闷，面色萎黄，体倦乏力，晨起面睑略浮。舌淡苔白，脉细弱。诊断为泄泻，如何对本案例患者实施护理措施？

（1）脾胃虚弱

【症状】大便溏薄，泄泻时作时止，完谷不化，食少纳呆，腹胀、腹痛，神疲倦怠，面色萎黄，舌淡，苔白，脉缓而弱。

【调护原则】补脾健胃。

【护理措施】

①用药可选参苓白术散。

②病室宜温暖、干燥、阳光充足；可适当锻炼，以增强体质。

③饮食以营养丰富、易消化为原则。多选用豆制品、鱼、蛋、奶等有补中健脾作用的食品；多食扁豆、番茄、栗子、桂圆、龙眼、苹果、大枣等有补中、益气、健脾功效的水果蔬菜；亦可多食用胡椒、姜等调味品。

④温热疗法，如艾灸、熨贴、热敷、拔罐等。

（2）脾肾阳虚

【症状】黎明泄泻，腹中隐痛，肠鸣即泻，泻后则安，或下利清谷，形寒肢冷，腰膝酸软，舌淡，苔白，脉沉细。

【调护原则】温肾健脾，固涩止泻。

【护理措施】

①用药可选四神丸合附子理中丸。

②病室应温暖向阳，通风良好；注意防寒，多加衣被，以免受凉；根据病情和患者的体力，鼓励适当的活动和锻炼。

③多食莲子粥、芡实粥；多选用有补中益气之食品，如胡桃、山药、狗肉、动物肾脏等，并可加胡椒、肉桂等调味。

④按摩脾俞、胃俞、大肠俞、肾俞、命门等穴。

九、黄疸

（一）概述

黄疸是指以目黄、身黄、小便黄为主要临床表现的一类疾病，其中以目睛黄染为主要特征。多因感受时邪、饮食所伤、脾胃虚寒、积聚日久致脾胃运化失健，肝胆疏泄失常，胆汁不循常道外溢肌肤而成。西医学中的急性传染性肝炎、肝硬化、胆道疾病、溶血性黄疸等出现黄疸者，均可参照本病证辨证施护。

（二）辨证护理

辨治黄疸分清寒热，热者清利，寒者温化。

1. 阳黄

（1）热重于湿

【症状】身目俱黄，黄色鲜明，发热口渴，或见腹部胀满，心中懊恼，恶心，口干苦，小便黄赤，大便秘结，舌苔黄腻，脉弦数。

【调护原则】清热利湿，解毒退黄。

【护理措施】

①用药可选茵陈蒿汤；或鲜田基黄 120g（或干品 60g），茵陈 30g，煎水代茶饮。

②卧床休息；对有传染性的患者，要严格执行隔离制度，按时消毒餐具、衣物和居室，并限制活动范围。

③饮食宜偏凉、清淡、易消化，可多食新鲜蔬菜、水果，多饮水，忌辛辣、海腥及烟酒；可用黄花菜根 30g，水煎服，每日一次；或栀子 5g，粳米 60g，煮粥服用。

④针刺阳陵泉、胆俞、太冲、内庭、内关，用泻法。

（2）湿重于热

【症状】身目皆黄，黄色不鲜明，头重身困，身热不扬，胸脘痞满，恶心呕吐，食欲减退，腹胀便溏，口中粘腻，舌苔厚腻，脉濡滑或滑缓。

【调护原则】利湿化浊，佐以清热。

【护理措施】

①用药可选茵陈五苓散。

②卧床休息。对有传染性的患者，要严格执行隔离制度。

③注意增加营养，多食瘦肉、禽、蛋类，以及西瓜、冬瓜、白菜、芹菜、莴苣、番茄、雪梨、柑橘、藕等水果蔬菜；食欲差者，给予山楂、菠萝、萝卜等食品助消化。

④针刺阳陵泉、胆俞、太冲、内庭，用泻法。

2. 阴黄

【症状】目肤色黄，黄色晦暗，或如烟熏，神疲乏力，畏寒肢冷，纳少，脘闷腹胀，大便溏薄，舌质淡，苔白腻，脉濡缓或沉迟。

【调护原则】温化寒湿，健脾和胃。

【护理措施】

（1）用药可选茵陈术附汤。

（2）病室宜温暖向阳，生活要有规律，注意饮食卫生，不可劳累过度。

（3）饮食以清淡、细软为佳，忌油腻，慎用荤腥，不宜饮酒，可食用扁豆、红枣、莲子、豆制品、牛乳等有补中益气作用的食物。

（4）针刺脾俞、足三里、三阴交、胆俞、气海，用平补平泻法，加灸。

3. 急黄

证候：病势迅猛，黄疸急速加深，黄色如金，高热，烦渴，胸腹胀满，恶心呕吐；神昏谵语，或有痉厥。邪入营血，则见鼻衄、齿衄、呕血、便血、或身有瘀斑等；可有腹水，嗜睡昏迷，舌质红绛，苔黄而燥，脉弦数或细数。

【调护原则】清热解毒，凉血开窍。

【护理措施】

（1）用药可选清开灵或犀角散。

（2）注意休息，重症患者应绝对卧床，直至黄疸基本消退，方可活动。

（3）高热、烦渴时给予梨汁、藕汁以清热生津；恶心呕吐或不思饮食者，应以静脉输入葡萄糖，强迫患者进流食，补充营养。

（4）积极中西医结合抢救治疗。

十、眩晕

（一）概述

眩晕是指临床上以眩晕不能站立为主要临床表现的一类病证。轻者转瞬即止；重者如坐舟车，头重脚轻，站立不稳，天旋地转，恶心呕吐，甚或面白、汗出、昏厥。多因肝阳上亢、上扰清窍；或痰湿停聚、痰浊上蒙清窍；或气血亏虚、肾精不足，脑海失养，发为眩晕。西医学中的脑血管疾病、体位性低血压、梅尼埃病、神经衰弱、更年期综合征等，均可参照本病辨证施护。

（二）辨证护理

1. 肝阳上亢

【症状】眩晕耳鸣，头痛且胀，恼怒加剧，性急易怒，面红，口苦，咽干，舌红，脉弦。

【调护原则】平肝潜阳，滋养肝肾。

【护理措施】

（1）用药可选天麻钩藤饮，汤药煎后温服；或可用菊花、枸杞子泡水饮。

（2）加强情志护理，避免精神刺激。定时观察神志、瞳孔变化，注意肢体有无麻木情况的出现。

（3）饮食宜清淡，可清蒸甲鱼以滋阴潜阳。

（4）针刺百会、风池、足三里、太冲、三阴交、肝俞、肾俞，用泻法。

2. 气血亏虚

【症状】眩晕，动转则甚，劳累易发，面色苍白或萎黄，唇甲无华，发枯不泽，心悸，少寐，神疲乏力，舌质淡，脉细弱。

【调护原则】益气、健脾、养血。

【护理措施】

（1）用药可选归脾汤；或服用紫河车粉。

（2）注意休息，劳逸结合，以免劳累诱发。

（3）饮食富有营养，宜食血肉有情之品，如蛋、肉、猪肝、猪血等；可食用党参粥、黄芪粥、苡米粥、莲子粥等以补益脾胃。

（4）针刺百会、风池、足三里、太冲、三阴交、肝俞、肾俞，用泻法。

3. 肾精不足

【症状】眩晕耳鸣，健忘失眠，腰酸腿软，遗精，带下，神疲乏力，脉沉细弱。阴虚者，兼有五心烦热，舌质红，脉细数。阳虚者，兼有四肢不温，喜暖畏冷，舌质淡，脉沉细弱。

【调护原则】阴虚者宜滋阴补肾；阳虚者宜温阳补肾。

【护理措施】

（1）肾阴虚者可选用左归丸，肾阳虚可选用右归丸。

（2）保持居处安静，避免噪声，注意休息，节欲慎房事。

（3）多吃补肾填精之品，如胡桃、黑芝麻、黑豆、百合、猪腰等；或可食清蒸甲鱼。

（4）针刺百会、风池、足三里、涌泉、翳风，用补法。

4. 痰浊上扰

【症状】眩晕，呕恶，头重昏蒙，胸脘满闷，食少，多寐，苔白腻，脉濡滑。

【调护原则】燥湿祛痰，健脾和胃。

【护理措施】

（1）用药可选半夏白术天麻汤；或生姜水加竹沥水饮用，有祛痰作用。

（2）加强体育锻炼，如进行慢跑、打太极拳等。

（3）饮食宜清淡素食，忌黏腻、油荤、生冷、酒烟等，以防助湿生痰；常食党参粥、苡米粥以健脾益胃；肥胖者节制食量，高血压者限制钠盐摄入。

（4）针刺百会、风池、足三里、丰隆、脾俞、内关、合谷，用平补平泻法。

十一、中风

（一）概述

中风是以突然昏仆，不省人事，伴有口眼㖞斜，语言不利，半身不遂，或不经昏仆而仅以㖞僻不遂为主要临床表现的一种疾病。多是在内伤积损基础上，复因劳欲过度、情志所伤、饮食不节、或外邪等触发。西医中的脑出血、脑血栓形成、脑栓塞、脑血管痉挛、蛛网膜下腔出血、面神经麻痹等，均可参照本病证辨证施护。

（二）辨证护理

辨治中风应分清中经络与中脏俯。中经络主要有风痰阻络、痰热腑实证；中脏俯有闭证与脱证。

1. 中经络

（1）风痰阻络

【症状】平素及发病前常有眩晕，肌肤不仁，手足麻木，突然口眼㖞斜，语言不利，口角流涎，或手足拘挛，或恶寒发热，肢体拘急，关节酸痛，舌苔薄白，脉弦滑或弦而浮细。

【调护原则】活血祛风，通经活络。

【护理措施】

①用药可选半夏白术天麻汤。

②保持环境安静，避免噪音和一切不良刺激；眩晕重者，宜卧床休息。

③饮食宜清淡、甘寒，多食绿豆、芹菜、冬瓜、黄瓜、梨等水果蔬菜。忌食羊肉、狗肉、韭菜、大蒜、葱等辛香走窜之品。

④配合一定的推拿按摩，促进气血流通。

（2）痰热腑实

【症状】突发半身不遂，口眼歪斜，舌强语謇或不语，偏身麻木，头晕目眩，痰多，腹胀便结，舌红，苔黄腻，脉滑数。

【调护原则】化痰、通腑、泄热。

【护理措施】

①用药可选星蒌承气汤。

②病室宜安静，空气宜新鲜，保持一定的温度、湿度，光线柔和，勿使风直吹患者；加强情志护理，保持情绪稳定，避免不良刺激，做好思想工作。

③饮食宜食藕、香菇、梨、桃等。忌食羊肉、牛肉、狗肉等。

④定时体检，及时治疗原发病，以预防中风发生。

2. 中脏腑

（1）闭证　突然昏仆，不省人事，牙关紧闭，口噤不开，两手紧握，大小便闭，肢体强痉。闭证又分成阳闭、阴闭两种。

【症状】阳闭除上述诸证外，兼面赤，身热，呼吸急促，口臭，气促，烦躁不安，大便燥结，唇舌色红，舌苔黄腻，脉弦滑而数；阴闭兼面白，唇暗，静卧不烦，四肢不温，痰涎壅盛，舌苔白腻，脉沉滑缓。

【调护原则】阳闭清肝息风，辛凉开窍；阴闭豁痰息风，辛温开窍。

【护理措施】

①阳闭可选用至宝丹或安宫牛黄丸，阴闭可选用苏合香丸；中药宜少量多次频服，根据病情亦可用吸管进药，或浓煎滴入，尽量防止呛咳，必要时采用鼻饲法。

②绝对卧床休息，勿随意变动体位。

③平时饮食宜食清淡易消化，忌肥甘厚味及辛辣刺激之品，禁烟酒。

④ 中脏腑昏迷者，须密切观察病情变化，注意面色、呼吸、瞳孔、脉象等变化；对强痉的肢体可轻轻按摩，以缓解肌肉的拘挛，注意保持患侧肢体的功能位置，防止发生患侧肢体受压、畸形。有昏迷、抽搐者，应加床档，防止坠床；头部稍垫高，翻身时尽量少动头部。长期卧床生活不能自理的患者，应按时进行口腔护理及皮肤护理；定时为患者翻身拍背，擦浴更衣、整理床铺等，预防发生褥疮。

（2）脱证

【症状】突然昏仆，不省人事，目合口张，鼻鼾息微，手撒肢冷，汗多不止，二便自遗，肢体软瘫，舌萎，脉微欲绝。

【调护原则】益气回阳，救阴固脱。

【护理措施】

①用药可选参附汤合生脉饮。

②绝对卧床休息，勿随意变动体位。平时保持心情舒畅，起居有常，劳逸结合。

③昏迷和吞咽困难者，可采用鼻饲法给流食，如混合奶、米汤、果汁、豆浆、菜汤、藕粉等。

④喉中痰鸣，头应侧向一方或侧卧位，并及时清除呼吸道异物，防止发生意外；若张口呼吸时，可用生理盐水浸湿沙布，覆盖口上，避免咽喉干燥和异物刺激；注意保暖，在护理中尽量减少掀动衣被和裸露肢体的时间，并随天气变化增减衣被和调节室内温度。

3. 后遗症

（1）半身不遂　半身不遂有气虚血滞证与肝阳上亢证。

【症状】气虚血滞证见半身不遂，肢软无力，语言謇涩，口眼㖞斜，面色萎黄或面色少华，患肢浮肿，舌质淡紫，舌体不正，苔薄白，脉细涩无力；肝阳上亢证见半身不遂，患侧僵硬拘挛，面红，耳鸣，头晕，头痛，烦躁易怒，舌红绛，苔薄黄，脉弦硬有力。

【调护原则】气虚血滞证以补气养血，通经活络；肝阳上亢证以通经活络。

【护理措施】

①气虚血滞证可选用补阳还五汤；肝阳上亢证可选用镇肝熄风汤。

②病室宜安静、整洁，空气新鲜、凉爽，光线柔和偏暗，避免噪音和一切不良刺激；应慎起居，避风寒，节制房事；逐渐增加活动量。

③气虚血滞证饮食应以滋补为主，酌情给予半流食或稀、软食品，少食多餐，进食不宜过快，可适当选用山楂、木耳、萝卜、玉米、花生、大枣等有补益作用的食品；肝阳上亢证忌甜腻、辛辣刺激等助火生痰之品，以清淡，少油腻、低糖、易消化的新鲜米面、蔬菜水果为主。

④配合按摩、梅花针等疗法，协助恢复功能；对已偏废的上肢应用三角巾吊起，防止脱臼；若患者上下眼睑闭合不全，应注意保护眼结膜。

（2）语言不利

【症状】舌强语謇，肢体麻木，失语，心悸气短，腰膝酸软，舌淡胖，苔薄白，脉弦细。

【调护原则】搜风化痰、行瘀通络。

【护理措施】

①用药可选解语丹。

②病室宜安静，空气新鲜，光线柔和，避免噪音和一切不良刺激；稳定患者情绪，避免情志刺激。

③冬麻子15g，水研取汁，薏苡仁30g（捣碎），粳米适量煮粥食用。

④加强语言功能锻炼，每日定时训练患者发音，由简到繁，贵在坚持。

（3）口眼㖞斜

【症状】口眼㖞斜，或伴口角抽搐，患侧眉低眼垂，表情淡漠，甚至咀嚼不利，口角流涎，舌质淡，苔白腻，脉弦滑。

【调护原则】祛风除痰，活血通络。

【护理措施】

（1）用药可选牵正散。

（2）病室宜安静，通风，避免噪音和一切不良刺激；稳定患者情绪，避免情志刺激。若口角流涎严重，或有咳呛时，应调节适当的卧位，如半卧位；平卧时将头侧向一边，防止发生窒息。

（3）注意营养，饮食应以滋补为主，酌情给予半流食或稀、软食品，少食多餐，进食不宜过快。

（4）可按摩地仓、颊车、下关、合谷、迎香、太阳、阳白、鱼腰、承泣、风池、昆仑等穴，以助患者康复。

十二、失眠

（一）概述

不寐是指因情志、饮食或禀赋体虚而致阴阳失调，气血失和，以经常不能正常睡眠为主要临床表现的一种病证，亦称不寐。多因情志失调、饮食不节、病后、年迈、禀赋不足，导致阳不入阴，心神不宁而成。西医学中的神经官能症、更年期综合征等出现不寐时，可参照本病证辨证施护。

（二）辨证护理

1. 肝郁化火

案例

江某某，女，25岁。1年前因事思虑过久，出现失眠多梦。经治疗时好时犯。近1个月来，每晚最多睡1个小时，再难入睡。心急心烦，纳呆，常有嗳气。有时头两侧掣痛，小便黄赤，尿时烧热，次数多。舌红苔黄腻，脉弦。诊断为失眠，如何对本案例患者实施护理措施？

【症状】心烦，不寐，性情急躁易怒，不思饮食，口渴喜饮，目赤，口苦，小便黄赤，大便秘结，舌红，苔黄，脉弦数。

【调护原则】清肝泻热，佐以安神。

【护理措施】

（1）用药可选龙胆泻肝汤，汤药宜温服。

（2）病室宜凉爽，光线柔和偏暗，空气流通，居住环境宁静；合理安排作息时间，养成良好的生活习惯；保持乐观的情绪，避免情志刺激。

（3）多食疏肝理气食物，如芹菜、蘑菇、柑橘、萝卜等。

2. 痰热内扰

【症状】心烦，不寐，多梦易醒，痰多胸闷，厌食嗳气，吞酸恶心，头重目眩，舌苔黄腻，脉滑数。

【调护原则】化痰清热，宁心安神。

【护理措施】

（1）用药可选黄连温胆汤，汤药应少量、多次分服。

（2）合理安排作息时间，保持居住环境安静；睡前不做剧烈运动。

（3）饮食清淡、易消化，忌辛辣、肥甘、醇酒等助湿生痰之品，食勿过饱；睡前不饮兴奋性饮料。

3. 心脾两虚

【症状】不易入睡，或多梦易醒，心悸健忘，头晕目眩，肢倦神疲，饮食无味，面色少华，舌淡，苔白，脉细弱。

【调护原则】补益心脾，养血安神。

【护理措施】

（1）用药可选归脾汤，汤药宜空腹温服。

（2）居住环境宜宁静，合理安排作息时间，养成良好的生活习惯。

（3）饮食清淡，富于营养，晚餐不宜过饱，不饮兴奋性饮料，忌食生冷、肥甘、粘腻之品，可多食莲子、山药、扁豆、大枣等食物。

（4）推拿疗法以按压印堂，开天门，指振太阳穴；或大鱼际进行额前按揉；捏拿攒竹、鱼腰、丝竹空。

4. 心胆气虚

【症状】虚烦不寐，胆怯易惊，惕惕不可终日，心悸，善太息，或面色不华，气短，乏力，舌淡，脉弦细。

【调护原则】益气镇惊，安神定志。

【护理措施】

（1）用药可选安神定志丸。

（2）睡前不做剧烈运动；居住环境要安静，减少噪音及其他突发性声响或异物刺激。

（3）饮食富于营养，可多食动物心脏，以及莲子粥，黄芪粥等。

（4）每晚临睡前可温水泡脚30分钟，揉双侧涌泉穴。

5. 心肾不交

【症状】心烦不寐，心悸不安，头晕目眩，耳鸣，腰膝酸软，潮热盗汗，五心烦热，口舌生疮，或梦遗、滑精，月经不调，舌红少苔，脉细数。

【调护原则】滋阴清热，交通心肾。

【护理措施】

（1）用药可选天王补心丹合黄连阿胶汤。

（2）合理安排作息时间，居住环境宜安静；劳逸结合，适当进行体育锻炼。

（3）多食新鲜水果蔬菜，如银耳、百合、甲鱼、海参等，忌辛温、香燥之品，不饮兴奋性饮料。

十三、心悸

（一）概述

心悸是指患者自觉心中悸动不安，甚则不能自主为主要临床表现的一种病证。是由多种因素导致气、血、阴、阳的亏虚造成心神失养，或痰火瘀血阻滞心脉导致心神不宁所引起。西医学中的各种心脏病、心肌炎、心律失常、甲状腺功能亢进症、神经官能症等，均可参照本病证辨证施护。

（二）辨证护理

1. 心神不宁

【症状】心悸善惊，坐卧不安，少寐，多梦，舌苔薄白，脉或结代。

【调护原则】镇惊定志，宁心安神。

【护理措施】

（1）用药可选安神定志丸。

（2）生活起居要有规律，经常进行体育锻炼；加强生活、精神护理。

（3）酸枣仁、红糖煎水饮，有养血、安神作用；饮食宜清淡，避免刺激性食物，戒烟酒、浓茶。

2. 心血不足

【症状】心悸，头晕，面色不华，失眠，健忘，倦怠乏力，舌质淡红，脉虚弱。

【调护原则】补血健脾，益气安神。

【护理措施】

（1）用药可选归脾汤。

（2）住室宜安静，以利患者休息。

（3）宜食赤豆、红枣、动物心脏等养血、补益心脾类食物，忌浓茶、辛辣等兴奋、动火、劫阴之品。

3. 阴虚火旺

证候：心悸不宁，心烦，少寐，头晕目眩，口干咽燥，手足心热或潮热，盗汗，腰酸，耳鸣，舌质红，脉细数。

【调护原则】滋阴降火，养心安神。

【护理措施】

（1）用药可选天王补心丹，汤药宜温服。

（2）居室要安静、清爽，以利患者休息；慎于房事。

（3）饮食宜清淡，富于营养，可饮用清凉性饮料，如乌梅汁、鲜生地汁等，龟、鳖清炖有滋阴潜阳功能，可经常食用。

4. 心阳不振

【症状】心悸不安，胸闷，气短，神疲乏力，面色苍白，形寒肢凉，舌质淡，脉虚弱或沉迟结代。

【调护原则】温阳益气，安神定悸。

【护理措施】

（1）用药可选桂枝甘草龙骨牡蛎汤合参附汤，煎后趁热服用。

（2）居室要温暖，空气要新鲜。

（3）饮食宜温热，忌食生冷，多食核桃仁等。

5. 水饮凌心

【症状】心悸，眩晕，胸脘满闷，形寒肢冷，小便短少，下肢浮肿，咳吐涎沫，舌苔白滑，脉弦或滑。

【调护原则】温阳利水。

【护理措施】

（1）用药可选苓桂术甘汤或真武汤，汤药宜浓煎，少量、多次热服。

（2）居室要温暖，向阳，空气要新鲜。

（3）浮肿者应忌食盐，限制饮水量，忌酸、甜、油腻及生冷饮食。

6. 心血瘀阻

【症状】心悸不安，胸闷心痛，唇甲青紫，舌质紫暗或有瘀斑，脉沉涩或结代。

【调护原则】活血、化瘀、通络。

【护理措施】

(1) 用药可选桃仁红花煎。

(2) 居室要温暖，空气要新鲜，以利患者休息；慎于房事；适当进行体育锻炼。

(3) 饮食予行气活血之品，如山楂，玫瑰花茶等。忌食煎炸、粗糙、硬固之品。

十四、水肿

（一）概述

水肿是指以体内水液潴留，泛滥肌肤，引起头面、四肢、胸腹部甚至全身浮肿为主要临床表现的一类病证。多因外感为风邪袭表、疮毒内侵、感受水湿；或饮食所伤、劳欲体虚致肺失通调，脾失转输，肾失开阖，三焦气化不利而成。西医学中的急、慢性肾小球肾炎、心源性水肿、肾源性水肿，营养障碍、内分泌失调等疾病所出现的水肿，可参照本病证辨证施护。

（二）辨证护理

1. 阳水

(1) 风水泛滥

【症状】眼睑浮肿，继则四肢及全身皆肿，肢节酸楚，小便不利，兼见恶风发热，咳嗽或咽部红肿疼痛，苔薄白，脉浮。

【调护原则】疏风解表，宣肺利水。

【护理措施】

①用药可选越婢加术汤。

② 慎起居，避免久居潮湿之地；注意防寒保暖；卧床休息，避免劳累。

③低盐饮食；白茅根 30g，或玉米须 15g 煎水代茶饮；鲜白茅根 100g 加水适量煎煮取汁去渣，加入赤小豆、粳米各适量煮粥食用。

④ 观察汗出情况及尿量变化。

(2) 水湿浸渍

【症状】全身水肿以腹部及下肢为主，按之没指，小便短少，胸闷纳呆，苔腻，脉濡。

【调护原则】健脾化湿，通阳利水。

【护理措施】

①用药可选五皮饮合胃苓汤。

②绝对卧床休息；病室应干燥清洁，光线充足。

③应予无盐饮食，肿势消退后，逐步改为低盐饮食，最后恢复普通饮食；忌食辛辣、烟酒等刺激性食品，多食滑利、渗湿食物，如菠菜、空心菜、冬瓜、西瓜、雪梨、荸荠、鲜藕汁等；或薏苡仁 30g，水煎成粥，加适量白糖食用。

④病情严重者取半卧位，适当抬高下肢，以减轻浮肿。

2. 阴水

(1) 脾阳虚弱

【症状】下肢浮肿较甚，按之凹陷不易恢复，脘闷腹胀，面色萎黄，神倦肢冷，纳呆便溏，小便短少，舌质淡，苔白腻，脉沉缓。

【调护原则】温运脾阳，利水渗湿。

【护理措施】

①用药可选实脾饮或附子理中汤。

②注意防寒保暖，适时增减衣服。

③饮食宜清淡、易消化而富于营养，如牛奶、豆浆、面条等；或以茯苓30g，山药30g煎取药汁，加粳米60g，煮粥食用。

④宜灸不宜针，可行温热疗法，如药熨、热敷等。

（2）肾阳虚衰

【症状】全身水肿，腰以下为甚，腰痛酸重，尿量减少，四肢厥冷，面色灰滞，苔白，脉沉细。

【调护原则】温肾助阳，化气行水。

【护理措施】

①用药可选济生肾气丸或真武汤。

②病室宜向阳，室温稍高，平时多加衣被，免受风寒。生活起居要有规律。

③ 严格控制水、盐摄入。宜温热食物，忌生冷瓜果，可常吃补中、益气、温阳之品，如扁豆、蚕豆、莲子、胡桃、大枣、蛋、鱼、牛羊肉等。

④注意病情变化，如有心悸、喘促、呕恶、尿闭等症，及时报告医生。

十五、消渴

（一）概论

案例

赵某，女，41岁。口渴多饮发作已3年，多食易饥，尿多，形体消瘦，大便干燥，舌苔黄，脉滑实有力。诊断为消渴，如何对本案例患者实施护理措施？

消渴是指以多饮、多食、多尿、形体消瘦，或尿有甜味为主要临床表现的一种疾病主要由于素体阴虚，复因饮食不节，情志失调，劳欲过度而作。西医学中的糖尿病等，可参照本病辨证施护。

（二）辨证护理

1. 肺热津伤（上消）

【症状】烦渴多饮，口干舌燥，尿频量多，舌边尖红，苔薄黄，脉洪数。

【调护原则】清热润肺，生津止渴。

【护理措施】

（1）用药可选消渴方。

（2）调节情志，避免心情烦躁恼怒，保持心情舒畅；注意适当的体育运动；定期检查空腹血糖，服用降糖药物，以防各种并发症。

（3）清淡饮食，适当控制食量，少吃面食，以米食为主，多食具有清热养阴生津的蔬菜，如苦瓜、菠菜、番茄、鱼等。忌辛辣食物及烟酒。少食多餐，控制食物、饮水总量的摄入。

（4）少用针刺法，可用灸法。

2. 胃热炽盛（中消）

【症状】多食易饥，口渴，尿多，形体消瘦，大便干燥，舌苔黄，脉滑实有力。

【调护原则】清胃泻火，养阴增液。

【护理措施】

（1）用药可选玉女煎。

（2）调节情志，避免心情烦躁恼怒，保持心情舒畅，适当运动。

（3）节制饮食，饥饿时可给黄豆、花生米嚼食，或给新鲜叶类蔬菜充饥。石斛15g，麦冬15g，泡水代茶饮。

（4）保持大便通畅；有疮疖、痈疡者应及时治疗。

3. 肾阴亏虚（下消）

【症状】尿频，尿多，混浊如脂膏，或尿甜，腰膝酸软，乏力，头晕，耳鸣，口干唇燥，皮肤干燥、瘙痒，舌红少苔，脉细数。

【调护原则】滋阴补肾，润燥止渴。

【护理措施】

（1）用药可选六味地黄丸。

（2）保持心情愉快，坚定治愈疾病的信心；注意生活起居，适当运动，避免过劳，节制房事。

（3）节制饮食，可给以猪胰、猪肾、黑豆等补肾之品，忌食辛辣、肥甘、醇酒等。

（4）可艾灸肾俞、关元、复溜、三阴交等穴。

4. 阴阳两虚（下消）

【症状】小便频数，混浊如膏，甚至饮一溲二，面容憔悴，耳轮干枯，腰膝酸软，四肢欠温，畏寒怕冷，男子阳痿，女子月经不调，舌淡，苔白而干，脉沉细无力。

【调护原则】温阳滋阴，补肾固精。

【护理措施】

（1）用药可选金匮肾气丸。

（2）减少活动，病重者应卧床休息，禁房事；保持心情舒畅，树立战胜疾病的信心。

（3）节制饮食，少吃面食，以米食为主，多吃蔬菜，少食多餐，控制食物、饮水总量的摄入。

（4）严密观察病情，防治水肿的发生；防止出现阴阳离绝等危重变证。

十六、痹证

（一）概论

痹证是指以关节、筋骨、肌肉发生疼痛、酸楚、麻木、重着、屈伸不利甚至关节红肿灼热为主要临床表现的一种疾病。是由外感病邪、正气不足，导致风、寒、湿、热、痰、瘀等邪气滞留肢体筋脉、关节、肌肉，经脉闭阻，不通则痛所致。现代医学中的风湿性关节炎、类风湿性关节炎、痛风、肩关节周围炎及增生性骨关节炎等，均可参照本病辨证施护。

（二）辨证护理

1. 行痹

【症状】肢体关节疼痛，游走不定，关节屈伸不利，或有恶寒发热，苔薄白，脉浮。

【调护原则】祛风通络，散寒利湿。

【护理措施】

（1）用药可选防风汤，中药煎后加少许黄酒，趁热服用。

（2）易于汗出者，避免感受风寒。

（3）饮食宜温热，忌寒凉、生冷、黏腻。可常吃养血、祛风食品，如桑椹、桑枝、蚕蛹、木瓜。

（4）可采用针灸、热敷、药敷、熏洗、中药离子导入等方法。

2. 痛痹

【症状】肢体、关节疼痛剧烈，痛有定处，遇寒加重，得热痛减，关节屈伸不利，苔薄白，脉弦紧。

【调护原则】散寒温经，祛风除湿。

【护理措施】

（1）用药可选乌头汤，汤药宜趁热服用，可加黄酒少许以温通经络。

（2）病室宜温暖向阳，适时增减衣被，注意防寒保暖；疼痛剧烈者，宜卧床休息；恢复期可下床活动，加强肢体锻炼。

（3）食忌生冷、瓜果，进食时饭菜要温热，汤菜中可加生姜、胡椒等调味品以温通经络。

（4）局部热敷及理疗，可以减轻疼痛。

3. 着痹

【症状】肢体、关节重着酸痛，痛有定处，活动不便，手足沉重，或有肌肤麻木不仁，关节肿胀，苔白腻，濡脉缓。

【调护原则】除湿通络，祛风散寒。

【护理措施】

（1）用药可选薏苡仁汤

（2）避免久居阴冷潮湿之地。病室宜温暖向阳，通风干燥，避免居处湿冷。多晒太阳，适度锻炼。

（3）忌食生冷瓜果和黏腻之物，常吃苡仁粥以除湿通络。

（4）局部热熨可减轻症状。

4. 热痹

【症状】关节疼痛，局部灼热红肿，触之痛重，得热益甚，得凉稍舒，兼发热恶风，口渴等，舌苔黄燥，脉滑数。

【调护原则】清热通络，祛风除湿。

【护理措施】

（1）用药可选白虎加桂枝汤。

（2）病室应凉爽、通风；起居有常，预防感冒。

（3）饮食以清爽适口为宜，多吃水果或清凉饮料，亦可用鲜芦根泡水饮。

（4）局部红肿、灼热、疼痛，可用鲜凤仙草或鲜芙蓉叶捣泥涂局部以清热、通络、消肿。

第二节　妇科常见病证辨证护理

扫码“学一学”

一、月经不调

（一）概述

月经，又名“月事”“经水”，是女子周期性胞宫出血的生理现象。一般始于 11 ~ 15 岁左右，终于 49 岁左右。正常月经周期一般为为 21 ~ 35 日，平均 28 日。经期一般为 2 ~ 8 日，平均 4 ~ 6 日，总量约 50 ~ 80ml，色暗红，无块无臭，不清不稠。月经不调包括月经先期，月经后期，月经先后无定期，月经过多，月经过少等。

（二）辨证护理

1. 月经先期　是指月经周期提前 7 天以上，或一月两至。若仅提前 3 ~ 5 天而无不适，或偶有提前一次，均不作病论。月经先期多由血热迫血妄行或气虚不能摄血而致。

（1）血热（实热）

【症状】月经先期量多，色鲜红或紫红，质黏稠，挟有血块，伴口渴心烦，小便短黄，大便干结，舌红苔黄，脉数有力或兼弦滑。

【调护原则】清热凉血，调经固冲。

【护理措施】

①用药可选芩连四物汤，汤药宜温服。

②避免情绪激动或过度疲劳。

③饮食宜多食黑木耳、藕等，以清热凉血止血，忌食葱蒜等辛辣动火之品。

④注意观察月经提前时间、经量、经色及症状的改变，如发现经量过多，汗多肢冷，面色苍白，脉沉细微弱，应立即嘱患者卧床休息并通知医师，及时采取止血措施。

（2）血热（虚热）

【症状】月经提前，经量偏少，经色鲜红质稀，面潮红，手足心热，或潮热盗汗，心烦少寐，舌红少苔，脉细数。

【调护原则】滋阴清热，养血调经。

【护理措施】

①用药可选两地汤。

②行经期注意休息；对久病者要做好精神护理。

③可选用黑木耳、枣仁粥、桂圆莲子粥、猪肝、乌鸡等滋阴养血健脾之品。

（3）气虚

【症状】月经先期量多，色淡红质清稀，神疲乏力，面色苍白，气短懒言，食少纳差，小腹空坠，舌淡胖，苔薄白，脉缓弱。

【调护原则】补脾益气，摄血固经。

【护理措施】

①用药可选补中益气汤。

②注意环境安静保持情绪稳定，充分休息以防止劳累。

③饮食宜选用清淡、温热、易消化、营养丰富之品，如牛奶、鱼、肝、红枣、桂圆等，忌食辛辣等刺激之品。

2. 月经后期 月经周期延后 7 天以上，甚至 40～50 日一至，称之为月经后期，又称“经迟”“经水过期”。月经后期多由营血亏虚，血海不充或冲任阻滞而致。

（1）血虚

【症状】月经后期，量少色淡无块，小腹空痛，身体瘦弱，面色苍白或萎黄，头晕眼花，心悸失眠，唇舌色淡，脉细弱。

【调护原则】养血补血，益气调经。

【护理措施】

①用药可选人参养荣汤。

②宜卧床休息；病室温度宜偏高；患者抵抗力较低，须注意保暖，避免外邪侵袭；久站久卧更换体位时动作宜徐缓，避免剧烈活动，防止晕厥发生。

③加强饮食调护，适当进补瘦肉、动物肝脏、红枣、赤豆、当归生姜羊肉汤、阿胶等，以补血调经；脾胃虚弱者宜少食多餐，忌油腻之品。

④取耳八神门、交感等穴，指导患者每晚睡前按压耳穴 3 分钟，以宁心安神。

（2）阳虚

【症状】月经后期，量少色暗淡，质清稀，小腹冷痛，喜暖喜按，形寒肢冷，腰膝冷痛，神疲乏力，小便清长，大便溏薄，面色苍白，舌淡胖嫩，脉弱无力。

【调护原则】温补肾阳，暖宫调经。

【护理措施】

①用药可选艾附暖宫丸。

②病室宜温暖，避免受寒。下腹部切忌受凉；冬季避免冷水作业，夏季避免贪凉饮冷，以免加重病情。

③饮食可选温经补血、营养丰富食品为主，或以血肉有情之品补养最佳，如当归生姜羊肉汤、艾叶生姜煮鸡蛋、动物肾脏、核桃、芝麻等；忌食生冷、苦寒、酸涩之品。

（3）气滞

【症状】月经后期，量少色暗有块，经行不畅，小腹胀痛，胸胁胀满，善太息，兼乳房胀痛，舌质偏红苔薄，脉弦或弦涩。

【调护原则】行气解郁，活血调经。

【护理措施】

①用药可选乌药汤。

②病室宜安静，无噪音等不良刺激，通风、清洁，室温宜偏低；关心体贴患者，使其保持心情舒畅，从而使肝气条达，血行通畅。

③饮食宜清淡，忌食肥甘厚腻、辛辣刺激及动火之物，适当多食芹菜、海带、佛手、金橘饼等解郁之品。

（4）寒凝

【症状】经期后延，量少色暗红，有血块，小腹冷痛拒按，得暖则缓，面色发青，或畏寒肢冷，舌紫暗或有瘀斑，脉沉紧或沉涩或沉迟。

【调护原则】温经散寒，活血调经。

【护理措施】

①用药可选温经汤。

②病室宜温暖，避免受寒。

③饮食可选温经活血行滞之品，如桃仁粥、艾叶生姜煮鸡蛋等。忌食生冷、苦寒、酸涩之品；少腹疼痛、瘀血难下者可热饮红糖黄酒，以温经祛瘀。

④少腹疼痛可用热水袋（30℃～50℃）热敷小腹，使经行通畅；亦可选取三阴交、足三里、中极、气海等穴，针灸并用。

3. 月经先后无定期 月经不按周期来潮，时提前时错后在7天以上，并且连续出现3次以上者，称为月经先后无定期。初潮不久或临近绝经者，如无其他不适，可不作病论。本病多由肝疏泄失常或肾虚气血失调而致。西医学排卵性功能失调性子宫出血，可参照本病辨证施护。

（1）肝郁

【症状】月经先后无定期，经量或多或少，色正常或黯红，经行不畅或有块，经前乳房或小腹胀痛，经来痛减，精神抑郁，心烦易怒，时胸闷太息，两胁不适，舌质偏红苔薄黄，脉弦或弦数。

【调护原则】疏肝、理气、调经。

【护理措施】

①用药可选逍遥散。

②病室宜安静，无噪音等不良刺激，通风、清洁，室温适宜；关心体贴患者，使其保持心情舒畅，从而使肝气条达，血行通畅。

③饮食宜清淡，忌食肥甘厚腻、辛辣刺激及动火食物；适当多食金针菜、海带、佛手、金橘饼等解郁之品。

（2）肾虚

【症状】月经周期时先时后，量少色淡质清，带下清稀量多，头晕耳鸣，腰膝酸软，小腹空痛，夜尿频多，舌淡苔白，脉沉细弱。

【调护原则】补肾调经。

【护理措施】

①用药可选固阴煎。

②注意保暖，病室温度略高，随气温变化增减衣被；患者体质虚弱，应注意休息；房事有节，计划生育，避免房劳、多产、密产，以免克伐肾气，损伤冲任。

③饮食以营养丰富食品为主，或以血肉有情之品补养最佳，如清炖甲鱼汤、当归生姜羊肉汤、动物肾脏、核桃、芝麻等。忌酸辣等刺激之品。

④腰膝酸痛者，可予腰部局部按摩或热敷。

4. 月经过多 月经过多，是指经量较正常明显增加，而周期基本正常，亦称“经水过多”。亦可与周期异常同时发生，如月经先期量多，月经后期量多。本病常因脾气虚弱、统摄失职，或血热内盛、迫血妄行，或瘀血内停、冲任受阻、血不归经而致。

（1）气虚

【症状】经来量多，色淡红，质清稀。面色淡白，气短懒言。肢软无力，或小腹空坠，舌淡，苔薄白，脉细弱。

【调护原则】益气升提，固冲摄血。

【护理措施】

①用药可选安冲汤。

②避免过度劳累，必要时卧床休息，坐卧起立时，动作宜慢，不宜下蹲过久，防止晕厥发生。

③宜选温补而易消化的食品，指导患者进食高热量、高蛋白质、富含铁质的饮食，如奶、蛋、鱼、瘦肉、红枣、木耳等。常食黄芪粥有助于益气摄血。忌食油腻生冷，以免损伤脾胃，使气虚更甚。

④月经量较多者，针刺三阴交、足三里、气海、血海、关元、肾俞，用补法；经量增多者须及早重视，积极调护，防止病情加重，发展而致崩漏。

（2）血热

【症状】月经量多，经色深红、质稠，心烦面赤，口渴喜冷饮，尿黄便结，舌红，苔黄，脉滑数。

【调护原则】清热凉血止血。

【护理措施】

①用药可选保阴煎。

②病室宜通风凉爽，光线柔和，但应避免冷风直吹；肝郁化热者，应特别注意情志护理，慎防暴怒，以免加重病情，引起经血暴下不止。

③饮食宜选清热、滋阴止血、补血之品：如新鲜蔬菜、黑木耳、藕等；忌食辛辣、温燥助阳之物，以免助热伤阴；鼓励患者多饮水，或饮苹果汁、西瓜汁、甘蔗汁等。

④伴有小腹疼痛者，禁用热敷；保持大便通畅，便秘者可用蜂蜜冲服，必要时遵医嘱给予缓泻剂。

（3）血瘀

【症状】月经过多，经血紫黯有块。经行小腹疼痛拒按，舌紫黯或有瘀点，脉涩。

【调护原则】活血化瘀，止血固冲。

【护理措施】

①用药可选失笑散。

②病室宜温暖，避免受寒。

③饮食忌生冷、苦寒、酸涩之品。可食用红糖水、桃仁粥、益母草煮鸡蛋等，以利活血化瘀。

5. 月经过少　是指经血排出量明显减少，甚至点滴即净；或行经时间短，不足2天，经量也因而减少。严重者可发展为闭经。多因精血衰少、血海不盈；或痰阻瘀滞、血海受阻而成。西医学子宫发育不良、子宫内膜结核、子宫内膜粘连、刮宫过深等引起月经过少，均可参照本病辨证施护。

（1）肝肾亏虚

【症状】经行量少，色淡黯质稀，腰膝酸软，头晕耳鸣，或小腹冷，夜尿多，舌淡苔薄，脉弱。

【调护原则】滋肾益精，养血调经。

【护理措施】

① 用药可选当归地黄饮。

②注意保暖，病室温度略高，随气温变化增减衣被；患者体质虚弱，应注意休息。

③ 饮食以营养丰富食品为主，或以血肉有情之品补养最佳，如瘦肉、清炖甲鱼汤、动物肝脏、肾脏、核桃、芝麻、阿胶等以补血调经；忌酸辣等刺激之品。

④ 伴有腰膝酸痛者，可予腰部局部按摩或热敷。

（2）气血虚弱

【症状】经行量少，甚者点滴即净，色淡质稀。头晕耳鸣，心悸怔忡，面色萎黄，舌质淡，苔薄白，脉细。

【调护原则】养血益气，健脾调经。

【护理措施】

①用药可选人参养荣丸或十全大补丸。

② 生活护理

③给予高营养、易消化饮食。多进食蛋、肉、乳制品和新鲜蔬菜；经前及经期可服用生姜羊肉汤或当归养血膏以温阳补血；平时可食山药、大枣、龙眼肉、乌鸡等食物。

④针刺血海、关元、足三里、命门、肾俞等穴，用补法，亦可灸；或热敷小腹部，以温暖子宫，使气血调畅。

（3）瘀血内停

【症状】经行量少，色紫黑，有血块，小腹胀痛，拒按，血块排出胀痛减轻，舌紫黯或有瘀点，苔薄，脉细弦涩。

【调护原则】活血化瘀，行气调经。

【护理措施】

① 用药可选桃红四物汤。

②加强患者的精神护理，避免不良精神刺激，消除恐惧、紧张心理，保持心情舒畅，以使血随气行。

③多食理气活血之品，如玫瑰花、山楂等；经前及经期忌食生冷、苦寒、酸涩之品。

（4）痰湿阻滞

【症状】经来量少，色淡质黏，形体肥胖，胸闷呕恶，平素带下量多，舌淡，苔白腻，脉滑。

【调护原则】燥湿化痰调经。

【护理措施】

①用药可选苍附导痰丸。

②适度参加体育锻炼，控制食量，降低体重。

③ 饮食宜选清淡并有辅助燥湿化痰之品，如薏米粥、柑桔、竹笋、莱菔等，饮食应少食多餐，忌荤腥油腻生冷之品。

二、痛经

（一）概述

妇女经期或行经前后，出现周期性小腹疼痛或痛引腰骶，甚至痛而昏厥，称为痛经，又称“经行腹痛”。分原发性和继发性两种，原发性痛经是指生殖器官无明显器质性病变者；继发性痛经是指生殖器官有明显器质性病变者。本病多因素体精亏血少或邪气内伏，冲任、胞宫失于濡养，“不荣则痛”或冲任、胞宫气血运行不畅，“不通则痛”而成。

（二）辨证护理

1. 气滞血瘀

案例

陈某，女，21岁，工人。2014年6月初诊。诉每次经前或行经数小时后，少腹胀痛，拒按，月经量少，经行不畅，经色紫暗有块，伴胸痛，心悸，眩晕，纳差。由于家庭原因情志抑郁。舌质紫暗，脉弦数。诊断为痛经，如何对本案例的患者实施护理措施？

【症状】经前1~2日或经期小腹疼痛拒按，或伴胸胁、乳房作胀，经量少而淋漓不畅，色紫黯有块，血块下则痛减，经净疼痛消失，舌质黯有瘀点，脉弦涩。

【调护原则】理气活血、化瘀止痛。

【护理措施】

（1）用药可选膈下逐瘀汤；痛经较轻者可选用中成药七制香附丸或元胡止痛颗粒。

（2）加强患者的精神护理，避免不良精神刺激，消除恐惧、紧张心理，保持心情舒畅。

（3）饮食宜多食理气活血之品，如玫瑰花、山楂等。经前、经期忌食生冷、寒性食物。痛经剧烈时，给予半流质或流质饮食。

（4）针刺中极、三阴交、足三里、内关等穴位，用泻法，强刺激；按摩小腹以促进气血畅行，缓解疼痛；或用风油精按摩关元穴止痛。

2. 寒湿凝滞

【症状】经前或经期小腹冷痛，得热痛减，按之痛甚，月经量少色黯有块，畏寒肢冷，舌质黯，苔白腻，脉沉紧。

【调护原则】温经散寒、除湿止痛。

【护理措施】

（1）用药可选少腹逐瘀汤。

（2）保持居室整洁、舒适，室温适当偏暖，切忌淋雨、涉水。

（3）饮食以温性食品为主，如红糖、大枣、鸡蛋、韭菜等；可服食生姜红糖汤、紫苏红糖汤、艾叶煎汤或饮热黄酒适量，以温经散寒，行血止痛；切忌食生冷瓜果、冷饮等，以免加剧寒凝，使疼痛更甚。

（4）注意腹部保暖，可热敷腹部。如用食盐250g，葱白250g，生姜200g，烘热后入布袋中，热敷小腹；艾灸气海、关元、中极等穴，以温阳祛寒、通络止痛。

3. 湿热蕴结

【症状】经前或经期小腹疼痛拒按，有灼热感，或伴腰骶胀痛，低热起伏，经色黯红，质稠有块，带下黄稠，小便短黄，舌红苔黄而腻，脉弦数。

【调护原则】清热除湿，化瘀止痛。

知识链接

王清任与五逐瘀汤：王清任（1768～1831），字勋臣，清代直隶（今河北省）玉田人。清朝名医，著有《医林改错》。王清任治学态度十分严谨，勇于实践革新，对祖国医学中的气血理论作出了新的发挥，在瘀血证的治则治法上有很大创新。他创立了很多活血逐瘀的方剂，注重分辩瘀血的不同部位而分别给予针对性治疗，“立通窍活血汤治头面四肢、周身血管血瘀之症；立血府逐瘀汤治胸中血府血瘀之症；立膈下逐瘀汤治肚腹血瘀之症”，创制的五张逐瘀汤（通窍活血汤、血府逐瘀汤、膈下逐瘀汤、少腹逐瘀汤、身痛逐瘀汤）和治疗中风气虚血瘀证的补阳还五汤是活血化瘀方剂中的名方，广泛应用于临床内外妇儿各科，疗效可靠，得到医家的广泛认可，在活血化瘀理论与实践上的拓展对后世有深远的影响。

【护理措施】

（1）用药可选清热调血汤。

（2）病室温度宜稍低，室内凉爽、通风，衣被适度、不宜过厚并及时更换。关心体贴患者，注意情志疏导。

（3）饮食宜清淡，可选用偏凉性食物，如苦瓜、丝瓜、冬瓜、黄瓜、甘蔗、莲藕等，忌肥甘厚味，辛辣助湿助热之品。

（4）患者多带下黄稠，气味臭秽，指导患者注意外阴清洁，每日用温水或1∶5000高锰酸钾溶液清洗阴部，勤换内裤，以免继发感染。

扫码“看一看”

4. 气血虚弱

【症状】经期或经后1~2日小腹隐隐作痛，且有下坠感，喜按，经量少，色淡质薄，纳差神疲，面色不华，舌质淡，脉细无力。

【调护原则】益气养血止痛。

【护理措施】

（1）用药可选圣愈汤。

（2）生活护理　注意起居，不可过度劳累。

（3）给予高营养、易消化饮食；多进食蛋、肉、乳制品和新鲜蔬菜；经前经期可服用生姜羊肉汤或当归养血膏以温阳补血；平时可食山药、大枣、龙眼肉、乌鸡等食物。

（4）针刺血海、关元、足三里、命门、肾俞，用补法，可灸；或热敷小腹部，以温暖子宫，使气血调畅。

5. 肝肾虚损

【症状】经后1~2日内小腹绵绵作痛，经色黯淡，量少，质稀薄，腰膝痠软，头晕耳鸣，或有潮热，舌质淡，苔薄，脉沉细。

【调护原则】益肾、养肝、止痛。

【护理措施】

（1）用药可选调肝汤。

（2）注意劳逸结合，避免重体力劳动和剧烈活动，节制性生活。

（3）忌食刺激性食物，平时可适当服用补益肝肾食物，如黑芝麻、核桃、山药、猪肾等。

（4）针刺气海、关元、足三里、命门、肾俞，用补法。

三、崩漏

（一）概述

崩漏是指经血非时暴下不止或淋漓不尽，前者称崩中或经崩，后者称漏下或经漏，崩与漏出血情况虽不相同，但二者常交替出现，故统称崩漏。多因肾虚、脾虚、血热、血瘀等导致冲任损伤，不能约制经血而成。西医学的功能失调性子宫出血、生殖器炎症和某些生殖器肿瘤引起的不规则阴道出血，均可参照本病辨证施护。

（二）辨证护理

1. 血热

【症状】虚热证见经血非时而下，量多势急，或量少淋漓，色鲜红而质稠，心烦潮热，或尿黄便结。舌质红，苔薄黄，脉细数；实热证见经血非时忽然大下，或淋漓日久不净，色深红，质黏稠，面赤口渴，或有发热，小便黄或大便干结，舌质红，苔黄，脉洪数。

案例

李某，女，43岁，工人，已婚。2013年3月18日初诊。患者平素月经正常，2月8日行经，至2月15日干净，18日再潮，23日干净，以后间断出血，淋漓不净至今，量多，色红有块，伴小腹疼痛、拒按，舌质红，苔淡黄，舌边有瘀斑，脉沉弦细数。诊断为崩漏，如何对本案例的患者实施护理措施?

【调护原则】虚热证滋阴清热，止血调经；实热证清热凉血，止血调经。

【护理措施】

（1）实热证可选用保阴煎；虚热证可选用清热固经汤。

（2）保持病室整洁、安静，温湿度适宜；血崩量多者绝对卧床休息。

（3）饮食宜清淡营养且性凉止血，如芥菜、黄花菜、鲜藕、马齿苋、木耳、梨、莲子汤等，忌食滋腻、厚味、过热、辛辣之品；血热口渴者，温服鲜藕汁200ml，以凉血止血。

2. 肾阳虚

【症状】经来无期，量多或淋漓不尽，色淡质清，形寒肢冷，腰膝痠软，面色晦暗，小便清长，舌质淡，苔薄白，脉沉细。

【调护原则】温肾助阳，固冲止血。

【护理措施】

（1）用药可选右归丸。

（2）出血期间卧床休息，病室宜温暖，并要注意腰腹部保暖，以防因体虚外邪乘虚侵袭。

（3）饮食护理出血期间饮食宜热服，忌食生冷寒凉，忌煎炸、刺激性食物，给予富含蛋白质、铁质、多种维生素的饮食，如鱼、肉、蛋、奶、动物肝脏及绿色蔬菜、新鲜水果等。

（4）温灸足三里、肾俞、三阴交穴，以益肾固冲。

3. 肾阴虚

【症状】经乱无期，淋漓不尽或量多，色鲜红，质稍稠，头晕耳鸣，失眠多梦，腰膝痠软，舌质偏红，苔少，脉细数。

【调护原则】滋肾养阴，固冲止血。

【护理措施】

（1）用药可选左归丸。

（2）病室安静、整洁，空气新鲜，温、湿度适宜。

（3）饮食不宜过热，可选食甲鱼、山药、银耳等，饮用藕汁、梨汁等滋阴养液；忌食葱、姜、椒等辛辣食物。

（4）久病心肾不交，虚火扰心而夜寐不安者，每晚睡前用温水泡脚，配合按摩双足涌泉穴，以促进睡眠。

4. 脾虚

【症状】暴崩下血，或淋漓不断，色淡，质薄，气短神疲，面色㿠白，纳差，便溏，舌质淡，苔薄白，脉细弱。

【调护原则】补气摄血，养血调经。

【护理措施】

（1）用药可选固本止崩汤。

（2）出血量多者卧床休息，患者体质虚弱，须注意保暖。

（3）加强营养支持，补充足够的水分，增强体质，抵御感染。多食富含铁、锌、钙的食物，如新鲜蔬菜、鱼、肉、蛋、乳制品、山药、莲子、红枣等。

5. 血瘀

【症状】经血非时而下，时下时止，量多或淋漓不尽，色紫黑有块，小腹疼痛或胀痛，舌质紫黯，苔薄白，脉涩。

【调护原则】化瘀止血，理气止痛。

【护理措施】

（1）用药可选逐瘀止血汤。

（2）出血量多者应卧床休息，注意情志调养。

（3）食用红糖水、桃仁粥、益母草煮鸡蛋等，以利活血化瘀；忌食酸涩、生冷之品。

（4）血瘀腹痛者，元胡粉、沉香粉各 1.5g 冲服，以理气止痛。

四、妊娠恶阻

（一）概述

妊娠恶阻是指妊娠早期冲脉之气上逆，胃失和降，出现呕吐厌食，或食入即吐的疾病，一般发生于妊娠早期的3个月内。若妊娠早期仅见恶心、嗜酸、择食、或晨间偶有呕吐痰涎，为妊娠早期常有的反应，妊娠3个月后会逐渐自行消失，不属病态。本病相当于西医学中的妊娠剧吐。

案 例

薛某，女，27岁，职员，2013年6月18日初诊。患者停经2个月，尿妊娠实验阳性，现食欲不振，恶心呕吐，或吐清水，头晕体倦，脘痞腹胀，消瘦乏力，舌淡，苔白，脉缓滑。诊断为妊娠恶阻，如何对本案例的患者实施护理措施？

（二）辨证护理

1. 肝胃不和

【症状】呕吐酸水或苦水，恶闻油腥，胸满胁痛，头胀而晕，舌淡红，苔微黄，脉弦滑。

【调护原则】抑肝和胃，降逆止呕。

【护理措施】

（1）用药可选苏叶黄连汤，汤剂浓煎，偏凉少量频服；肝胃有热者加竹沥水数滴再行服药；服药后宜静卧，观察用药后反应。

（2）加强心理调护，避免抑郁、恼怒；指导患者采用放松疗法，如听音乐、看娱乐性电视节目等，分散注意力而减轻焦虑。

（3）给营养丰富、易于消化的清淡饮食，如米汤、稀粥、豆浆、藕粉等，多食新鲜蔬菜、水果；忌食油腻、生冷、甜腻、辛辣、厚味食品；或可用陈皮泡水代茶饮以和胃理气；或食用一些酸味食物以抑肝止呕，如柑橘、乌梅等；呕吐严重者宜少量多餐进食，并经常更换饮食品种花样，注意营养搭配。

（4）呕吐剧烈者，可针刺足三里、内关等穴，轻刺激。

2. 脾胃虚弱

【症状】妊娠初期，呕吐不食，或吐清水痰涎，头晕体倦，脘痞腹胀，舌淡，苔白，脉缓滑。

【调护原则】健脾和胃，降逆止呕。

【护理措施】

（1）用药可选香砂六君子汤，汤药宜温热；服药前可将姜汁滴入汤药中服用，或生姜煎汤频服，以温中降逆止呕。

（2）病室宜温暖，注意防寒，特别注意腹部保暖。

（3）饮食宜用健脾和胃之品，如山药、莲子、南瓜、大枣等；忌生冷瓜果及寒性食物。

（4）胃脘部热敷。

五、胎漏、胎动不安

（一）概述

妊娠期阴道少量出血，时下时止而无腰酸腹痛者，称为“胎漏”，亦称“胞漏”。妊娠期仅有腰酸腹痛或下腹坠胀，或伴有少量阴道出血者，称为“胎动不安”。多因肾虚冲任不固、气血虚弱、胎气不固；或热扰冲任、损伤胎气；或跌扑损伤、伤动胎气而成。胎漏和胎动不安，西医学称为“先兆流产”。

（二）辨证护理

1. 肾虚

【症状】妊娠期间，阴道少量出血，色淡黯，少腹下坠，腰痠腿软，头晕耳鸣，小便频数，舌质淡，苔薄白，脉沉滑尺弱。

【调护原则】固肾安胎。

【护理措施】

（1）用药可选寿胎丸。

（2）加强精神护理，避免不良精神刺激，消除恐惧、紧张心理，保持心情舒畅。

（3）合理饮食，宜多食补肾安胎之品，如猪肾、核桃仁等；忌食生冷、寒性食物。

（4）若出现阴道大流血、面色苍白、冷汗、四肢厥冷等，应立即采取抢救措施。

2. 气血虚弱

【症状】妊娠期间，阴道少量出血，色淡质薄，或腰腹胀痛或坠胀，神倦乏力，气短心悸，面色无华，舌质淡，苔薄白，脉细滑无力。

【调护原则】补气养血，固肾安胎。

【护理措施】

（1）用药可选胎元饮。

（2）卧床休息，避免劳累耗气。坐卧起立时，动作要缓慢，谨防跌仆损伤。

（3）多食补益气血的膳食，如黄芪粥、山药粥等。

（4）保持心情舒畅，避免紧张、恐惧、忧虑、悲观等情绪。

3. 血热

【症状】妊娠期间，阴道出血，色鲜红，腰腹胀痛下坠，身热心烦。口干咽燥，大便秘结，小便短黄，舌质红，苔黄而干，脉滑数。

【调护原则】滋阴清热，养血安胎。

【护理措施】

（1）用药可选保阴煎。

（2）病室空气新鲜、流通，温湿度适宜，衣被不可过厚。

（3）饮食不宜过热，可选食甲鱼、山药、银耳等，也可用梨汁、藕汁代茶，频频饮服；忌食葱、姜、椒等辛辣食物。

（4）卧床休息，避免过劳，严禁房事，戒烟戒酒，出血停止 3～5 天后可下床适当活动。

4. 跌扑伤胎

【症状】妊娠外伤，腰痠，腹胀坠痛，或阴道下血，舌质正常，脉滑无力。

【调护原则】益气和血，安胎。

【护理措施】

（1）用药可选圣愈汤。

（2）安慰并鼓励患者，减少患者精神痛苦及焦虑不安，避免各种不良刺激，使患者积极配合治疗。

（3）多食补益气血的膳食，如黄芪粥、山药粥等。

（4）注意观察阴道出血量；给予疼痛护理，遵医嘱适当给予镇静止痛。

第三节　儿科常见病证辨证护理

扫码“学一学”

一、小儿感冒

（一）概述

感冒俗称伤风，由感受外邪引起。临床以发热、恶寒、头痛、鼻塞流涕、喷嚏、咳嗽等为主要症状。由于小儿脏腑娇嫩，形气未充，腠理疏薄，卫表不固，抗病能力较差，故易被外邪侵袭，致成感冒。

（二）辨证护理

1. 风寒感冒

案例

刘某，女，5岁。2014年2月初诊。患儿两天前因外出感寒，现恶寒，发热，头痛，无汗喷嚏，鼻塞流涕，咳嗽，喉痒、口不渴，舌苔薄白，脉浮略紧。诊断为感冒，如何对本案例的患者实施护理措施？

【症状】恶寒，发热，头痛，无汗喷嚏鼻塞流涕，咳嗽，喉痒、口不渴，舌苔薄白，脉浮紧。

【调护原则】 辛温解表。

【护理措施】

（1）用药可选荆防败毒散，汤药宜趁热喂服。服后给热饮以助药力，并加盖衣被，令安静入睡，取微汗出，以驱邪外出。

（2）注意防寒保暖，适时增减衣服。

（3）恶寒无汗，可放置热水袋，喂饮姜糖水、葱白萝卜汤，以促汗出，切忌大汗。

（4）头痛鼻塞可按摩或针刺太阳、印堂、百合、迎香等穴，以疏风利窍。

2. 风热感冒

【症状】 发热微恶风，汗出头痛，鼻塞流浊涕，咳嗽，痰稠色黄、咽红肿，口干渴，舌苔薄黄，脉浮数。

【调护原则】 辛凉解表。

【护理措施】

（1）用药可选银翘散或桑菊饮。

（2）汗出用干毛巾擦干，并及时更换内衣。

（3）鼓励病儿多饮银花大青叶水、糖盐水、菊花芦根水等。

（4）发热可针刺大椎、曲池、合谷、外关以疏散风热；鼻塞、咳嗽，可针刺迎香、鱼际以宣肺泻火；咽喉痛，可于少商穴放血以泻热。

3. 暑湿感冒

【症状】 高热无汗或汗出不畅，头痛，身重倦怠，胸闷泛恶，鼻流浊涕，咳嗽，心烦口渴，小便短赤，舌苔黄腻，脉濡数。

【调护原则】 消暑解表。

【护理措施】

（1）用药可选新加香薷饮；高热者可用温水毛巾擦身，并喂饮藿香佩兰水。

（2）病室要凉爽，通风。

（3）多喂服薏米绿豆汤、西瓜汁、芦根水、竹叶水，以清热祛暑。

（4）必要时针刺大椎、曲池、合谷或少商刺血以泻热；头昏身重呕恶，可行刮痧疗法以散暑热。

4. 兼证　小儿感冒的主要特点是以上各型可出现下列兼证。

（1）挟痰

【症状】 兼见咳嗽较剧，咳声重浊，喉中痰鸣，舌苔厚腻，脉弦滑而数。

【调护原则】 化痰解表。

【护理措施】

①用药可选解表剂合二陈汤。

②痰多不易咳出时，应将病儿抱起轻拍背部，必要时用吸痰器吸出。

③若突然寒战、神昏、痰声漉漉，为热邪炽盛，应立即报告并协助医生进行紧急处理，

严防热从火化，出现惊厥。

（2）挟滞 也称“停食着凉”。

【症状】兼见脘腹胀满，不思饮食，口气秽浊，呕吐酸腐，腹痛泄泻或便秘，大便酸臭，小便短赤，舌苔厚腻，脉滑。

【调护原则】消食解表。

【护理措施】

①用药可选解表剂合保和丸。

②脘腹胀满，呕吐酸腐，可暂禁食，待病情缓解后再逐渐给流质饮食、半流质饮食。

③按摩或针刺中脘、足三里以和胃理气除胀。

（3）挟惊

【症状】兼见惊惕啼叫，摇头弄舌，咬牙，甚则抽搐，角弓反张，舌尖红，脉弦。

【调护原则】镇惊解表。

【护理措施】

①用药可选解表剂合安神镇惊之药；或中成药如小儿回春丹、琥珀抱龙丸等。

②高热，用温水毛巾擦身以降温；惊惕啼叫，咬牙，可给予镇静剂。

③惊厥，可针刺人中、水沟、印堂、十宣、合谷、太冲等穴，以息风镇惊；必要时刺十宣出血以泄诸经邪热；或急用中西医止痉药以镇惊。

④口唇青紫，呼吸困难者，给予氧气吸入，并保持呼吸道通畅；牙关紧闭，应于口腔内放牙垫，以保护唇舌；手足抽搐者，保护肢体，勿强行扭按，以免损伤。

二、厌食

（一）概述

厌食是指小儿食欲不振，甚则拒食的一种病证。多因患儿先天不足或后天失于调养而导致。病情迁延不愈，可使气血生化不足，抗病能力下降，而易罹患他症，甚至影响生长发育而转化为疳证。

（二）辨证护理

案例

李某，男，三岁。纳食不佳半年，面色萎黄，精神不振。近一周厌食拒食，多汗寐差，大便溏薄。舌淡苔少，脉沉细。诊断为厌食，如何对本案例的患儿实施护理措施？

1. 脾失健运

【症状】食欲不振，厌恶进食，食而乏味。或伴胸脘痞闷，嗳气泛恶，大便不调，多食则脘腹胀满，形体尚可，精神正常。舌淡红，苔薄白或薄腻，脉尚有力。

【调护原则】调和脾胃，运脾和胃。

【护理措施】

（1）用药可选人参健脾丸。

（2）让患儿多活动，适当户外活动，呼吸新鲜空气，增加运动量，以促进食欲。

（3）饮食调护选用山药粥、苡仁扁豆粥或大枣粥。

（4）针刺中脘、足三里、内关、脾俞、胃俞等穴，用补法；三棱针点刺四缝穴挤出少量黄白色液体；也可采用艾条温和灸法、推拿疗法以健脾和胃，增进饮食。

2. 脾胃气虚

【症状】食欲不振，少食懒言，形体偏瘦，面色萎黄，精神萎靡。大便溏薄，夹有不消化食物残渣。舌淡，苔薄，脉缓无力。

【调护原则】健脾益气，佐以助运。

【护理措施】

（1）用药可选异功散。

（2）注意休息，避免过度嬉戏耗气，防寒保暖，预防感冒。

（3）注意饮食的色、香、味；可适量服食山药大枣粥、黄芪粥等；避免过食生冷、油腻；不吃零食，逐步纠正偏食的不良饮食习惯。

（4）捏脊疗法；或用艾条温和灸法；或推拿治疗以健脾益气，增进饮食。

3. 脾胃阴虚

【症状】不欲进食，口舌干燥，食少饮多，面色失华，皮肤失润，甚或烦躁少寐。手足心热，大便偏干，小便黄赤，舌红少津，苔少或花剥，脉细数。

【调护原则】滋阴养胃，佐以助运。

【护理措施】

（1）用药可选养胃增液汤。

（2）饮食宜清淡，易消化，不宜过热。可选用藕梨粥、百合粥、百合红枣汤及梨汁等以润燥养阴。

（3）中医外治法（以沙参、麦冬、鸡内金、五谷虫各5g，炒山药10g，研末，调成糊状，敷贴于脐部，用胶布固定，每周2次，10次为1个疗程）；针刺中脘、足三里、内关、脾俞、胃俞、阴陵泉等穴，用补法；或用艾条温和灸法；捏脊疗法。

三、遗尿

（一）概述

遗尿是指小儿3岁以后仍不能自觉控制排尿，或睡眠中小便自遗，醒来方觉的一种病症。

多因肾气不足、气化失常；或肺气不宣、制水无权；或脾气虚弱、运化无能影响膀胱约束功能而成。西医学之功能性遗尿，可参照本病辨证施护。

（二）辨证护理

1. 肾气不足

【症状】经常睡中遗尿，醒后方觉，小便清长，面色苍白，神疲乏力，畏寒肢冷，反应迟钝，舌淡苔白，脉细弱。

【调护原则】温肾固摄。

【护理措施】

（1）用药可选金匱肾气丸。

（2）注意保暖，尿床后及时更换衣被，保持皮肤清洁卫生；睡姿不宜仰卧和俯卧，以侧卧为宜；被盖不要过紧，双脚不宜过温或受压。

（3）饮食调护可选用雀儿药粥（菟丝子、覆盆子、枸杞子各10g，去毛及肠杂麻雀2只，粳米煮粥）；或用桑螵蛸3g，炒焦研末，加红糖少许，温开水调服，连服3天。

（4）推拿法，或耳穴按摩肾、脂肪、皮质下、枕、耳尖、外生殖器、交感等。

2. 肺脾气虚

【症状】睡中遗尿，白天尿频，经常感冒，咳嗽痰喘屡作，气短自汗，面白少华，四肢无力，食欲不振，大便溏泄，舌淡苔白，脉细弱。

【调护原则】补益肺脾，固摄小便。

【护理措施】

（1）用药可选补中益气丸。

（2）注意休息，避免过度嬉戏耗气，防寒保暖，预防感冒。

（3）多食富含铁、锌、钙的食物，如新鲜蔬菜、鱼、肉、蛋、乳制品、山药、莲子、红枣等，可适量服食山药大枣粥、金樱子芡实粥、黄芪粥等。

（4）针刺脾俞、胃俞、关元、足三里、气海、三阴交、阴陵泉等穴，每次2～3穴，6岁以下儿童用迅速浅刺法，不留针，6岁以上儿童用补法或推拿法。

3. 肝经湿热

【症状】睡中遗尿，小便黄而且少，性情急躁，夜梦纷纭，或夜间磨牙，口渴欲饮，面赤唇红，舌红苔黄，脉弦数。

【调护原则】清肝泄热，缓急止遗。

【护理措施】

（1）用药可选龙胆泻肝丸。

（2）病室温度宜稍低，室内凉爽、通风，衣被适度、不宜过厚并及时更换。

（3）饮食宜清淡营养，可选用偏凉性食物如鲜藕、马齿苋、木耳、梨、苦瓜、丝瓜、冬瓜等，忌肥甘厚味，辛辣助湿助热之品。

（4）针刺太冲、行间、肝俞、悬钟、三阴交、阳陵泉等穴，每次选2～3穴，6岁以下儿童用迅速浅刺，不留针；6岁以上儿童用泻法。

四、泄泻

（一）概述

泄泻是以大便次数增多、大便稀薄或如水样为主要表现的一种病证。多因患儿先天禀赋不足或后天失于调养而导致。是小儿时期最常见的疾病之一，尤以2岁以下的婴幼儿更多见，年龄愈小，发病率愈高。本病一年四季均可发生，尤以夏秋季节为多见。

（二）辨证护理

1. 伤食泻

【症状】大便酸臭或如败卵，或含不消化饮食，矢气臭秽，不思饮食，或伴呕吐，腹痛胀满，泻后痛减，夜卧不安，舌苔厚腻或微黄，脉有力。

【调护原则】消食化积。

【护理措施】

（1）用药可选保和丸。汤药宜浓煎，少量多次温服。呕吐时不宜急于服用止吐药物，需待宿食全部吐出后再止吐。

（2）病室宜温暖舒适、整洁安静，患儿应注意休息。

（3）调整和适当限制饮食，腹泻患儿一般均应继续进食，母乳喂养者给以哺乳暂停辅食，人工喂养者以等量米汤或稀释的牛奶喂哺；严重呕吐者暂禁食，待恶心、呕吐、腹泻等症状缓解后进少量流质、半流质，如粥、面条等，少食多餐，逐步过渡到正常饮食。

（4）推拿疗法：清板门，补脾土，清大肠，分腹阴阳，摩腹，揉中脘。

2. 湿热泻

【症状】大便稀薄如水样，便色深黄臭秽，泻下频繁，暴注下迫，腹痛时作、食欲不振，肛门灼热发红，小便短赤，若伴有外感或热重于湿者，可有发热，口渴，舌苔厚腻，脉滑数。

【调护原则】清热利湿，清肠止泻。

【护理措施】

（1）用药可选葛根芩连汤，汤剂宜少量多次温服，防止呕吐。可给六一散泡水饮，或用芦根竹叶代茶饮。

（2）饮食宜清淡易消化，忌油腻辛辣之品。高热口渴者，可用绿茶、白糖、细盐泡水频服。

（3）针刺中脘、天枢、上巨虚、阴陵泉等穴，用泻法。

（4）肛门灼热，可用淡盐水，或黄柏苍术水，清洗肛门，并涂以油类以防臀红。

3. 风寒泻

【症状】大便清稀多泡沫，臭味不甚，肠鸣腹痛，或伴恶寒发热，苔白腻，脉浮紧。

【调护原则】疏风散寒，化湿止泻。

【护理措施】

（1）用药可选藿香正气散，汤药宜热服，药后添衣加被，并给热汤或热饮以助药力。

（2）病室内应阳光充足，清洁安静；注意腹部保暖。

（3）饮食宜选辛温食品，忌生冷瓜果和肥腻之品。

（4）艾条灸神阙，以温中散寒；温针灸足三里、中脘、气海、三阴交、天枢、长强等穴；推拿疗法；捏脊疗法。

4. 脾虚泻

【症状】大便稀溏，色淡不臭，内有不消化乳食，多于食后作泻，时轻时重，神疲乏力，面色无华，舌淡苔白，脉沉细无力。

【调护原则】健脾益气，渗湿止泻。

【护理措施】

（1）用药可选参苓白术散，汤药宜温热服。

（2）注意休息，防寒保暖，尤其注意腹部与腰骶部的保暖。

（3）饮食以清淡、易于消化的半流质为宜，少量多餐；可适量服食山药大枣粥、党参粥、黄芪粥、扁豆粥等。

（4）脱肛者做好臀部护理；推拿疗法（推三关，补脾经，推补大肠，摩腹，推上七节骨）；捏脊疗法。

目标检测

选择题

A1/A2 型题

1. 葱姜饮可以用于感冒哪一型？
   A. 风寒感冒　B. 风热感冒
   C. 暑邪感冒　D. 阴虚感冒
   E. 气虚感冒
2. 出现眩晕，失眠，健忘，心悸，面唇紫暗，耳鸣耳聋，舌有瘀点，脉弦涩，此证属
   A. 痰浊中阻　B. 肝阳上亢
   C. 肾精不足　D. 瘀血阻络
   E. 气血亏虚
3. 下列除哪项外，均为痹证初起的主要症状
   A. 痿软无力　B. 疼痛
   C. 肿胀　D. 酸楚
   E. 重着麻木
4. 下列不是脾胃虚寒型胃痛主症的是
   A. 胃痛隐隐，绵绵不休　B. 口干思饮，大便秘结
   C. 空腹痛甚，得食则缓　D. 神疲纳呆，四肢倦怠
   E. 舌淡苔白，脉象细弱
5. 脾胃虚寒型胃痛的特征
   A. 胃脘暴痛、恶寒喜暖　B. 胃脘隐痛、口燥咽干
   C. 胃痛隐隐、喜暖喜按　D. 胃脘胀闷、攻撑作痛
   E. 胃脘胀满、嗳腐吞酸
6. 食滞肠胃型泄泻的特征是
   A. 泻下粪便臭如败卵，泻后痛减
   B. 大便色黄褐而臭，肛门灼热
   C. 泻下清稀，兼恶寒发热

D. 大便时溏时泄，完谷不化，饮食减少

E. 每因抑郁恼怒或情绪紧张之时即发生腹痛腹泻

7. 痹证之行痹的特征为

A. 关节疼痛，游走不定　　B. 关节剧痛，部位固定

C. 关节肿胀，重着而痛　　D. 关节肿大，僵硬变形

E. 关节红肿热痛

8. 寒湿凝滞痛经的调护方法有

A. 多食西瓜、黄瓜　　B. 服用银花、菊花

C. 冷水洗浴　　D. 服用姜糖饮

E. 居处温度偏低

9. 下列哪一项属于小儿遗尿的调护要点

A. 注意观察遗尿次数　　B. 多食温补食物，忌生冷之品

C. 消除小儿害羞紧张心理　　D. 养成小儿自控排尿的习惯

E. 以上都是

10. 患者身热，手足心热，微恶风寒，少汗，头昏心烦，口干，干咳少痰，鼻塞流涕，舌红少苔，脉细数。其治法为

A. 益气解表　　B. 养血解表

C. 滋阴解表　　D. 助阳解表

E. 解表祛邪

11. 患者咳嗽痰多，痰出咳止，痰白而粘，胸脘满闷，食少，困倦乏力，舌苔白腻，脉濡滑，证属

A. 风寒袭肺　　B. 风热犯肺

C. 风燥伤肺　　D. 痰湿蕴肺

E. 肺阴亏耗

12. 患儿3岁，大便稀溏，色淡不臭，内有不消化乳食，多于食后作泻，时轻时重，神疲乏力，面色无华，舌淡苔白，脉沉细无力，诊断为脾虚泄泻，应建议患者多服食哪类膳食

A. 猪肾、核桃仁　　B. 梨汁、藕汁

C. 甲鱼　　D. 山药大枣粥、党参粥、黄芪粥

E. 银耳

（内科常见病证辨证护理：邓福忠）

（妇、儿科常见病证护理：李晓军）

扫码“练一练”

参考答案

第一章　绪　论

1. C　2. E　3. A　4. A　5. C　6. E　7. A　8. D　9. C　10. D

第二章　阴阳五行学说

1. C　2. D　3. B　4. E　5. A　6. D　7. C　8. B　9. E　10. C　11. C　12. B　13. C　14. E　15. A　16. B　17. A　18. D

第三章　藏　象

1. C　2. D　3. D　4. B　5. E　6. B　7. A　8. E　9. E　10. B　11. B　12. D　13. C

第四章　气、血、津液

1. C　2. C　3. C　4. A　5. B　6. B　7. C　8. B　9. B　10. C

第五章　病因

1. D　2. D　3. A　4. E　5. A　6. C　7. E　8. E　9. B　10. D　11. D　12. A　13. C　14. D

第六章　诊法

1. C　2. A　3. D　4. A　5. B　6. D　7. A　8. D　9. D　10. B　11. D　12. B　13. A　14. C　15. B　16. B　17. A　18. C

第七章　辨证施护

1. D　2. D　3. E　4. B　5. D　6. B　7. C　8. B　9. C　10. A　11. E　12. B

第八章　护理原则

1. A　2. B　3. C　4. A　5. B　6. C　7. D　8. E　9. B　10. E　11. C

第九章　中医一般护理

1. D　2. B　3. B　4. D　5. B　6. D　7. E　8. C　9. B　10. D　11. C　12. B　13. E

第十章　方药知识及用药护理

1. E　2. A　3. B　4. A　5. B　6. C　7. D　8. E　9. B　10. A　11. A

第十一章　常用中医护理技术

1. A　2. E　3. C　4. A　5. D　6. D　7. B　8. C　9. B　10. C　11. D　12. A　13. B　14. E

15. B　16. D　17. B　18. B　19. D

第十二章　常见病证辨证护理

1. A　2. D　3. A　4. B　5. C　6. A　7. A　8. D　9. E　10. C　11. D　12. D

参考文献

[1] 申惠鹏. 中医护理[M].2版. 北京：人民卫生出版社，2010.
[2] 孟繁洁，张先庚. 中医护理学基础[M]. 长沙：湖南科学技术出版社，2013.
[3] 徐桂华，刘虹. 中医护理学基础[M].2版. 北京：中国中医药出版社，2012.
[4] 许兆亮. 中医药学概论[M]. 北京：人民卫生出版社，2009.
[5] 明广奇. 中医学基础[M]. 北京：科学出版社，2009.
[6] 陈文松，聂绍通. 中医学基础[M]. 北京：人民卫生出版社，2014.
[7] 吕文亮，徐宜兵. 中医基础理论[M].3版. 北京：人民卫生出版社，2014.
[8] 孙秋华. 中医护理学[M].3版. 北京：人民卫生出版社，2012.
[9] 刘桂瑛. 中医护理学[M]. 北京：人民卫生出版社，2010.
[10] 章涵. 中医学概论[M]. 郑州：郑州大学出版社，2012.
[11] 潘年松. 中医学[M].4版. 北京：人民卫生出版社，2010.
[12] 国家中医药管理局专业技术资格考试考试专家委员会. 中医护理学（初级师）[M]. 北京：中国中医药出版社，2006.
[13] 王德燕. 中医药学概论[M]. 北京：科学出版社，2010.
[14] 周文琴，范燕萍. 中医护理学[M]. 北京：高等教育出版社，2011.
[15] 郭海英. 中医养生学[M]. 北京：中国中医药出版社，2009.
[16] 耿杰. 中医护理学[M].2版. 北京：人民军医出版社，2012.
[17] 国家食品药品监督管理总局执业药师资格认证中心. 中药学专业知识（二）[M].7版. 北京：中国医药科技出版社，2015.
[18] 温茂兴. 中医护理学[M].3版. 北京：人民卫生出版社，2014.
[19] 谭兴贵. 中医药膳学[M]. 北京：中国中医药出版社，2004.
[20] 国家药典委员会. 中华人民共和国药典一部（2015年版）[M]. 北京：中国医药科技出版社，2015.
[21] 沈雪勇，王华. 针灸学[M]. 北京：人民卫生出版社，2007.
[22] 石学敏. 针灸学[M]. 北京：中国中医药出版社，2012.
[23] 简亚平. 中医护理基本技术[M]. 北京：人民卫生出版社，2010.
[24] 杨继军. 刮痧疗法[M]. 北京：中国中医药出版社，2011.
[25] 王富春. 中医独特疗法－刮痧疗法[M].2版. 北京：人民卫生出版社，2008.
[26] 姜兆俊. 外科病中医外治法[M]. 北京：人民卫生出版社，2009.
[27] 刘明军. 中医外治技术[M]. 北京：中国中医药出版社，2006.
[28] 郭艳. 实用中医外治疗法[M]. 郑州：中原农民出版社，2004.
[29] 韩新民. 中医儿科学[M]. 上海：上海中医药大学出版社，2008.
[30] 李正安. 中医护理基础[M]. 3版. 北京：科学出版社，2012.
[31] 陈文松，聂绍通. 中医学基础[M]. 北京：人民卫生出版社，2014.
[32] 屈玉明，才晓茹. 中医护理[M]. 北京：人民卫生出版社，2016.